增补温病名著精华

主编　盛增秀

U0227330

科学技术文献出版社
SCIENTIFIC AND TECHNICAL DOCUMENTATION PRESS
·北京·

图书在版编目（CIP）数据

增补温病名著精华 / 盛增秀主编. —北京：科学技术文献出版社，
2020.7（2023.11重印）

ISBN 978-7-5189-6381-2

Ⅰ.①增… Ⅱ.①盛… Ⅲ.①温病学说—名著 Ⅳ.① R254.2

中国版本图书馆 CIP 数据核字（2019）第 285210 号

增补温病名著精华

策划编辑：薛士滨 责任编辑：薛士滨 郭 蓉 责任校对：张吲哚 责任出版：张志平

出　　版　　者	科学技术文献出版社
地　　　　　址	北京市复兴路15号　邮编　100038
编　　务　　部	（010）58882938，58882087（传真）
发　　行　　部	（010）58882868，58882870（传真）
邮　　购　　部	（010）58882873
官　方　网　址	www.stdp.com.cn
发　　行　　者	科学技术文献出版社发行　全国各地新华书店经销
印　　刷　　者	北京虎彩文化传播有限公司
版　　　　　次	2020 年 7 月第 1 版　2023 年 11 月第 3 次印刷
开　　　　　本	850×1168　1/32
字　　　　　数	292千
印　　　　　张	11.875　彩插4面
书　　　　　号	ISBN 978-7-5189-6381-2
定　　　　　价	48.00元

主编简介

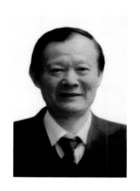

　　盛增秀，男，浙江省中医药研究院研究员、享受国务院政府特殊津贴专家、国家中医药管理局中医文献学重点学科学术带头人。曾任中华中医药学会医史文献分会理事、中华中医药学会体质分会副主任委员、顾问等职。从事中医临床和科研工作 50 余年，积累了丰富的实践经验，对中医基础理论和中医文献整理研究用力最劲，成绩显著。出版专著 80 余部（含中医古代文献整理研究），因其业绩突出，国家中医药管理局 2014 年批准建立盛增秀全国名老中医药专家传承工作室。

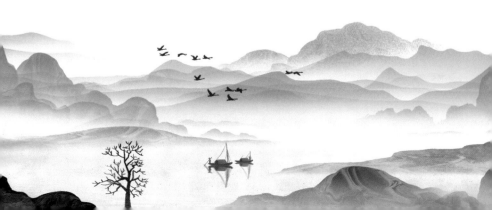

编 委 会

前言

在浩如烟海的中医学文献中，温病学文献是重要的组成部分，特别是明清时期，温病学说盛行，有关温病学的著述络绎问世，大大丰富和发展了中医诊治外感热病的内容，至今仍有很高的学术价值和实用意义。早在20世纪80年代，我们即致力于温病学文献的整理研究，编写了《温病名著精华》一书，1989年由科学技术文献出版社重庆分社出版，现早已售罄。鉴于近年某些急性传染病有"死灰复燃"的趋势，因此从中医学中发掘有效方药，实有必要。为此我们特对《温病名著精华》一书做了补充和修订，旨在进一步提高质量，使之更加切合临床实用，书名曰《增补温病名著精华》。

本书选择温病学文献中有代表性的著作15本，本着"继承发扬，整理提高"的精神，对各书学术精华进行深入探讨，并对原书文字予以选释，有些还附录方剂。在编写过程中，力求理论联系实际，尽量融以我们的学习心得和实践体会，并结合现代有关资料予以阐发，希冀推陈出新，使古代医学文献焕发出新的光辉，更好地为当今医疗、教学和科研服务。

全书计量单位，引用古籍仍保持旧制，读者可根据古今度量衡对照表予以换算。古籍中犀角、虎骨、金汁等现已禁用或不用，应用时当灵活化裁。

最后需要说明的是，中医学术往往各家见仁见智，观点有异，立说难同。根据"百花齐放，百家争鸣"的方针，对于不同的学术观点，注意让其并存，不强求统一，但对一些争议较多的问题，我们也提出了看法，仅供参考。

限于我们的水平，书中缺点和错误在所难免，请予以批评指正。

编　者

目　　录

增补温病
名著精华

《温疫论》

精华探讨

《温疫论》为明代医家吴有性所著。吴氏，字又可，江苏吴县人，大约生活于 16 世纪 80 年代至 17 世纪 60 年代，相当于明朝末叶至清朝初叶。吴氏对温病学的贡献，突出体现在他的这部著作中。

吴氏所处的时代，正是温疫大流行的时期，他在《温疫论·原序》中说："崇祯辛巳（1641）疫气流行，山东、浙省、南北两直，感者尤多，至五六月益甚，或至阖门传染。"在吴氏从事医疗活动的江南一带，据《吴江县志》记载，在《温疫论》成书的 1642 年前后，当地连年发生严重温疫流行，"一巷百余家，无一家仅免；一门数十口，无一口仅存在者"。而当时医生则墨守伤寒法治疗温疫，非但无效，反而引起不良后果，以致"枉死不可胜计"。吴氏面对这阖门而殪、举族而亡之惨景，十分感慨地说："守古法不合今病，以今病检古书原无明论，是以投剂不效，医者彷徨无措，病者日近危笃，病愈急，投药愈乱，不死于病，乃死于圣经之遗亡也。呼！千载以来，何生民不幸如此。"于是他"静心穷理"地研讨当时严重威胁人生命和健康的温疫，结合自己毕生治疫的心得体会，将"平日所用历验方法"，从实际出发，于明·崇祯壬午年（1642）著成《温疫论》一书，对温病学的发展做出了卓越的贡献，在世界传染病学上也有重大影响。

一、倡戾气致疫学说

吴氏以前，对于疫病病因曾有多种说法，如时气说、瘴气说等，然而更多的医生仍局限于"百病皆生于六气"之说。晋·王叔和认为"非时之气"是引起疫病发生和流行的原因，他在《伤寒例》中说："凡时行者，春时应暖而反大寒，夏时应热而反大凉，秋时应凉而反热，冬时应寒而反大温，此非其时而有其气。"隋·巢元方承袭王氏之说，也认为时行病（疫病）是由于"非其时而有其气"引起。但吴氏不囿旧说，他从临床实践中认识到温疫的发病原因，并非感受"六淫"之邪，也不是感受"非时之气"，而是由自然界一种异气所引起，他把这种异气称作"戾气"（疠气），如说"温疫之为病，非风，非寒，非暑，非湿，乃天地之间别有一种异气所感""夫寒热温凉，乃四时之常，因风雨阴晴，稍为损益，假令秋热必多晴，春寒因多雨，较之亦天地之常事，未必多疫也"。他的独创性看法，较之前人对温疫病因学的认识，前进了一大步。他还指出，戾气虽然不可见，不可触，不可闻，不可嗅，但并非虚无缥缈，而是有物质基础的，"夫物者气之化也，气者物之变也"，并认为"夫物之可以制气者，药物也"，坚信人力能战胜疫病。这些见解写在显微镜发明之前，确有远见。吴氏对戾气致疫，还做了更深入的探讨，根据他多年来对疫病的观察分析，指出"天地之杂气，种种不一""众人有触之者，各随其气而为诸病"，说明戾气多种多样，感染不同的戾气，可产生不同的病症，所以又称为"杂气"。他还进一步阐发说："或时众人发颐，或时众人头面浮肿，俗名为大头瘟是也；或时众人咽痛，或时咽哑，俗名为虾蟆瘟是也；或时众人疟痢，或为痹气，或为痘疮，或为斑疹，或为疮疥疔肿，或时众人目赤肿痛，或时众人呕血暴亡，俗名瓜瓤瘟、探

增补温病
名著精华

2

头瘟是也；或时众人瘿痃，俗名疙瘩瘟是也。为病种种，难以枚举。大约病遍于一方，延门阖户，众人相同，皆时行之气，即杂气为病也，为病种种。是知气之不一也。"表明他已初步认识到各种不同的传染病是由各种不同的病原体所引起。西方医学19世纪才明确了这个问题，而吴氏比他早一百多年，在当时的科学水平和条件下，有如此卓见，诚属可贵。他还发现某种戾气对于某个脏器组织有特异性定位，如说"盖为其时，适有某气专入某脏腑经络，专发为某病"。这与现代医学认为某些病原体可选择性地侵犯某些脏器组织颇相吻合。吴氏更观察到戾气的种属感有特异性，明确指出"然牛病而羊不病，鸡病而鸭不病，人病而禽兽不病，究其所伤不同，因其气各异也"。这些见解，在世界传染病学史上，也居于领先地位。另外，吴氏在强调戾气致病的同时，并不忽视机体抗病能力在发病过程中的重要作用，他说："本气充满，邪不易入，本气适逢亏欠，呼吸之间，外邪因而乘之。"说明机体抗病能力在发病上所起的主导作用，是符合辩证法思想的。

二、对疫病传染性和流行性的认识

吴氏对温疫传染性和流行性的论述，比前人更为深刻。他明确指出传染途径"有天受，有传染"。这里所说的"天"，不是指日月星辰之天，他补充说"凡人口鼻之气通乎天气"，很明显是指空气，所谓"传染"，则指接触传染而言。对于疫病的流行，他认为可以成为大流行，也可以是散发的，这个观点较以前认为只有形成流行才是疫病的观点，大大提高了一步。他认为"其年疫气盛行，所患者重，最能传染，即童辈皆知其为疫"，这就是疫病的流行性；至于散发性，他说："其时村落中偶有一二人，所患者，虽不与众人等，然考其证，甚合某年某处众人所患之病，纤悉相同，……此即当年之杂气，但目今所钟不厚，所患者稀少耳，此又不可以众人无有，断为非杂气也。"这些见解，不仅揭示了传染病的流行特点，而且对传染病的诊断有新的启示。

三、辨析伤寒与温疫的异同

吴氏有感于当时温疫流行，而"时师误以伤寒法治之，未尝见其不殆"的惨痛教训，在《温疫论》中专列"辨明伤寒时疫"一节，辨析两者的异同。他说："夫伤寒必有感冒之因，或单衣风露，或强力入水，或临风脱衣，或当檐出浴，当觉肌肉粟起，既而四肢拘急，恶风恶寒，然后头痛身痛，发热恶寒，脉浮而数，脉紧无汗为伤寒，脉缓有汗为伤风；时疫初起，原无感冒之因，忽觉凛凛，以后但热而不恶寒，然亦有触因而发者，或饥饱劳碌，或焦思气郁，皆能触动其邪，是促而发也，不因所触无故自发者居多，促而发者，十中之一二耳，且伤寒投剂，汗而解，时疫发散，虽汗不解。伤寒不传染于人，时疫能传染于人。伤寒之邪，自毫窍而入，时疫之邪，自口鼻而入。伤寒感而即发，时疫感久而后发。伤寒汗解在前，时疫汗解在后。伤寒投剂可使立汗，时疫汗解，俟其内溃，汗出自然，不可以期。伤寒解以发汗，时疫解以战汗。伤寒发斑则病笃，时疫发斑则病衰，伤寒感邪在经，以经传经，时疫感邪在内，内溢于经，经不自传。伤寒感发甚暴，时疫多有淹缠二三日，或渐加重，或淹缠五六日，忽然加重。伤寒初起，以发表为主，时疫初起，以疏利为主，种种不同。其所同者，伤寒时疫皆能传胃，至是同归于一。……要知伤寒时疫，始异而终同也。"对于伤寒与温疫，从发病原因、邪入途径、传变规律、病情转归、症状表现、治疗措施等方面，都做了精辟的分析比较，辨别其异同，这对于正确区分伤寒与温疫很有参考价值。

四、揭示温疫的传变特点

温疫的发病机制既与伤寒不同，疫邪的传变亦有其自身的特点，有别于伤寒六经传变。夫疫邪从膜原内溃之后，即开始发病，由于邪气有轻重，伏匿有深浅，特别是患者的体质有强弱，所以其传变方式颇不一致。吴氏通过长期的临床观察，总结出"疫之传有九"，称为"九传"。一曰但表不里：其证头疼身痛发热，而复凛凛，内无胸满腹胀等证，谷食不绝，不烦不渴，此邪外传，由肌表而出，或自斑消，或从汗解。斑则有斑疹、桃花斑、紫云斑，汗则有自汗、盗汗、狂汗、战汗之异，此病气使然，不必较论，但求得汗得斑为愈。凡自外传者为顺，勿药亦能自愈，间有汗出不彻，而热不退者，宜白虎汤；斑出不透，而热不退者，宜举斑汤；有斑汗并行而愈者，若斑出不透，汗不彻而热不除者，宜白虎合举斑汤。二曰表而再表：所发未尽，膜原仍有隐伏之邪，或二三日后，四五日后，依前发热，脉洪而数，及其解也，斑者仍斑，汗者仍汗而愈，未愈者，仍如前法治之，然亦稀有。至于三表者，更稀有也。三曰但里不表：外无头疼身痛，继而亦无三斑四汗，惟胸膈痞闷，欲吐不吐，虽得少吐而不快，此邪传里之上，宜瓜蒂散吐之，邪从其减，邪尽病已。若邪传里之中下者，心腹胀满，不呕不吐，或大便燥，或热结旁流，或协热下利，或大肠胶闭，并宜承气辈导去其邪，邪减病减，邪尽病已。上中下皆病者，不可吐，吐之为逆，但宜承气导之，则在上之邪，顺流而下，呕吐立止，胀满渐除矣。四曰里而再里：愈后二三日或四五日，前证复发，在上者仍吐之，在下者仍下之。再里者乃常事，甚至有三里者，然亦稀有也。虽有上中下之分，皆为里证。五曰表里分传：始则邪气伏于膜原，及其传也，邪气平分，半入于里，则现里证，半出于表，则现表证，此疫病之常事。然表里俱病，内外壅闭，既不得汗，而复不得下，此不可汗，强求其汗，必不得汗，宜承气汤先通其里，里邪先去，邪去则里气通，中气方能达表，向郁于肌肉之邪，乘势尽发于肌表，或斑或吐，盖随其性而升泄之。诸证悉去，既无表里证而热不退者，膜原尚有已发之邪未尽，宜三消饮调之。六曰表里分传再分传：前表里分传，表里俱病之证，服三消饮解而复发者，仍宜三消饮，复下复汗而愈。至于三发者，亦稀有也。七曰表胜于里，里胜于表：膜原伏邪发时，传表之邪多，传里之邪少，以致表证多而里证少，当治其表，里证兼之。反之若里证多而表证少者，但治其里，表证自愈。八曰先表后里：始则但有表证而无里证，宜达原饮。有经证者，当用三阳加法。经证不显，但发热者不用加法。继而脉洪大兼数，自汗而渴，邪离膜原未能出表，宜白虎汤辛凉解散，邪从汗解，脉静身凉而愈。愈后二三日或四五日，依前发热，宜达原饮。至后反加胸满腹胀、不思谷食、烦渴、舌上苔刺等证，加大黄微利之。久而不去，在上宜瓜蒂散吐之，如在下者，宜承气汤导之。九曰先里后表：始则发热，渐加里证，下之里证悉除，二三日内复发热，反加头疼身痛脉浮者，宜白虎汤。若下后热减不甚，三四日后精神不慧，脉浮者，宜白虎汤汗之。服汤后不得汗者，因津液枯竭，加人参，复卧则汗解。

上述"九传"，尽管各有其病理特点和症状表现，要皆不离于表里的范围。临床必须辨清上述九种传变形式，治疗才能有的放矢，克奏捷效，此吴氏所谓治疫之紧要关节。当然，在温疫的发病过程中，不是说每一个患者的病情都有此九种传变，诚如吴氏所说："所谓九传者，病人各得其一，非谓一病而有九传也。"临床应结合病情，灵活掌握，不可固执刻板。

五、在温疫治疗学上的重要贡献

《温疫论》对温疫的治疗原则和方法也有许多创见。首先，

增补温病
名著精华

吴氏治疫强调逐邪为第一要义，认为"客邪贵乎早逐""邪不去则病不愈"，这是贯穿《温疫论》全书的基本观点。温疫初起，邪从膜原而发，因膜原为半表半里之地，此时祛邪之法，既不可发表，也不可攻下，他说："邪不在经，汗之则徒伤卫气，热亦不减；又不可下，此邪不在里，下之徒伤胃气。"故提出宣透膜原之法，导邪外出，创制达原饮，随证加减治之。方中槟榔能消能磨，除伏邪，为疏利之药，又除岭南瘴气；厚朴破戾气所结；草果辛烈气雄，除伏邪盘结。三味协力，直达其巢穴，使邪气溃败，速离膜原。热伤津液，加知母以滋阴；热伤营气，加白芍以和血；黄芩清燥热之余；甘草为和中之用。后四味为调和之剂，非拔病之药也。更值得指出的是，吴氏应用祛邪之法，很重视攻下逐邪，尤推重大黄之类的药物，对于疫邪从膜原入里，热毒传胃，主张积极攻下，毫不犹豫，强调"急证急攻""勿拘于下不厌迟之说"，并明确指出攻下法"本为逐邪而设，非专为结粪而设"，告诫医者"注意逐邪，勿拘结粪""凡下不以数计，有是证则投是药"，切勿中道生疑，不敢再用，以致留邪生变。这种有邪必逐、除寇务尽的观点，是符合急性传染病治疗原则的。如他治疗温疫发黄的茵陈汤（茵陈一钱、山栀二钱、大黄五钱），虽与《伤寒论》的茵陈蒿汤组成的药味相同，但两方的药物配伍和剂量有所差异，茵陈蒿汤以茵陈为主药，辅以山栀、大黄；而茵陈汤则重用大黄，减轻了茵陈、山栀的剂量，故茵陈汤攻下泄热之力较茵陈蒿汤为强。吴氏自析说："疫病发黄，胃实为本，是以大黄为专功，山栀次之，茵陈又其次也。设去大黄而服山栀、茵陈，是忘本治标，鲜有效矣。"从这里不仅可以看出他重视攻下逐邪，而且对古方的应用，能师古不泥，自出机杼。再则，吴氏治疫十分注重养阴，如他在"解后宜养阴忌投参术"一节中，阐述了"疫乃热病"，容易引起"阴枯血燥"，特别是疫病后期，邪热"暴解之后，余焰尚在，阴血未复"，因此更宜养阴以退余热，并创制清燥养荣汤（知母、天花粉、当归身、白芍、地黄汁、陈皮、甘草）、柴胡养荣汤（柴胡、黄芩、陈皮、甘草、当归、白芍、知母、天花粉）等方为善后之治，以及用梨汁、藕汁、甘蔗浆、西瓜汁之类甘寒之品，治内热烦渴，对后世治疗温病重视养津液有一定指导意义。《温疫论》还详尽地论述了邪从汗解的病理机转和以汗透邪的治疗方法，指出"时疫解以战汗"，并对战汗的机制、临床表现阐发甚为透彻，如说："伏邪渐退，表气潜行于内，乃作大战，精气自内由膜中以达表，振战止而复热，此时表里相通，故大汗淋漓，衣被湿透，邪从汗解，此名战汗。当即脉静身凉，神清气爽，划然而愈。"可见汗法亦是祛除疫邪的重要方法之一。但温疫汗法，并非强用发表之剂，而是根据不同的病理特点，采用相应的治疗方法，因势利导，使邪从汗解，如郁闭在表，辛凉辛寒以通之，郁闭在里，苦寒攻利以通之，阳亢者饮水以救其阴，阴竭者滋润以回其燥，气滞者开导，血凝者消瘀，务使表里无一毫阻滞，营卫通达，经气输泄，自然能作汗而解。所以，吴氏反复强调温疫汗不厌迟，反对用麻桂之类强发其汗。这一见解，确是发前人所未发，具有指导临床的意义。此外，吴氏治疫，还十分重视饮食起居护理，《温疫论》专列"论饮""论食""劳复、食复、自复"等节，详细记述了病中，特别是病后（恢复期）的调护，他认为疫病初愈，余邪未尽，胃气未复，若不节制饮食，可致"食复"；若起居不慎，多言妄动，可成"劳复"。告诫医者、病家必须注意病后调护，否则死灰复燃，旧病复发。他在"调理法"一节中说："若夫大病之后，客邪新去，胃口方开，几微之气，所当接续，多与早与迟与，皆非所宜，宜先与粥饮，次糊饮，次糜粥，循序渐进，先后勿失其时。"对下后邪退、知饥欲食者，提出"先予米饮一小杯，加至茶瓯，渐进稀粥，不可尽意"；对于热盛烦渴思饮者，主张"酌量与之"，以防"停饮"为害，如说"盖内热之极，得冷饮相救甚宜，能饮一升，止与半升，宁使少顷再饮。至于梨汁、藕汁、蔗浆、西瓜皆可备不时之需。如不欲饮冷，当易百滚汤与之，乃至不思饮，则知胃和矣"。这些论述，对急性传染病的护理仍有现实意义。

六、学术渊源探析

众所周知，任何重大科学成就都是在继承前人已取得的各方面成果的基础上发展起来的。吴氏在温疫上的卓越贡献，同样是继承前辈的经验，并加以发展的结果。例如，他提出的戾气学说，显然是受隋·巢元方和元·王履等医家有关论述的启示。巢氏在《诸病源候论》中指出疫病的发生，是由于"岁时不和，温凉失节，人感乖戾之气而生病"；王履也认为温疫乃"感天地恶毒异气"。所谓"乖戾之气""异气"，实为吴氏创立"戾气学说"的理论依据。《素问·刺法论篇》说："五疫之至，皆相染易，无问大小，病状相似。"可见吴氏对温疫传染性和流行性的论述，无疑源于此，只不过他的认识更加深刻，说理更为透彻罢了。又如《温疫论》提出的"邪客膜原"之说，考"膜原"之名，亦出自《黄帝内经》。《素问·疟论篇》载："邪气内薄于五脏，横连膜原。"《素问·举痛论篇》也说："寒气客于肠胃之间，膜原之下。"吴氏引申其义，创造性地提出温疫的病变"内不在脏腑，外不在经络，舍于伏脊之内，去表不远，附近于胃"，即表里分界的"膜原"这个部位，此乃"邪客膜原"说之由来。至于吴氏所说的"食复"，更是直接受《素问·热论篇》的影响，该论有这样一段记述："病热当何禁之？岐伯曰：病热少愈，食肉则复，多食则遗。"再则《温疫论》中不少治法和方剂，如辛寒清热的白虎汤、通里攻下的诸承气汤、逐邪退黄的茵陈汤、攻逐蓄血的桃仁承气汤和抵当汤等，均出自《伤寒论》，且有新的发挥。举凡这些，充分说明吴氏的学术思想和成就，有其学术渊源和理论基础，是在继承前人经验的基础上发展起来的。

七、对后世温病学说发展的影响

《温疫论》的成书，开创了温病学说的新局面，在吴氏学术思想影响下，研究温病的学者接踵而来，如杨栗山《寒温条辨》、余师愚《疫疹一得》、戴北山《广温疫论》、刘松峰《松峰说疫》、陈耕道《疫痧草》、熊立品《治疫全书》等相继问世，被人誉称温热四大家的叶（天士）、薛（生白）、吴（鞠通）、王（孟英），他们的学术观点也深受吴氏的影响。后人对《温疫论》给以极高的评价，谓其"独出心裁""贯串古今，融以心得""辨疫甚析""议论宏阔，实发前人所未发""推究病源，参考医案，著成这书，温疫一证，才有绳墨可守"。它对后世温病学说发展的影响，主要表现在其所创立的戾气学说，为后世众多医家所赞同和接受。其中最突出的是《寒温条辨》作者杨栗山，他在分析温病病因时说，温病得天地之杂气，"杂气者，非风、非寒、非暑、非湿、非燥、非火，乃天地间另为一种偶荒旱潦疵疠烟瘴之毒气"。又说"日月星辰，天之有象可观，水火土石，地之有形可求，昆虫草木，动植之物可见，寒暑风湿，四时之气往来可觉。至于山岚瘴气，岭南毒露，兵凶旱潦蒸蒸，咸得地之浊气，犹或可察，而惟天地间之杂气，种种不一，……不睹不闻，其来也无时，其着也无方，感则一时不觉，久则蓄而能通，众人有触之者，各随其气而为诸病焉"。可见杨氏是继承吴氏"戾气"致疫之说。

吴氏对温疫的感染途径，指出"邪从口鼻而入"，这个理论对后世温病学家启发很大。杨栗山秉其旨意，认为"人之鼻气通于天，如毒雾烟瘴，谓之清邪，是杂气之浮而上者，从鼻息而上入于阳"。又说"一人病气，足充一室，……人受之者，亲上亲下，病从其类"。清代温热大家叶天士的"温邪上受，首先犯肺"和吴鞠通所说的"凡病温者，始于上焦，在手太阴"，都是在吴氏的理论直接影响下提出来的。更值得指出的是，这种对疫病传染途径阐发的科学观点，对后世处理传染病的隔离预防、空气消毒等措施有很大的启示，如清·熊立品、赵学敏等对疫病提出的具体预防措施，显然是受其影响的。

吴氏的"邪客膜原"之说，也为后世温热学家广为采用。如叶天士之"若舌上苔如碱者，胃中宿滞夹浊秽郁伏，当急急开泄，否则闭结中焦，不能从膜原达出矣"，薛生白之"邪由上受，直趋中道，故病多归膜原"，俞根初之"实邪多发于少阳膜原"等论述，实取吴氏之说。

《温疫论》中不少治法和方剂，对后世治疗温病亦有重要价值。比如吴氏创制的达原饮，从临床实践和有关报道中，可见本方在辨证的基础上应用，对伤寒、副伤寒、流行性感冒、疟疾等病均有较好的疗效；三甲散一方，薛生白取其意而用于"湿热证，七八日，口不渴，声不出，与饮食亦不却，默默不语，神识昏迷"的证候，为开窍醒神的治法，别开生面。据此，临床上曾用此方随证加减，治疗温病后期，神识不清、反应迟钝、四肢强挛等，亦获得一定的疗效。其他如清燥养荣汤、柴胡养荣汤等方，以及用梨汁、藕汁、甘蔗浆、西瓜汁之类甘寒之品，治内热烦渴，对后世治疗温病重视养津液有一定指导意义。特别是吴氏治疫重视攻下逐邪，提出"急证急攻"的论点，对后世治疗急性传染病尤有指导意义，近年不少文献报道治疗乙型脑炎、病毒性肝炎、急症肺炎、急性菌痢等，若及时、准确地应用承气汤之类攻下方药，往往能使病势顿挫，不少患者转危为安，从而提高了临床疗效。

综上所述，《温疫论》是中医学宝库中一部十分可贵的重要著作，它对后世温病学说的发展影响深远，贡献甚大。当然，由于受历史条件的限制，书中也存在着不足之处。例如，它并没有也不可能指出封建社会制度是造成疫病严重流行的主要根源，因此无法从根本上防治它。又如单纯强调戾气而否定六淫等其他致病因素，误将老人中风等并非传染性疾病也归入疫病范围。此外，对疫病的治疗方法也不够丰富，尤其是对预防措施几乎无论及。因此，必须以历史唯物主义的观点，正确评价本书的历史价值和现实意义，取其精华，去其糟粕，使之更好地发挥作用。

原著选释

原病

【原文】病疫之由，昔以为非其时有其气，春应温而反大寒，夏应热而反大凉，秋应凉而反大热，冬应寒而反大温，得非时之气，长幼之病相似以为疫。余论则不然。夫寒热温凉，乃四时之常，因风雨阴晴，稍为损益，假令秋热必多晴，春寒因多雨，较之亦天地之常事，未必多疫也。伤寒与中暑，感天地之常气，疫者感天地之疠气，在岁运有多寡，在方隅有厚薄，在四时有盛衰。此气之来，无论老少强弱，触之者即病。邪从口鼻而入，则其所客，内不在脏腑，外不在经络，舍于夹脊之内，去表不远，附近于胃，乃表里之分界，是为半表半里，即《针经》所谓横连膜原是也。胃为十二经之海，十二经皆都会于胃，故胃气能敷布于十二经中，而荣养百骸，毫发之间，靡所不贯。凡邪在经为表，在胃为里，今邪在膜原者，正当经胃交关之所，故为半表半里。其热淫之气，浮越于某经，即能显某经之证。如浮越于太阳，则有头项痛，腰痛如折；如浮越于阳明，则有目痛、眉棱骨痛、鼻干；如浮越于少阳，则有胁痛、耳聋、寒热、呕而口苦。大概观之，邪越太阳居多，阳明次之，少阳又其次也。邪之所着，有天受，有传染，所感虽殊，其病则一。凡人口鼻之气，通乎天气，本气充满，邪不易入，本气适逢亏欠，呼吸之间，外邪因而乘之。昔有三人，冒雾早行，空腹者死，饮酒者病，饱食者不病，疫邪所着，又何异耶？若其年气来盛厉，不论强弱，正气稍衰者，触之即病，则又不拘于此矣。其感之深者，中而即发，感之浅者，邪不胜正，未能顿发，或遇饥饱劳碌，忧思气怒，正气被伤，邪气始得张溢，营卫运行之机，乃为之阻，吾身之阳气，因而屈曲，故为热。其始也，格阳于内，不及于表，故先凛凛恶寒，甚则四肢厥逆。阳气渐积，郁极而通，则厥回而中外皆热，至是但热而不恶寒者，因其阳气之通也。此际应有汗，或反无汗者，存乎郁结之轻重也。即使有汗，乃肌表之汗，若外感在经之邪，一汗而解。今邪在半表半里，表虽有汗，徒损真气，邪气深伏，何能得解？必俟其伏邪渐退，表气潜行于内，乃作大战，精气自内由膜中以达表，振战止而复热，此时表里相通，故大汗淋漓，衣被湿透，邪从汗解，此名战汗。

当即脉静身凉，神清气爽，划然而愈。然有自汗而解者，但出表为顺，即不药亦自愈也。伏邪未退，所有之汗，止得卫气渐通，热亦暂减，逾时复热。午后潮热者，至是郁甚，阳气与时消息也，自后加热而不恶寒者，阳气之积也。其恶寒或微或甚，因其人之阳气盛衰也。其发热或久或不久，或昼夜纯热，或黎明稍减，因其感邪之轻重也。疫邪与疟仿佛，疟不传胃，惟疫乃传胃。始则皆先凛凛恶寒，既而发热，又非若伤寒发热而兼恶寒也。至于伏邪动作，方有变证，其变或从外解，或从内陷，从外解者顺，从内陷者逆。更有表里先后不同，有先表而后里者，有先里而后表者，有但表而不里者，有但里而不表者，有表里偏胜者，有表里分传者，有表而再表者，有里而再里者。从外解者，或发斑，或战汗、狂汗、自汗、盗汗；从内陷者，胸膈痞闷，心下胀满，或腹中痛，或燥结便秘，或热结旁流，或协热下利，或呕吐、恶心、谵语、唇黄、舌黑、苔刺等证。因证而知变，因变而知治。

【阐释】 此篇为《温疫论》总纲，内容涉及温疫的发病、病因、病位、病理、传变等。

对于温疫的病因，自晋·王叔和《伤寒例》发"时行者，……非其时而有其气"之说后，后世医家大多宗之，以为感非时之气者为时行疫病。吴氏通过大量临床实践和深入细致的分析观察，认为春寒夏凉秋热冬温是自然界气候的反常现象，并不是病疫的根本原因。吴氏提出了"温疫之为病，非风、非寒、非暑、非湿，乃天地间别有一种异气所感""伤寒与中暑，感天地之常气，疫者感天地之疠气"的新观点，并阐明其"无论老少强弱，触之者即病"的暴戾性，首次突破了传统的六淫病因学说，把外感热病的病因从非本质的气候变化，落实到本质性致病物质上，可谓是"独辟鸿蒙，揭日月于中天"。

对于温疫的病位，吴氏引申《黄帝内经》有关膜原的论述，并针对温疫初起的证候特点，创造性地提出"邪客膜原"的论点，说明其病变部位在半表半里，以区别于伤寒的六经传变。同时，这也为达原饮的创制和应用提供了理论依据。

疫邪客于膜原，除出现膜原病变见证外，尚能浮越某经，出现某经之证。"浮越"与传变不同，传变是膜原之邪动作，离开膜原后再进入其他脏腑；"浮越"是邪不离膜原而波及他经。浮越他经是温疫过程中的常见病情，务须明辨，切不可作传变看待。

与伤寒等其他外感疾病一样，正气的强弱在发病学上起着重要作用。吴氏指出了温疫发病的常与变两个方面：一般来说，疫邪伤人，视人正气强弱而定；但在"其年气来之厉"的特殊情况下，则不论强弱，触之即病。至于温疫的发病类型，吴氏指出有中而即病与未能顿发两类。未能顿发与温病学中的伏邪概念完全不一，伏邪是过时（一个季节以上）而发，而此处未能顿发，则指较为短暂的潜伏期。

对于温疫主要症状的产生机制，吴氏亦做了阐析。恶寒为阳郁于内，不及于表；发热是阳气渐积，郁极而通；战汗属正气自内由膜原以达表；逾时复热者，伏邪未尽也；午后潮热者，阳郁之甚也；恶寒之微甚，因于阳气之盛衰，发热之久暂，决乎邪之轻重。玄理妙机，一经阐发，不觉豁然明朗。

此外，本篇还简要提示了温疫的九种传变形式，与伤寒的六经传变大相径庭。疫邪不离膜原则不传，不传则病不愈。达原饮宗旨就是使疫邪速离膜原。而传变之中，则外解为顺，内陷为逆，此皆识别温疫之大要也。

杂气论

【原文】日月星辰，天之有象可睹；水火土石，地之有形可求；昆虫草木，动植之物可见；寒热温凉，四时之气往来可觉。至于山岚瘴气，岭南毒雾，咸得地之浊气，犹或可察。而惟天地之杂气，种种不一，亦犹草木有野葛巴豆，星辰有罗计荧惑，昆虫有毒蛇猛兽，土石有雄硫砒信，万物各有善恶不等，是知杂气之毒亦然。然气无形可求，无象可见，况无声复无臭，何能得睹得闻，人恶得而知？是气也，其来无时，其着无方，众人有触之者，各随其气而为诸病焉。其为病也，或时众人发颐，或时众人头面浮肿，俗名为大头瘟是也；或时众人咽痛，或时咽哑，俗名为虾蟆瘟是也；或时众人疟痢，或为痹气，或为痘疮，或为斑疹，或为疮疥疔肿，或时众人目赤肿痛，或时众人呕血暴亡，俗名为瓜瓤瘟、探头瘟是也，或时众人瘿瘕，俗名为疙瘩瘟是也。为病种种，难以枚举。大约病遍于一方，延门阖户，众人相同，皆时行之气，即杂气为病也。为病种种是知气之不一也。盖当其时，遭有某气专入某脏腑经络，专发为某病，故众人之病相同，非关脏腑经络或为之证也。不可以年岁四时为拘，盖非五运六气所能定者，是知气之所至无时也。或发于城市，或发于村落，他处安然无有，是知气之所着无方也。疫气者亦杂气中之一，但有甚于他气，故为病颇重，因名之疠气。虽有多寡不同，然无岁不有。至于瓜瓤瘟、疙瘩瘟，缓者朝发夕死，急者顷刻而亡，此又诸疫之最重者。幸而几百年来罕有之，不可以常疫并论也。至于发颐、咽痛、目赤、斑疹之类，其时村落中偶有一二人所患者，虽不与众人等，然考其证，甚合某年某处众人所患之病，纤悉相同，治法无异。此即当年之杂气，但目今所钟不厚，所患者稀少耳。此又不可以众人无有，断为非杂气也。杂气为病最多，然举世皆误认为六气。假如误认为风者，如大麻风、鹤膝风、痛风、历节风、老人中风、肠风、疠风之类，概用风药，未尝一效，实非风也，皆杂气为病耳。至又误认为火者，如疔疮、发背、痈疽、流注、流火、丹毒，与夫发斑、痘疹之类，以为诸痛痒疮皆属心火，投芩、连、栀、柏未尝一效，实非火也，亦杂气之所为耳。至于误认为暑者，如霍乱、吐泻、疟痢、暴注、腹痛、绞肠痧之类，皆误认为暑，作暑证治之，未尝一效，与暑何与焉！至于一切杂证，无因而生者，并皆杂气所成。盖因诸气来而不知，感而不觉，惟向风寒暑湿所见之气求之，既已错认病原，未免误投他药。刘河间作《原病式》，盖祖五运六气，百病皆原于风、寒、暑、湿、燥、火，无出此六气为病者，实不知杂气为病，更多于六气。六气有限，现在可测，杂气无穷，茫然不可测。专务六气，不言杂气，岂能包括天下之病欤！

【阐释】此篇论述"杂气"的特性及其致病广泛性，是《温疫论》的精华部分。

和自然界的日月星辰、水火土石、昆虫草木、寒热温凉等不一样，杂气是无形可求、无象可见、无声无臭、不得睹闻的一类致病物质，在显微镜尚未问世的当时，如何了解杂气的特性呢？

吴氏采用传统的"据果求因"的方法，对杂气做了四方面的归纳。从其"为病种种"，推出"气之不一"，指出了杂气是多种致病物质；从其"不可以年岁四时为拘，盖非五运六气所能定"，得知"其来无时"，明确了杂气流行不受时气限制；从其"或发于城市，或发于村落，他处安然无有"，得出"其着无方"的认识，提示了杂气流行又不受地区的限制；从"某气专入某脏腑经络，专发为某病"，得知其"非关脏腑经络或为之证"，揭示了杂气致病有一定的定位性。

疠气是杂气中为病颇重者，知杂气之性，疠气之性已括其中。吴氏对温疫的病原学、流行病学做了深入的研究，指出杂气的所钟厚薄，与疫病的发病及流行密切相关，这与现代传染病学的观点颇相吻合。其某气专入某部、专发某病的观点，更是精辟地解析了温疫病种差异的本质原因，实发前人所未发。同时，他还提出了温疫的散发和流行两大类型，丰富了中医学关于流行病学的内容。

此外，吴氏还认识到杂气致病极其广泛，不仅大部分外感病是杂气所致，就是不少杂病亦都与杂气所感有关。他列举了大量病证，说明其杂气为患。"一切杂证，无因而生者，并皆杂气所成""专务六气，不言杂气，岂能包括天下之病欤！"大声疾呼，意在唤醒医者，纠正时弊，用心可谓良苦。

成书于三百多年前的《温疫论》，对疫病的病原学、发病学、流行病学、病理学等有如此精湛的认识，确是难能可贵的。

论气盛衰

【原文】其年疫气盛行，所患者重，最能传染，即童辈皆治其为疫。至于微疫，似觉无有，盖毒气所钟有厚薄也。其年疫气衰少，间里所患者不过几人，且不能传染，时师皆以伤寒为名，不知者固不言疫，知者亦不便言疫。然则何以知其为疫？盖脉证与盛行之年所患之证纤悉相同，至于用药取效，毫无差别。是以知温疫四时皆有，常年不断，但有多寡轻重耳。

疫气不行之年，微疫亦有，众人皆以感冒为名，实不知其为疫也。设用发散之剂，虽不合病，然亦无大害。疫自愈，实非药也，即不药亦自愈。至有稍重者，投发散，其害尚浅，若误用补剂及寒凉，反成痼疾，不可不辨。

【阐释】此篇中心内容是讨论疫气盛衰对温疫流行的影响，补充了"杂气论"有关温疫流行的内容，是研究温疫流行的重要篇章。

文中列举疫气的"盛行""衰少""不行"三种情况，阐明了病原的强弱是造成温疫流行程度不等的主要原因。现代传染病学认为，传染病的流行过程必须具备传染源、传播途径、易感人群三大条件，而传染源的强弱则与其流行程度及范围有着极为密切的关系。吴氏"毒气所钟有厚薄"的观点，与现代传染病学相吻合。

疫气盛行，最能传染，延门阖户，众人相同，似属于流行，闾里所患无几，盖脉证与盛行之年所患之证纤悉相同，似属于散发。

现代传染病学研究证明，由于各方面的原因，许多传染病在其病原感染人体后，先表现为轻浅的上呼吸道感染症状，无典型发作，如流脑等。吴氏正确地认识到这一现象，指出"众人皆以感冒为名，实不知其为疫"，可谓慧眼独具，洞悉其原。

论气所伤不同

【原文】所谓杂气者，虽曰天地之气，实由方土之气也。盖其气从地而起，有是气则有是病，譬如所言天地生万物，然亦由方土之产也。但植物借雨露而滋生，动物借饮食而颐养，盖先有是气，然后有是物。推而广之，有无限之气，因有无限之物也，

增补温病
名著精华

但二五之精，未免生克制化，是以万物各有宜忌，宜者益而忌者损，损者制也。故万物各有所制，如猫制鼠，如鼠制象之类，既知以物制物，即知以气制物矣。以气制物者，蟹得雾则死，枣得雾则枯之类，此无形之气，动植之物皆为所制也。至于无形之气，偏中于动物者，如牛瘟、羊瘟、鸡瘟、鸭瘟，岂当人疫而已哉？然牛病而羊不病，鸡病而鸭不病，人病而禽兽不病，究其所伤不同，因其气各异也，知其气各异，故谓之杂气。夫物者气之化也，气者物之变也，气即是物，物即是气，知气可以制物，则知物之可以制气矣。夫物之可以制气者药物也，如蜓蚰解蜈蚣之毒，猫肉治鼠瘘之溃，此受物之气以为病，还以物之气制之。至于受无形杂气为病，莫知何物之能制矣。惟其不知何物之能制，故勉用汗、吐、下三法以决之。嗟乎！即三法且不能尽善，况能知物乎？能知以物制气，一病只有一药之到病已，不烦君臣佐使品味加减之劳矣。

【阐释】此篇从自然界事物的生克制化原理推演出"一病只有一药之到病已，不烦君臣佐使品味加减之劳"的重要治疗观点，为辨病论治说提供了宝贵的理论知识和实践经验。

气象万千、变化多端的大自然存在着"以气制物"的现象，如蟹得雾则死，枣得雾则枯，进而及之于人体，则人得杂气而为疫病。"物者气之化也，气者物之变也，气即是物，物即是气，知气可以制物，则知物之可以制气矣"。因此，能制疫气的物就是药物。这就明确地提出了凡感杂气而病疫者，应该有相应的药物能治疗它，这实质上是专病专方学术思想的反映，有利于弥补辨证施治的欠缺，提高临床疗效，值得深入研究。

此外，吴氏还提到杂气的"偏中性"问题，这与现代传染病学的"种属感受性""种属免疫性"的观点很吻合。在当时世界对传染病的认识上，吴氏的远见卓识也是具有领先地位的。

统论疫有九传治法

【原文】夫疫之传有九，然亦不出乎表里之间而已矣。所谓九传者，病人各得其一，非谓一病而有九传也。盖温疫之来，邪自口鼻而感，入于膜原，伏而未发，不知不觉。已发之后，渐加发热，脉洪而数，此众所同，宜达原饮疏之。继而邪气一离膜原，察其传变，众人多有不同者，以其表里各异耳。有但表而不里者，有但里而不表者，有表而再表者，有里而再里者，有表里分传者，有表里分传而再分传者，有表胜于里者，有里胜于表者，有先表而后里者，有先里而后表者，凡此九传，其病则一。医者不知九传之法，不知邪之所在，如盲者之不任杖，聋者之听宫商，无音可求，无路可适，未免当汗不汗，当下不下，或颠倒误用，或寻枝摘叶，但治其证，不治其邪，同归于误一也。

所言但表而不里者，其证头疼身痛发热，而复凛凛，内无胸满腹胀等证，谷食不绝，不烦不渴，此邪外传，由肌表而出，或自斑消，或从汗解，斑则有斑疹、桃花斑、紫云斑，汗则有自汗、盗汗、狂汗、战汗之异，此病气使然，不必较论，但求得汗得斑为愈。凡自外传者为顺，勿药亦能自愈，间有汗出不彻，而热不退者，宜白虎汤；斑出不透，而热不退者，宜举斑汤；有斑汗并行而愈者，若斑出不透，汗不彻而热不除者，宜白虎合举斑汤。

间有表而再表者，所发未尽，膜原仍有隐伏之邪，或二三日后，四五日后，依前发热，脉洪而数，及其解也，斑者仍斑，汗者仍汗而愈，未愈者，仍如前法治之，然亦希有，至于三表者，更希有也。

若但里而不表者，外无头疼身痛，继而亦无三斑四汗，惟胸膈痞闷，欲吐不吐，虽得少吐而不快，此邪传里之上，宜瓜蒂散吐之，邪从其减，邪尽病已。若邪传里之中下者，心腹胀满，不呕不吐，或大便燥，或热结旁流，或协热下利，或大肠胶闭，并宜承气辈导去其邪，邪减病减，邪尽病已。上中下皆病者，不可吐，吐之为逆，但宜承气导之，则在上之邪，顺流而下，呕吐立止，胀满渐除矣。

有里而再里者，愈后二三日或四五日，依前之证复发，在上者仍吐之，在下者仍下之，再里者乃常事，甚至有三里者，然亦希有也。虽有上中下之分，皆为里证。

若表里分传者，始则邪气伏于膜原，膜原者，即半表半里也。此传法以邪气平分，半入于里，则现里证，半出于表，则现表证，此疫病之常事。然表里俱病，内外壅闭，既不得汗，而复不得下，此不可汗，强求其汗，必不得汗，宜承气汤先通其里，里邪先去，邪去则里气通，中气方能达表，向者郁于肌肉之邪，乘势尽发于肌表矣，或斑或吐，盖随其性而升泄之也。诸证悉去，既无表里证而热不退者，膜原尚有已发之邪未尽也，宜三消饮调之。

若表里分传而再分传者，照前表里俱病，宜三消饮，复下复汗如前而愈，此亦常事。至于三发者，亦希有也。

若表胜于里者，膜原伏邪发时，传表之邪多，传里之邪少，何以治之？表证多而里证少，当治其表，里证兼之；若里证多而表证少者，但治其里，表证自愈。

若先表而后里者，始则但有表证而无里证，宜达原饮。有经证者，当用三阳加法。经证不显，但发热者不用加法。继而脉洪大兼数，自汗而渴，邪离膜原未能出表耳，宜白虎汤辛凉解散，邪从汗解，脉静身凉而愈。愈后二三日或四五日，依前发热，宜达原饮。至后反加胸满腹胀、不思谷食、烦渴、舌上苔刺等证，加大黄微利之。久而不去，在上者宜瓜蒂散吐之，如在下者，宜承气汤导之。

若先里而后表者，始则发热，渐加里证，下之里证悉除，二三日内复发热，反加头疼身痛脉浮者，宜白虎汤，若下后热减不甚，三四日后，精神不慧，脉浮者宜白虎汤汗之。服汤后不得汗者，因津液枯竭也，加人参覆卧则汗解。此近表里分传之证，不在此例。

若大下后，大汗后，表里之证悉去，继而一身尽痛，身如被杖，甚则不可反侧，周身骨寒而痛，非表证也，经气渐回，身痛自愈。

凡疫邪再表再里，或再表里分传者，医家不解，反责病家不善调理，以致反复，病家不解，每咎医家用药有误，致病复起，彼此归咎，殊不知病势之所当然，绝非医家病家之过，但得病者精神完固，虽再三反复，可以随变随治而愈，惟虚怯者不宜耳。

间有延挨失治，或治之不得其法，日久不除，精神耗竭，嗣后更医，投药固当，现在之邪拔，因而得效，殊不知膜原尚有伏邪，在一二日内，前证复起，反加循衣摸床，神思昏愦，目中不及矣。病家不咎于前医耽误时日，反咎于后医生之而又杀之，良可叹也！当此之际，攻之则元气几微，是求速死；补之则邪火益炽，精气枯燥，守之则正不胜邪，必无生理矣。

【阐释】在阐明温疫病位相对稳定的同时，吴氏总结出戾气以膜原为中心，以表里为主线的九种传变类型。此九种传变类型，都是以临床症状为依据的，是对错综复杂、变化多端病情的概括，从而为辨证和治疗提供依据，篇中所述九传治法，大要是在外者使之从汗而解，在里者或吐或下，因势利导之；表里俱病者，权衡偏表偏里，采取相应的治法。务使邪有去路，病方能愈。因此，掌握上述"九传"的证治，辨治温疫才能得其要领，否则，就会无的放矢。正如吴氏所说："医者不知九传之法，不知邪之所在，如盲者之不任杖，聋者之听宫商，无音可求，无路可适，未免当汗不汗，当下不下，或颠倒误用，或寻枝摘叶，但治其证，不治其邪，同归于误一也。"

值得指出的是，吴氏的"九传"这一理论是根据当时流行的温疫而提出来的，因此有一定的针对性，对于其他外感热病，未必适合。后世叶天士、吴鞠通分别创卫气营血和三焦辨证纲领，较之吴氏的"九传"理论，有很大发展，从而大大丰富和完善了温病（包括温疫）的辨证论治体系。

温疫初起

【原文】温疫初起，先憎寒而后发热，日后但热而无憎寒也。初得之二三日，其脉不浮不沉而数，昼夜发热，日晡益甚，头疼身痛。其时邪在夹脊之前，胃之后。虽有头疼身痛，此邪热浮越于经，不可认为伤寒表证，辄用麻黄桂枝之类强发其汗。此邪不在经，汗之徒伤表气，热亦不减。又不可下，此邪不在里，下之徒伤胃气，其渴愈甚，宜达原饮。

达原饮

槟榔二钱　厚朴一钱　草果仁五分　知母一钱　芍药一钱　黄芩一钱　甘草五分

上用水二盅，煎八分，午后温服。

按：槟榔能消能磨，除伏邪，为疏利之药，又除岭南瘴气；厚朴破戾气所结；草果辛烈气雄，除伏邪盘踞。三味协力，直达其巢穴，使邪气溃败，速离膜原，是以为达原也。热伤津液，加知母以滋阴；热伤营气，加白芍以和血；黄芩清燥热之余；甘草为和中之用；以后四味，不过调和之剂，如渴与饮，非拔病之药也。凡疫邪游溢诸经，当随经引用，以助升泄，如胁痛、耳聋、寒热、呕而口苦，此邪热溢于少阳经也，本方加柴胡一钱；如腰背项痛，此邪热溢于太阳经也，本方加羌活一钱；如目痛、眉棱骨痛、眼眶痛、鼻干不眠，此邪热溢于阳明经也，本方加干葛一钱；证有迟速轻重不等，药有多寡缓急之分，务在临时斟酌，所定分两，大略而已，不可执滞。间有感之轻者，舌上白苔亦薄，热亦不甚，而无数脉，其不传里者，一二剂自解，稍重者，必从汗解，如不能汗，乃邪气盘踞于膜原，内外隔绝，表气不能通于内，里气不能达于外，不可强汗。或者见加发散之药，便欲求汗，误用衣被壅遏，或将汤火熨蒸，甚非法也。然表里隔绝，此时无游溢之邪在经，三阳加法不必用，宜照本方可也。感之重者，舌上苔如积粉，满布无隙，服汤后不从汗解，而从内陷者，舌根先黄，渐至中央，邪渐入胃，此三消饮证。若脉长洪而数，大汗多渴，此邪气适离膜原，欲表未表，此白虎汤证。如舌上纯黄色，兼见里证，为邪已入胃，此又承气汤证也。有二三日即溃而离膜原者，有半月十数日不传者，有初得之四五日，淹淹摄摄，五六日后陡然势张者。凡元气胜者毒易传化，元气薄者邪不易化，即不易传。设遇他病久亏，适又微疫能感不能化，安望其传？不传则邪不去，邪不去则病不瘳，延缠日久，愈沉愈伏，多致不起，时师误认怯证，日进参芪，愈壅愈固，不死不休也。

【阐释】此篇主要讨论温疫初起的临床表现及治疗。

戾气由口鼻吸受，客于膜原，即时发病或在邪积而盛时发病。邪蕴膜原半表半里之位，内在阳气失于畅达，故先憎寒，继则阳气渐积，郁极而通，故但热无憎寒；疫热之邪浮越于经，故有头疼身痛，不可误作表证；其脉不浮不沉，以其邪不在表亦不在里；发热因于积热外达，故昼夜皆热，日晡益甚。邪不在表，故不可汗，更不在里，自当禁下。达原饮直达膜原，以溃散疫邪，疫邪一离膜原，易为机体抗邪之力驱逐。故吴氏自注谓："槟榔能消能磨，除伏邪，为疏利之药，又除岭南瘴气；厚朴破戾气所结；草果辛烈气雄，除伏邪盘踞；……以后四味，不过调和之剂，非拔病之药也。"这种针对病原治疗的观点，在当时及现在都有相当高的科学价值。

急证急攻

【原文】温疫发热一二日，舌上白苔如积粉，早服达原饮一剂，午前舌变黄色，随现胸膈满痛，大渴烦躁，此伏邪即溃，邪毒传胃也，前方加大黄下之，烦渴少减，热去六七，午后复加烦躁发热，通舌变黑生刺，鼻如烟煤，此邪毒最重，复瘀到胃，急投大承气汤。傍晚大下，至半夜热退，次早鼻黑苔刺如失。此一日之间，而有三变，数日之法，一日行之，因其毒甚，传变亦速，用药不得不紧。设此证不服药或投缓剂，羁迟二三日必死。设不死，服药亦无及矣。尝见温疫二三日即毙者，乃其类也。

【阐释】此篇论述温疫急证的治则。

细味原文，不难看出吴氏所说的"急证"，当指温疫中起病急骤、变化迅速、证情凶险的一种类型。吴氏对这种类型温疫的治疗，提出"急证急攻"的主张，大胆、果断地采用"数日之法，一日行之"的紧急措施，以适应病情急变的需要，这不能不说是对急证治疗的一大创新。现代治疗急性传染病也充分证明下法的重要作用，如采用通腑突击泄热的综合疗法治疗成人急性肺炎，病初时每一个病例无选择地采用通下的"泻热汤"（大黄15克，芒硝10克，元参15克，甘草9克），每日1~2剂。服用1~3天，同时配合清热解毒、活血化瘀等方药，发现确能扭转病情，缩短疗程。又有相关案例为治疗乙型脑炎70例，其中44例用过下法，能使邪热迅速挫降，提高了疗效，减少了后遗症。下法在流行性出血热上的应用更为重要。有人在本病发热期即采用通泄二便法，配用了生大黄，根据证情轻重，少则用三剂，多则十数剂，剂数不拘，以有形实邪或无形郁热从下而解为止，收到了显著的效果。凡此，说明吴氏"急证急攻"的观点很有现实意义。

注意逐邪勿拘结粪

【原文】温疫可下者，约三十余证，不必悉具，但见舌黄，心腹痞满，便于达原饮加大黄下之，设邪在膜原者，已有行动之机，欲离未离之际，得大黄促之而下，实为开门祛贼之法，即使未愈，邪亦不能久羁。二三日后，余邪入胃，仍用小承气彻其余毒。大凡客邪贵乎早逐，乘人气血未乱，肌肉未消，津液未耗，病人不至危殆，投剂不至掣肘，愈后亦易平复。欲为万全之策者，不过知邪之所在，早拔去病根为要耳。但要谅人之虚实，度邪之轻重，察病之缓急，揣邪气离膜原之多寡，然后药不空投，投药无太过不及之弊。是以仲景自大柴胡以下，立三承气，多与少与，自有轻重之殊。勿拘于下不厌迟之说，应下之证，见下无结粪，以为下之早，或以为不应下之证，误投下药，殊不知承气本为逐邪而设，非专为结粪而设也。必俟其粪结，血液为热所抟，变证迭起，是犹养虎遗患，医之咎也。况多有溏粪失下，但蒸作极臭如败酱，或如藕泥，临死不结者，但得秽恶一去，邪毒从此而消，脉证从此而退，岂徒孜孜粪结而后行哉！假如经枯血燥之人，或老人血液衰少，多生燥结；或病后血气未复，亦多燥结。在经所谓不更衣十日无所苦，有何妨害，是知燥结不致损人，邪毒之为殒命也。要知因邪热致燥结，非燥结而致邪热也。但有病久失下，燥结为之壅闭，瘀邪郁热，微难得泄，结粪一行，气通而邪热乃泄，此又前后之不同。总之，邪为本，热为标，结粪又其标也。能早去其邪，安患燥结也。

假令滞下，本无结粪，初起质实，频数窘急者，宜芍药汤加大黄下之。此岂亦因结粪而然耶，乃为逐邪而设也。或曰得毋为积滞而设与？余曰：非也。邪气客于下焦，气血壅滞，已泣而为积，若去积以为治，已成之积方去，未成之积复生，须用大黄逐去其邪，是乃断其生积之原，营卫流通，其积不治而自愈矣。更有虚痢，又非此论。

或问：脉证相同，其粪有结有不结者何也？曰：原其人病至大便当即不行，续得蕴热，益难得出，蒸而为结也。一者其人平素大便不实，虽胃家热盛，但蒸作极臭，状如黏胶，至死不结。应下之证，设引经论初硬后必溏不可攻之句，诚为千古之弊。

大承气汤

大黄五钱　厚朴一钱　枳实一钱　芒硝三钱

水姜煎服，弱人减半，邪微者各复减半。

小承气汤

大黄五钱　厚朴一钱　枳实一钱

水姜煎服。

调胃承气汤

大黄五钱　芒硝二钱五分　甘草一钱

水姜煎服。

按：三承气汤功用仿佛。热邪传里，但上焦痞满者，宜小承气汤；中有坚结者，加芒硝软坚而润燥，病久失下，虽有结粪，然多黏腻极臭恶物，得芒硝则大黄有荡涤之能，设无痞满，惟存宿结，而有瘀热者，调胃承气宜之。三承气功效俱在大黄，余皆治标之品也。不耐汤药者，或呕或畏，当为细末蜜丸汤下。

【阐释】此篇着重讨论应用下法的目的，提出"注意逐邪勿拘结粪"的论点，立论高卓，见解独到，发人深省，是值得认真学习的一篇短文。

吴氏立足祛邪角度，认识到温疫攻下有其特殊性。他认为温疫之邪贵乎早逐，邪早去一日，正早安一天，因此，告诫医者"勿拘于下不厌迟之说"，务必要着眼于祛邪，审其邪之所在，早拔去病根为要。接着，进一步讨论了疫邪与结粪的关系。不少医家，特别是伤寒学家，都认为邪气不去，关乎结粪不行，大便不结，邪自得下，不可误下以伤正。吴氏大胆驳斥，据理力争，指出"因邪热致燥结，非燥结而致邪热"，强调"邪为本，热为标，结粪又其标也"，因此，应用下法的目的，不在祛除结粪，而在于攻逐邪热，并以痢疾的证治为例，反复阐明此中旨趣，说理透彻，令人信服。

诚然，吴氏治疫注重逐邪，并强调早用下法，但绝非孟浪施用。如他说："要谅人之虚实，度邪之轻重，察病之缓急，揣邪气离膜原之多寡，然后药不空投，投药无太过不及之弊。"充分体现了他应用下法，既积极大胆，又郑重审慎，不愧为治疫大师。

《伤暑全书》

精华探讨

张凤逵，字鹤腾，明万历天启年间颍州（今安徽阜阳）人，进士出身，官至户部陕西司郎中，著有《伤暑全书》二卷，是安徽省著名的儒而医者。

张氏于万历戊子（1588）年夏患伤暑证，势极气索，瞀然自愦，几为庸医所误，徽医汪韫石投益元散，二剂而苏。张遂发愿搜罗群书，著述伤暑之书。然惧阅历未久，落笔误人，至五十岁后，于万历戊申（1608）年开始动笔写作，经十五春秋，至天启癸亥（1623）年脱稿初刊，足见其治学之严谨。此书主要内容有四：一是暑的特性分析：从春夏秋冬温暑凉寒四证的表现特点到天时、地理、运气等变化规律，阐明暑证的阳热性和季节性。尝谓"夏至后，炎火时流，蒸郁烁人，得病似伤寒者，皆是暑火所感而成""人暑病则专感于夏之炎热"。二是暑天常见病证的辨证治疗：既论暑厥、暑风、暑疡、暑瘵、绞肠痧等暑证之常，又述时疫、寒疫等暑病之变，知常达变，曲尽伤暑奥义。叙症简练，行文质朴，每于要害处下笔，如论暑风，指出"忽然手足搐挛，厉声呻吟，角弓反张，如中恶状，为暑风，亦有先病热后甚，渐成风者，谵语狂呼浪走，气力百倍，此阳风也，治法以寒凉攻劫之，与阴风不同，皆宜解散化痰，不宜汗下"。言近而旨远，语浅而义深，不仅暑风的主证一目了然，而且因暑热而动风生痰的病机亦不言自明。三是各家伤暑议论及医案的评述：汇集张仲景、孙思邈、刘完素、李东垣、朱丹溪、方广、王纶、陶华、虞抟、李梴、王肯堂等十一家名医论暑精义，逐一辨析，读后使人加深对各家伤暑学说的理解，开拓思路。如论阳暑阴暑之说，谓"盛暑之时，炎火若炙，无之非是，……至于冰水瓜果等寒物，多食自伤脾胃，亦生杂证。谓泻痢杂证，内有此物积聚则可，谓专以此致暑病则不可，若执口得寒物，身犯寒气，同冬时寒病治之，则谬以千里矣"，既反对静而得之的阴暑说，又指出暑天感寒与冬月感寒不同，体现了因证施治和因时制宜相结合的思想，读后对伤暑和暑天病的概念有了进一步的认识。四是治暑主方的选用：列举六和汤、十味香薷饮、桂苓甘露饮、益元散、竹叶石膏汤等二十六张丸散汤剂的主治病证，自谓"方多遵古无他奇，宜证则灵"。值得一提的是，张氏在服药间隔时间上有独到的经验。治外感如将，贵在正气未溃之时，连逐邪气，若按常规一日一服，多致药力尽而邪复炽。因而提出"药对则连进，日夜三五服，以邪退病安为止。……愚以此法屡治人，极有神效"。若非临证高手，绝难有此见解。

《伤暑全书》问世后，影响较深。周扬俊《温热暑疫全书》中的"暑"部分，大多采辑张氏论述，谓其"申明理蕴，精确不磨，虽有小疵，不掩大德，诚可振聩于千古者也"。叶子雨《增评伤暑全书》谓其"暑证之阶，舍此奚复他求"。裘吉生则认为"是书与温热诸书并重"。各家推崇之至，于此可见一斑。细味此书，认为主要有以下两大学术观点。

一、辨寒暑之异，理明道晰

《素问·阴阳应象大论篇》谓："冬伤于寒，春必病温。"《素问·热论篇》谓："凡病伤寒而成温者，先夏至日为病温，后夏至日为病暑。"自此之后，医界多认为温暑本于冬寒，至晋王叔和推阐经旨，发挥大论，谓冬时感寒，"中而即病者，名曰伤寒。不即病者，寒毒藏于肌肤，至春变为温病，至夏变为暑病"。于是，温暑乃伏寒为病之说更加深入人心。张氏对此大以为不然。他认为伤寒是感寒为病，伤暑则专感于夏之炎热，与冬之寒气毫不相涉，两者"若冰炭、霄泉之不相及"，以为伤暑是"冬寒之积久所发者误矣"。但是，由于当时温病学方兴未艾，伤暑学说则更少论述，医界的普遍情况仍是专注于寒气，三病不分久近，皆寒为根，甚至通以麻黄汤、桂枝汤治温热证，误人良多。面对现实，张氏清楚地认识到澄清暑病本质的必要性与迫切性。于是从病因病机、临床表现、病情传变等方面论证寒暑的区别，"翻千古之案，以开百世之觉"。

天寒地冻，天暑地热，阴阳之升降，寒暑彰其兆。伤寒感寒而病，伤暑因暑为患，寒为阴邪，暑为阳邪，寒暑阴阳，判若天壤。以天时言，张氏指出寒暑温凉随节气变易，春夏秋冬随四时各别，寒病四时皆有，暑病则专感于夏热，有明显的季节性。以地理言，张氏认为太阳所临其气燠，四方风气各有偏胜。西北地气寒，寒病多而暑病少，东南地气暖，寒病常而暑病独剧。通过分析，明确了火热是暑病之因。有关暑病的发病，张氏亦认为与伤寒不同，"寒之中人乘其虚，暑则虚实并中而实更剧""经虚处寒栖之，经实处暑栖之。寒凌其弱而暑亲其类也"。这里所谓的"实"，非指体质坚实，而应理解为气火偏盛之躯。禀赋热胜，内火招暑，夏季最易伤暑，诚如张氏所谓"气血强盛之人，内已有伏火，加之外火炎炎相合，故焦灼为甚"，这种内热外暑的发病观，更加突出了伤暑病因的火热性。

伤暑的临床表现与伤寒同中有异，务须详辨。张氏指出"伤寒伤暑二证，流毒天地，沿袭古今，人率习而不察，据其外证，头痛身痛，发热恶寒等证相同，皆混于象而不审内景，不观乎时，因一名之曰寒，而不知其歧多端，甚不可一律论者"。通过长期的临床实践和观察，张氏体会到，立夏以后，暑热盛行，感之而病者，多见头痛恶心，身热恶寒，手足厥冷，肢节沉重，不思饮食，或气高而喘，或气短而促，或肤热灼手，或腹胁绞疼，或口鼻流血等病候与伤寒相似，若不认真辨别，误认伤寒，用辛温表散，或加被取汗，每致伤生。盖暑为壮火，壮火食气，火与元气不两立，故伤暑初起即有骨乏腿软、精神倦怠、昏睡懒语，其形如醉梦间，或微汗不断，或大汗不止、烦渴引饮、胸膈痞闷、尿黄而少，或呕或渴，"此等证与伤寒大异"，同中辨异，异中求同，明确了伤寒与伤暑临床表现的似同实异及病理本质的霄壤之别。

伤寒与伤暑在病情传变方面亦有很大差别，伤寒多由肌肤而入，分六经传变，有相对固定的证候可据。伤暑每从口鼻吸受，不拘表里，不以渐次，变幻无常，入发难测，故六经辨治不能适用于伤暑证治。一般说，伤寒由表入里，至七八日方危，伤暑每危在二三日间，甚至朝发暮殆，暮发朝殆，尤有顷刻忽作，拯救不及者。与此同时，张氏更指出伤暑的病变过程分两大步：先是外之流火与内之阳气骤遇而争，阳气不服，继则外热烧灼不已，气耗而血枯。第一阶段是正邪相争，属实属热；第二阶段是邪盛正衰，实中夹虚，这时的虚，不仅表现为暑热伤津灼液，而且还存在着暑热耗气。通过阐发幽微，不仅知伤暑传变之然，而且能领会其所以然。

二、创治暑大法，见精识当

伤暑病因病机及传变辨证的特殊性，决定其治疗须于伤寒法外求法，"若拘六经分证，仍是伤寒治法，致误多矣"。张氏之前，王纶《明医杂著》虽有"治暑之法，清心利小便最好"的说法，但其宜于暑热夹湿，不宜于单纯暑热。不断的临床实践，使张氏认识到，暑热为患，当以寒凉为治。如明万历丙午

（1606）年，张氏典试粤西时，其地人多病暑，吟声相闻，医多以为寒，病不得疗，张氏投寒凉之剂，其效甚捷。再如万历丁未（1607）年夏，张氏在京师治同乡刘蒲亭，谵语，抹衣，不寐七八日，关脉洪大，尺寸沉伏，御医吴思泉等欲进附子理中汤，张氏力辟其非，投竹叶石膏汤，一剂后诸恙大减，继用辛凉调理而愈。在积有一定的临床经验的基础上，张氏提出了著名的"暑证不分表里，一味清内，得寒凉而解，苦酸而收，不必用下""治法皆以清内火为主，而解表兼之"等观点，在温病学说尚未系统形成的当时，温病学第一部专著《温疫论》有如此大胆深刻的见解，可谓是苦心孤诣，独辟鸿蒙。盖在天为热，在地为火，其性为暑，暑热传化最速，故暑犯机体，多径入气分而无卫表过程，这与"伤寒之邪留恋在表"的特点有明显不同。若拘表里之辨以治暑，不仅表散方药不宜其证，而且多致延误清凉时机，复生险证。张氏"不分表里"之说，点明了暑证的病理特性，为寒凉清暑提供理论依据。温病大家叶天士非常赞同此说，谓"夏暑发自阳明"，堪称是"暑证不分表里"的最善注脚。所谓"一味清内，得寒凉而解"，主要指辛寒与甘寒二大清法。暑热炽盛、阴津未伤者，辛寒清暑为主，如石膏、滑石、寒水石、竹叶等，张氏推崇河间天水散加味；暑热炽盛、阴津损伤者，辛寒佐以甘寒，如麦冬、西洋参、石斛、天花粉等，张氏则善用竹叶石膏汤化裁。临床运用，如治暑风，谓"以寒凉攻劫之"，如治暑厥，主张"俟醒然后用辛凉以清火除根"，体现了"一味清内"的治疗观点。如果暑热已十去八九，阴津损伤未复，则当酸苦泄热敛津，如乌梅、木瓜、五味子、芍药等，吴鞠通制连梅汤，可谓是"苦酸而收"的代表方。苦酸合用，不仅能解暑清热，而且能化阴敛津，确是暑热久羁下焦的理想治法，与温邪伤阴之宜于甘寒微咸者不同。又暑为无形邪热，侵入机体后每多充斥全身，弥漫气分，甚则生风动血等，很少与肠腑燥屎蕴结而成腑实证，因而下法的应用机会不多，如果滥用下法，每致阴伤正损，暑热深陷，故张氏指出"不必用下"。因此可以认为张氏创立的治暑大法，对暑证治疗具有普遍性指导价值，比较符合暑热的病变规律，叶天士《三时伏气外感篇》谓"张凤逵云暑病首用辛凉，继用甘寒，再用酸泄酸敛，不必用下，可称要言不烦"，对张氏治暑大法做了精辟的理解和发挥。当然，张氏的治暑大法，主要是针对暑证之常。如果暑证兼表，张氏并不反对解表，而是主张"清内火为主，而解表兼之"；如果暑结肠腑，后世仍然用下，如《温病条辨》谓"阳明暑温，湿气已化，……舌燥黄，脉沉实者，小承气汤各等分下之"。这些则是暑病之变。在临床实践中必须知常达变，才能正确掌握和运用张氏的治暑经验。

原著选释

辨春夏秋冬温暑凉寒四证病原

【原文】《生气通天论》曰：夫自古通天者，生之本，本于阴阳。天地之间，六合之内，其气九州、九窍、五脏、十二节，皆通乎天气，其生五，其气三，数犯此者，则邪气伤人，此寿命之本也。由此论之，人身元气与天相通，颐养有道，病何从生？然则病生有因，其发有原乎？从其原而治之则易疗。《阴阳应象大论》曰：天有四时五行，以生长收藏，以生寒暑燥湿风，人有五脏化五气，以生喜怒悲忧恐。又曰：因于露风，乃生寒热，是以春伤于风，邪气留连，乃为洞泄；夏伤于暑，秋为痎疟；秋伤于湿，上逆而咳，发为痿厥；冬伤于寒，春必病温。四时之气，更伤五脏，此四时四气之病原也。黄帝明以春温根于冬寒，其间气候相近，症恙相同，犹可言者，原未兼及暑也。至汉张长沙仲景著伤寒书，遂演《内经》之说曰：其伤于四时之气，皆能为病，以伤寒为毒者，以其最成杀厉之气，中而即病者，名曰伤寒；不即病者，寒毒藏于肌肤，至春变为温病，至夏变为暑病，暑病者，热极重于温也。自此论出，而后之业岐黄术者皆宗之。果尔是专主一寒气，三病分久近，皆寒为根。故后世医家，有四时伤寒之说，甚至通以麻黄桂枝汤治温热症，误人良多。陶节庵诸名家，亦剖三病若列眉，而根始于寒，不免沿而未能脱，又何怪乎碌碌者。愚谓道以一气生天地，以二气生五行，五气各司其用，而水火为最要，水火能生物，亦能杀物，若仲景之说，是水专擅其权，而火为虚而无用矣。愚谓冬之寒病，专属寒威，此固然不易者，至春时阳气渐舒，孔窍开张，服御单夹，乃天气变幻，倏暖倏寒，又多荡风，人感寒直入脏腑，故为温病，犹可名曰春寒，已与冬寒不相蒙矣。况夏至后，炎火时流，蒸郁烁人，得病似伤寒者，皆是暑火所感而成，与冬之寒气，毫不相涉，而亦以为冬寒之积久所发者误矣。即《生气通天论》曰：是故阳因而上，外卫者也。因于寒，欲如运枢，起居如惊，神气乃浮；因于暑，汗，烦则喘喝，静则多言，体若燔炭，汗出而散。是寒暑分因，水火别证，明列断案，万世医学之祖也，又何惑乎？然《内经》之温根于寒者何故？按《山海经》桂名招摇，叶长三尺，桑名帝女，大围五十尺，桂竹叶大二尺余，高数丈，其草树奇怪类若此。据经想太古时，洪水横流，怀山襄陵，草木闭塞，天地蒙昧，阴霭怫郁，阳明未舒，以故寒气盛行，元和令少，即当大夏，亦无烁金之患，后世文明渐开，五行分布，水火之气，各司其权，若斯争烈者，即今春值淫雨，余寒为厉，甚者如隆冬，夹纩不能去，试观晋中暑证寥寥，绝无痎疟，皆阴胜之左券也，何况古洪荒世乎！此《内经》温根于寒所由发也，何仲景遂申演其说，并暑而一类乎？是蛇足也。且古人茹毛衣草，简缘淡薄，无助火之具，后世炙煿之味适口，醲郁之酒充腹，嗜欲灼精，尘劳食气，皆足以嘘焰而煽炽，宜暑火之乘类而善入也。谓古之寒病多而暑病少，今之寒暑并重而暑为尤剧则可。愚故特列论曰：伤寒者感于冬之严寒，温病者感于春之轻寒，若暑病则专感于夏之炎热，若冰炭霄泉之不相及，一水一火，各操其令，治法一热剂，一凉剂，各中其窍，而概以为寒因，不几于执一遗二哉！予俯仰踌躇，万不得已，敢于翻千古之案，以开百世之觉，破迷而拔苦，遂自甘于僭窃云耳。

【阐释】此篇是全书总纲，旨在阐明寒暑异性，使伤暑学说从传统的伤寒学中独立出来。

自《伤寒例》推阐经旨，发挥火论，谓冬时感寒"中而即病者，名曰伤寒，不即病者，寒毒藏于肌肤，至春变为温病，至夏变为暑病，暑病者，热极重于温也"后，医界都以为寒、暑、温"三病分久近，皆寒为根"，因而在临床上出现以麻黄、桂枝等误治温暑的情况。张氏认为，要使伤暑学说得以推阐，必须彻底澄清其与伤寒的区别。他指出，冬时寒病专属寒威，夏至后炎火炽盛，蒸郁烁人，得病虽与伤寒相似，而本质却是感暑火为患，与名之寒气毫不干涉。"伤寒者感于冬之严寒……暑病则专感于夏之炎热"，从病原上澄清了两者之不同，观点明确，醒人耳目。

另外，张氏在此还对《黄帝内经》当时的气候条件做了初步推测，"太古时，洪水横流，怀山襄陵，草木闭塞，天地蒙昧，阴霭拂郁，阳明未舒，以故寒气盛行，元和令少，即当大夏，亦无烁金之患"；并认为这是形成《黄帝内经》寒、暑、温皆根于寒观点的客观因素，有一定的参考价值。

辨寒暑证各异

【原文】伤寒伤暑二证，流毒天地，沿袭古今，人率习而不察，据其外证，头痛身痛，发热恶寒等证相同，皆混于象，而不审内景，不观乎时，因一名之曰寒，而不知其岐多端，甚不可一律论者。寒之伤人也，一二日在肤宜汗，三四日在胸宜吐，五六日在脏宜下，确有定期可据者。若暑则变幻无常，入发难测，不可寻想。彼暴中之激烈，扁鹊不及攊指而投咀；久伏之深毒，长桑不能隔肤而见脏，最为难察而难救已。即寻常之感，亦难觉知，非若伤寒之有定期定证，可据可疗者。不拘表里，不以渐次，不论脏腑，冒暑蒸毒，从口鼻入者，直中心胞络经，先烦闷，后身热，行坐近日，熏烁皮肤肢体者，即时潮热烦渴，入肝则眩晕顽麻，入脾则昏睡不觉，入肺则喘咳痿躄，入肾则消渴，非专心主而别脏无传入也。中暑归心，神昏卒倒，暑伤内分，周身烦躁，或如针刺，或有赤肿，盖天气浮于地表，故人气亦浮于肌表也。冒暑入肠胃，腹痛恶心，呕泻。伏暑即冒暑，久而藏伏三焦肠胃之间，热伤气而不伤形，旬日莫觉，变出寒热不定，霍乱吐泻，膨胀中满，疟痢烦渴，腹痛下血等自入肝至此，采《医学入门》并主治法，皆以清内火为主，而解表兼之。寒之中人乘其虚，暑则虚实并中，而实更剧。盖气血强盛之人，内已有伏火，加之外火炎炎相合，故焦灼为甚。经虚处寒栖之，经实处暑栖之，寒凌其弱，而暑亲其类也。又藜藿常被寒，惟膏粱独能御，若暑则不问膏粱藜藿，而咸能胜之侮之，虽广厦曝冰，蕙质生粟，轻罗纨绮，冷冷玉树，一犯其烈焰，讵能却之乎？是以知暑气之毒甚于寒。乃古人专以寒为杀厉之气，而不及暑何也？试观寒病至七八日方危，暑病则有危在二三日间者，甚至朝发暮殂，暮发朝殂，尤有顷刻忽作，拯救不及者，如暑风、干霍乱之类。然则暑之杀厉之气，视寒尤甚，彰明较著矣。寒病止一途，察脉审候，执古方以疗之易为力，暑证多歧，中热、中暍、中内、中外，甚至为厥、为风、为癫痫，即发则泄泻、霍乱、干霍乱，积久后发则疟、痢、疮疡，种种病名，约有十余种，皆暑为厉，则暑杀厉之气，视寒不几倍哉！除暴中暴发，久伏后发，不

《伤暑全书》

可度量，其余受发，亦有渐次焉。盖盛夏之时，热毒郁蒸，无论动得静得，其初入人也，不识不知，外之流火，与内之阳气骤遇而争，阳气不服，先昏愦倦疲，及火与气合，气不能胜，火力虽渐散，为外热烧灼不已，气耗而血枯，故燥渴、痞塞、腹痛诸恶证作焉。此其变化，或乍或久，人莫自觉，医家亦不能辨，至病深而后施治，故难速愈，宜早辨而早治之，则易愈而取效速。

【阐释】此篇从发病、病邪传变和临床证候等方面，指出伤寒与伤暑之不同，阐明其治法之大异。

在发病学上，张氏认为阳盛之体易伤暑，阳虚之质易感寒，故谓"寒之中人乘其虚（指阳气虚）""经虚处寒栖之，经实处暑栖之"。指出了不仅两邪的性质有寒、热之别，而且在发病的个体上也存在着阳虚、阳盛之差异，引起医家在处方用药时的全面考虑。

从疾病的传变看，寒暑两者亦有很大不同，伤寒分六经传变，而伤暑则变幻莫测，非若伤寒之有定期、定证可疗。且暑为阳热之邪，其性类火，传化最捷，病程中易生风动血，闭窍伤阴，常危在二三日，甚至朝发暮殂，暮发朝殂，特别是张氏指出的"冒暑蒸毒，从口鼻入者，直中心胞络经"的"中暑归心"论点，很切合临床实际。张氏在了解这些暑病特性的同时，还提出清内火为主的总原则，这不仅与伤寒大相径庭，而与刘河间等解表、清里、表里双解等也有一定的区别，是很符合伤暑之病的。

暑证

【原文】立夏以后，暑热盛行时，人有头疼恶心，身热恶寒，手足厥冷，肢节沉痛，不思饮食，或气高而喘，或气短而促，甚者用手扪之，如火燎皮肤，或腹肠绞疼，或口鼻流血，病候与伤寒相似，不知者误认为伤寒，用风热发汗药，或加衣出汗，则元气益虚，终不知悟。盖此证乃夏属阴虚，元气不足，湿热蒸人，暴伤元气。人初感之，即骨乏腿软，精神倦怠，昏睡懒语，其形如醉梦间，或无汗或微汗不断，或大汗不止，烦渴饮水，胸膈痞闷，小便黄而少，大便溏而频，或呕或泻或结，或霍乱不止，此等证与伤寒大异，按时而施治，据证而急疗，无不应手者。语曰勿伐天和，正因时之道也。亦有不头痛身痛恶寒者，治法皆同。治法轻者以五苓散，以利小便，导火下泻而暑自解，或香薷饮辛散以驱暑毒，木瓜制暑之要药也。或藿香正气散、十味香薷饮之类，重者人参败毒散、桂苓甘露饮、竹叶石膏汤、白虎汤之类，弱者用生脉散、清暑益气汤、补中益气汤等。若不分内外，不论轻重强弱，一概以和解，百发百中，随试随应，则无如六和汤最良矣。方书名家，古今甚众，其中多所发挥，明切精密者，惟朱丹溪为最详且要。近世著作，王宇泰先生有《证治准绳》《证治类方》诸帙，独得其解，批窾中窍，转丸游刃之技，力追古名流已，工医者所当时披诵而潜玩者也。

【阐释】 此篇论述伤暑的证治。

伤暑有严格的季节性。立夏以后，暑气盛行，人在气交之中，凡阳热偏盛之躯，暑热蒸人，戕伤元气，发为伤暑。由于溽暑季节，不仅暑热旺盛，而且湿气弥漫，暑湿蒸腾，故伤暑每多夹湿，且夏令人多乘凉饮冷，是以暑病兼寒者，亦复不少。张氏有鉴于此，故针对不同的证情，采取相应的治法。论中所列诸方，据临床经验，若湿偏胜者，可用五苓散淡渗利湿，引暑下达；暑湿偏于肌表者，以香薷饮、藿香正气散芳香宣透，清涤暑湿；偏热者，以白虎汤、桂苓甘露饮、竹叶石膏汤等辛寒涤暑，清热生津；暑伤元气者用生脉饮。这里，张氏特别强调六和汤的临床功效是有一定根据的。此方熔解表、化湿、清暑于一炉，是一张治疗夏令暑湿的经世名方，用之得当，确有良效。

暑风

【原文】 忽然手足搐挛，厉声呻吟，角弓反张，如中恶状，为暑风。亦有先病热后甚，渐成风者，谵语、狂呼，浪走、气力百倍，此阳风也。治法以寒凉攻劫之，与阴风不同，皆宜解散化痰，不宜汗下。有日久而脾胃弱者，宜温补。

【阐释】 暑风发病有两种情况：一是起病急骤，突发抽搐，角弓反张等；二是先发热而后动风。究其病机，皆因厥阴肝木阴津受劫、风阳暴张所致。盖肝为刚脏，风火内寄，主筋而藏血，暑热之邪，暴伤阴液，肝脏阳和之气弛张，"阳气者，精则养神，柔则养筋"，阳热内炽，柔和阳气变为刚强之火，筋膜失濡，内风是起。风火灼液成痰，窜犯胞络，是以神昏狂乱，所谓木热流脂是也。当是之时，风乘火热，火借风威，痰助其力，风痰火狼狈为患，其病至为危笃。张氏指出治法之原则是：寒凉攻劫，解散化痰。"解散"当作通窍宣闭理解。雷少逸《时病论》对此做了进一步阐发，"暑风之病，良由暑热极盛，金被火刑，木无所畏，则风从内生。此与外感风邪治法相悬霄壤，若误汗之，变证百出矣。夫木既化乎风，而脾土未尝不受其所制者，是以猝然昏倒，四肢抽搐，内扰神舍，志识不清，脉多弦动或洪大，或滑数。总当去时令之火，火去则金自清，而木自平，兼开郁闷之痰，痰开则神自安而气自宁也"。可以体会到，用羚角钩藤汤加胆星、竹沥、天竺黄等清热息风涤痰，酌情选用"三宝"以开窍，可望转危为安。

暑瘵

【原文】 盛暑之月，火能灼金，若不禁辛酒，脾火暴甚，有劳热躁扰，而火动于心肺者，令人咳嗽气喘，骤吐血衄血，头目不清，胸膈烦渴不宁。即童稚老夫，间一病此，昧者以为劳瘵，不知火载血上，非真阴亏损而虚劳者等也，宜四物汤、黄连解毒、二陈汤三药内，去川芎、白芍、黄柏，以贝母易半夏，加桔梗以抑之，薄荷以散之，麦冬、五味以敛之自愈。或加童便、藕汁或黄连香薷饮一二剂亦可。静摄数日，忌酒、煎炒自安。是名暑瘵，宜酌而善用焉。或用东垣参苓调中亦妙。

【阐释】本证的病因病机是暑热伤肺，阳络受损。临床除暑热外，还有骤然咯血、咳嗽等，故名暑瘵。此证来势较急，可因大量咯血而致气随血脱，不可不慎。张氏认为"火在血上"，提示治法当从清暑凉血着眼。叶霖在评述此条时指出，"暑瘵乃阴气不生，阳气不潜，证见咳血吐血，日晡烦蒸，早间清爽，舌白口渴，头胀身疼，皆暑热之邪内袭，阴劫络伤，虽有宿恙，亦当先清络热。宜沙参、甜杏仁、川贝、姜皮、连翘、麦冬、竹叶、鲜生地等味，鲜荷叶汁一杯和服，尤有奇功，俟血止后，再议育阴。若先后失序，或误用温补，则络中伏热不得外达，必成不治之证。医见舌苔白多疑伏寒，未敢遽用清凉，因循贻误者有之，不知舌苔白乃暑邪伤气，肺主气属金，金色白故也"。对暑瘵的病因病机、临床证候和治疗方法，颇有发挥，可供参考。

《广瘟疫论》

精华探讨

《广瘟疫论》为清代医家戴天章所撰。戴天章，字麟郊，晚号北山，人称北山先生。戴氏崇尚吴又可学说，服膺其贯穿古今，融以心得，独辟鸿蒙，揭日月于中天。因患"其书（指《温疫论》）具在，而时贤有未见而不用其法，或虽见其法，或虽见其书而不能信者""有口诵其书，啧啧称道，而对证施方，仍多不用其法，口则曰此时证也，而手则仍用伤寒之方，拘伤寒之法者，比比皆然"。于是，究心吴氏原本，探微极要，或注释，或增订，或删改，于清·雍正十年（1732）撰成《广瘟疫论》，凡四卷，意在辨温疫之异于伤寒，而尤慎辨于见证之始，俾吴子之书，人人可用，而瘟疫之横夭者少，生全者多。

一、创五辨，明兼夹，识疫苗重诊断

《广瘟疫论》卷一讨论瘟疫的诊断和常见的兼证、夹证。诊断上突出辨气、辨色、辨舌、辨神、辨脉，为全书精华。辨气，即辨患者尸气：伤寒邪气伤人，无臭气触人，间或有之者，亦只作腐气，不作尸气；瘟疫戾气伤人，臭气从中蒸达于外，轻则盈于床帐，重则蒸然一室，且专作尸气，不作腐气。试察厕间粪气与凶地尸气，自然明了，辨之既明，便知为瘟疫而非伤寒。辨色，即辨患者面部色泽：伤寒之邪主收敛，敛则急，面色多绷急

而光洁；瘟疫之邪主蒸散，散则缓，面色多松缓而垢晦。人受疫邪的蒸腾而津液上溢于面，头目之间多垢滞，或如油腻，或如烟熏，望之可憎，皆为瘟疫病色。辨舌：风寒在表舌多无苔，即有白苔亦薄而滑，渐传入里，方由白而黄，由黄而燥，由燥而黑。瘟疫一见头痛发热，舌上即有白苔，且厚而不滑，或色兼淡黄，或粗如积粉，若传经入胃则兼二三色。辨神：风寒邪气伤人，心知所苦而神自清，如头痛作寒热之类，无不自知。至传里入胃，始神昏谵语。因风寒为天地正气，人气与之乖忤而后成邪，故不令人神昏。若瘟疫初起，便使人神情异常而不知所苦。大概烦躁者居多，或如痴如醉，扰乱惊悸，及问其所苦，则不自知，即间有神清能自主者，亦多梦寐不安，闭目即有所见，有所见即谵语之根。缘瘟疫为天地邪气，中即令人神昏故也。辨脉：伤寒之邪从皮毛而入，一二日脉多浮或兼紧兼缓兼洪而皆浮，迨传入里始不见浮，其至数亦清楚而不模糊。瘟疫从中道而变，自里出表，一二日脉多沉，迨自里透表，脉始不沉，乃不浮不沉而数，或兼弦兼大而皆不浮，其至数则模糊而不清楚。凡此嗅尸气、觇垢晦、察舌苔积粉、判神情昏昧、别脉数模糊五辨，皆据实践心得发表议论，为辨识瘟疫的关键所在。关于瘟疫的兼证、夹证，戴氏指出"凡言兼者，疫邪兼他邪，两邪自外入者也；凡言夹者，疫邪夹内病，内外夹发者也"。兼证有兼寒、兼风、兼暑、兼疟、兼痢之分；夹证有夹痰水、夹食、夹郁、夹蓄血、夹脾虚、夹肾虚、夹诸亡血、夹哮喘、夹心胃病、夹疝气之别。治兼证当必兼治他邪之药，而疫邪易解；治夹证当分虚实，实邪则以治夹邪为先，疫邪为后，盖清其夹邪而疫毒始能透达，透达方能传变，传变方能解利也。夹虚则以治疫邪为主，养正为辅，以免养正遗邪也。

二、阐表里，释症状，论疫潜心病机

《广瘟疫论》卷二、卷三两卷为瘟疫的症状辨证而设。戴氏继承了吴又可温疫表里辨治观点，尝谓："疫邪见证千变万化，然总不出表里二者。"此语含义有二：一从部位说，指瘟疫的症状不外表、里二类，现于表者有发热、恶寒、寒热往来、头痛、头眩、头胀、头重、目胀、项强酸、背痛酸、腰痛酸、膝痛酸、胫腿痛酸、足痛、肩背痛酸、腕痛、周身骨节酸痛、拘挛、身重、自汗、盗汗、战汗、狂汗、头肿、面肿、颈项肿、耳旁肿、胸红肿、周身红肿、发黄、发疹、发斑等；现于里者有烦躁、呕、咳、渴、口苦、口甘、唇燥、齿燥、鼻孔干、耳聋、鼻如烟煤、鼻孔扇张、咽干、咽痛、舌燥、舌强、舌痿、舌卷短、胸满痛、胁满痛、腹满痛、少腹满痛、自利、便血、便脓血、大便闭、小便不利、小便黄赤黑、小便多、遗尿、囊缩、多言、谵语、狂、善忘、昏沉、循衣摸床、撮空、多睡、身冷、呃逆、吐蚘等。二从病机上说，指上述各病证的发病机制不外因表因里，但"表证中有里邪，里证中有表邪，则又不可不细察也。故列证分表里以尽其常，又细辨以尽其变"。比如辨发热，戴氏认为时疫发热表证居多，亦有里证发热、半表半里发热、余邪不尽复出于表发热、邪退正虚发热。表证发热，脉不浮不沉而数，寸大于关尺，热在尺肤，扪之烙手，久按反轻，必兼头痛、项强、腰痛、胫酸，或头面身体皮肤有红肿疼痛，诸症不必全现，有一于此，便是表证发热；里证发热，脉或滑或沉数或洪滑，关尺盛于寸，热必在肌肉筋骨，初扪热轻，久按热甚，必兼烦渴胸腹满、大便或不通，或自利，或便血及脓，小便黄赤，或谵妄狂昏，诸症不必全现，必兼二三症方是里证发热；半表半里发热，脉多弦，胸胁满，或热或止，或口苦咽干目眩耳聋，或目赤，或喜呕心烦，或兼见表里证；余邪不尽复出于表之发热，当里热多而表热少，虽有当用表药之证，不过葛根柴胡豆豉而已，无更用羌活之理。邪退正虚发热，全无表里实证，六脉豁豁然空，或较初起洪滑更甚，或用表药而身痛更甚，或屡用清热药反烦躁昏沉更甚，或屡用下药而舌燥更甚。这样逐症辨析，使各个症状理明心得，再因证立法，以法定方，理法方药，一以贯之，堪称瘟疫的佳作。它与《温疫论》对照细读，确能使人领悟其"广"字之实义。

三、综五法，列方药，疗疫颇具心要

《广瘟疫论》卷四主要是讨论瘟疫的五大治法。论汗法着重指出，一是时疫发汗与伤寒不同，伤寒汗不厌早，时疫汗不厌迟；伤寒发汗必以辛温辛热以宣阳，时疫发汗必以辛凉辛寒以救阴；伤寒发汗不犯里，时疫发汗必通里。二是时疫发汗有不求汗而自汗解者。如里热闭甚，用大承气以通其里，一不已而再，再不已而三，直待里邪逐尽，里气外达，多能战汗而解；或里热燥甚，忽得痛饮而汗解；或气虚之质，加人参而汗解；或阴血枯竭，用大剂滋阴润燥生津而汗解。戴氏认为，时疫汗法，不专在乎升表，而在乎"通其郁闭，和其阴阳"。必察其表里无一毫阻滞，逐邪而兼顾其正，乃为时疫汗法之万全。论下法着重指出，一是时疫下法与伤寒不同：伤寒下不厌迟，时疫下不厌早；伤寒在下其燥结，时疫在下其郁热；伤寒里证当下，必待表证全罢；时疫不论表邪罢否，但兼里证即下；伤寒邪在上焦不可下，时疫邪在上焦亦可下；伤寒一下即已，时疫有再三而下者。二是时疫下法有六：结邪在胸，用贝母两许下之；结邪在心胸，小陷胸汤下之；结邪在胸胁连心下，大柴胡汤下之；结邪在脐上，小承气汤下之；结邪在当脐及脐下，调胃承气汤下之；痞满燥实三焦俱结，大承气汤下之。论清法着重在分析清法对时疫的作用及运用要点，指出时疫为热证，未有不当清者也。在表汗之不退，在里

下之不解，或有热无结，则唯以寒凉直折其热而已，故清法可济汗下之不逮。热之浅者以石膏、黄芩为主，柴胡、葛根为辅；热之深者以花粉、知母、瓜蒌仁、栀子、豆豉为主；热入心包以黄连、犀角、羚角为主，热直入心脏则难救矣，重用牛黄犹可十中救一。论和法先阐明和法的含义，再分析和法的运用。认为凡两种相互对立的治法同用称为"和"，如寒热并用、补泻合剂、表里双解等。时疫之热夹他邪之寒，须寒热并用以和之，如黄连与生姜同用，黄芩与半夏同用，石膏与苍术同用，知母与草果同用；时疫之邪气实，患者之正气虚，须补泻合剂以和之，如参、芪、归、芍与硝、黄、枳、朴同用；疫邪既有表复有里，须表里双解以和之，如麻、葛、羌、防、柴、前与硝、黄、枳、朴、芩、栀、苓、泽同用。或用下法而小其剂缓其峻，或用清法变汤为丸亦可称"和"。戴氏认为时疫病情复杂，尤有宜和，如热为痰、滞、瘀附丽，若但清其热而不去其物，未能有效，必察其附丽何物，于清热诸方加入何药，始能奏功。论补法着重指出时疫"为病药所伤，当消息其所伤在阴在阳以施补阴补阳之法"，尤其"虽疫邪为热证伤阴者多，然亦有用药太过而伤阳者"一语，更觉从实践中得来，信不我欺。

　　总之，《广瘟疫论》是瘟疫学说中较为重要的著作之一，其理、法、方、药有一定的实用价值，值得探讨和研究。

原著选释

瘟疫五辨

【原文】辨气：风寒气从外收敛入内，病无臭气触人，间有作臭气者，必待数日转阳明腑证之时，亦只作腐气，不作尸气。瘟疫气从中蒸达于外，病即有臭气触人，轻则盈于床帐，重则蒸然一室，且专作尸气，不作腐气，以人身脏腑气血津液得生气则香，得败气则臭。瘟疫败气也，人受之，自脏腑蒸出于肌表，气血津液，逢蒸而败，因败而溢，溢出有盛衰，充塞有远近也。五行原各有臭气，木臊、金腥、心焦、脾香、肾腐，以臭得其正，皆可指而名之，若瘟疫乃天地之杂气，非臊、非腥、非焦、非腐，其触人不可名状，非鼻观精者，不能辨之，试察厕间粪气与凶地尸气，自判然矣。辨之既明，治之毋惑，知为瘟疫，而非伤寒，则凡于头痛、发热诸表证，不得误用辛温发散，于诸里证，当清当下者，亦不得迟回瞻顾矣。

辨色：风寒主收敛，敛则急，面色多绷急而光洁；瘟疫主蒸散，散则缓，面色多松缓而垢晦。人受蒸气则津液上溢于面，头目之间多垢滞，或如油腻，或如烟熏，望之可憎者，皆瘟疫之色也。一见此色，虽头痛发热，不宜用辛热发散；一见舌黄烦渴诸里证，即宜攻下，不可拘于下不厌迟之说。

辨舌：风寒在表，舌多无苔，即有白苔，亦薄而滑，渐传入里，方由白而黄，由黄而燥，由燥而黑；瘟疫一见头痛发热，舌上即有白苔，且厚而不滑，或色兼淡黄，或粗如积粉，若传经入胃，则兼二三色。又有白苔即燥，与至黑不燥者。大抵疫邪入胃，舌苔颇类风寒，以兼湿之故而不作燥耳。惟在表时，舌苔白厚，异于伤寒，能辨于在表时，不用辛温发散，入里时而用清凉攻下，则得矣。

辨神：风寒之邪伤人，令人心知所苦，而神自清。如头痛作寒热之类，皆自知之。至传里入胃，始神昏谵语。缘风寒为天地正气，人气与之乖忤而后成邪，故其气不昏人神情也。瘟疫初起，令人神情异常，而不知所苦，大概烦躁者居多，或如痴如醉，扰乱惊悸，及问其何所苦，则不自如，即间有神清而能自主者，亦多梦寐不安，闭目即有所见，有所见即谵妄之根。缘瘟疫为天地邪气，中人人病，中物物伤，故其气专昏人神情也。

辨脉：瘟疫之脉，传变后与风寒颇同，初起时，与风寒迥别。风寒从皮毛而入，一二日脉多浮，或兼紧、兼缓、兼洪而皆浮，迨传入里，始不见浮脉，其至数亦清楚而不模糊；瘟疫从中道而变，自里出表，一二日脉多沉，迨自里透表，脉始不沉，乃不浮不沉而数，或兼弦兼大而皆不浮，其至数则模糊而不清楚。其初起脉沉迟，勿作阴寒断，沉者邪在里也，迟者邪在阴分也。脉象同于阴寒，而气色、舌苔、神情，依前法辨之，自不同于阴寒，或数而无力，亦勿作虚视。缘热蒸气散，脉不能鼓指，但当解热，不宜补气。受病之因有不同，故同脉而异断也。

【阐释】以上五辨，是戴氏辨识瘟疫的独到见解和经验总结。

戴氏通过大量临床实践发现杂气（戾气）具有腐败人身气血津液之特性。"人身脏腑气血津液得生气则香，得败气则臭"，这是《广瘟疫论》辨气的主要依据。瘟疫乃感受天地杂气为病，故起病即作尸气，轻则盈于床帐，重则蒸然一室。这一临床特性，在诊断和鉴别诊断上有一定意义。当然，随着现代医护条件的改善，瘟疫患者不一定会出现戴氏所说的那样严重的臭气，因此应该历史地、辩证地看待问题。

察色是中医望诊的一大特点。戴氏发展吴又可的戾气学说，阐明这种戾气具有"蒸散"的特性，并将这一特性与临床表现联系起来，解释其病机。就患者色泽而言，他认为伤寒与瘟疫表现有所不同。盖寒邪主收敛，故面色多绷急光洁；疫邪主蒸散，故面色多松缓而垢晦，此乃"人受蒸气则津液上溢于面"所致。现代临床上不少急性传染病患者，其色泽可出现"头目之间多垢滞，或如油腻，或如烟熏"等现象，说明戴氏的经验仍有一定的参考价值。

瘟疫初起，其舌苔往往有特殊的变化，吴又可《温疫论·温疫初起》谓"舌上苔如积粉"，这与伤寒初起舌苔薄白大相径庭，戴氏推阐吴氏之说，指出"瘟疫一见头痛发热，舌上即有白苔且厚而不滑，或色兼淡黄，或粗如积粉"，并强调"在表时舌苔白厚异于伤寒"，进一步阐述了瘟疫初起特征性的舌苔表现，对临床诊断很有帮助。

至于辨神，戴氏发现瘟疫有"专昏人神情"的特点，不仅揭示了瘟疫病变的危重性，而且为早期诊断提供了宝贵的经验。在临床实践中也体会到，急性外感热病患者神志正常与否，确是区别病情轻重的重要标志之一，临床上能否审明精神状态的细微变化，无疑是辨治瘟疫的关键。

再者，在急性外感热病过程中，脉象的变化虽然没有舌苔那样明显，但也不能忽视。瘟疫与伤寒虽同为外感，但由于病因病机不同，故脉象不一，不可不辨。瘟疫自口鼻而入，由膜原中道而分传表里，故初起一二日脉多沉，继则不浮不沉而数，这与伤寒初起之浮脉有着重要的鉴别意义。戴氏从瘟疫的传变形式推导出脉象变化之所以然，很具说服力。此外，戴氏还强调指出瘟疫初起若见沉迟之脉，切不可作阴寒论治；并对其机制做了分析，联系《伤寒论》阳明病脉迟的原理，不难理解其实际意义。

凡此五辨，皆从临床实践中悟出，言简意深，为辨识瘟疫的关键所在，也是《广瘟疫论》学术精华的主要部分，很值得重视。

《伤寒瘟疫条辨》

精华探讨

  《伤寒瘟疫条辨》为清代医家杨璿所撰。杨璿，字玉衡，自号栗山老人，夏邑人。夏邑属今河南省，一说四川成都人（待考）。约生于公元1705年（清·康熙四十四年），卒年不详。杨氏曾涉及仕途，因艰于及第，而弃举子业，潜心专治岐黄之术，对温疫尤有研究，于1784年（清·乾隆四十九年）著成《伤寒瘟疫条辨》一书（以下简称《寒温条辨》），时年79岁。杨氏有鉴于"世之凶恶大病，死生人在反掌间者，尽属温病，而发于冬月之正伤寒，百不一二，仲景著书独详于彼而略于此"，而世之医者"无人不以温病为伤寒，无人不以伤寒方治温病，混淆不清，贻害无穷"，遂发奋研讨，"集群言之粹，择千失之得，雷星采辑，参以管见，著《寒温条辨》九十二例，务辨出温病（指温疫，下同）与伤寒另为一门，其根源、脉证、治法、方论，灿然昌明于世，不复搀入伤寒论中，以误后学"。本文试就《寒温条辨》的学术渊源、主要学术成就，以及对后世的影响，做一探讨。

一、学术渊源剖析

  杨氏的学术成就，与前辈医家学术观点和学术思想的影响是分不开的。纵观《寒温条辨》全书，其内容旁搜远绍，广征博引，上自《黄帝内经》《伤寒论》诸经典，下及刘河间、王安道、喻嘉言、张石顽诸名贤之作，而吴又可《温疫论》的论点，对其影响尤为深刻，诚如杨氏自己所说，是书"多采王、刘二公之论，并《缵论》《绪论》《温疫论》《尚论篇》及诸前辈方论，但有一条一段不悖于是者，无不零星凑合，以发挥仲景伤寒温覆消散、温病刺穴泻热之意，或去其所太过，或补其所不及，或衍其所未畅，实多苦心云"。

杨氏虽强调寒温之异，告诫医者不可囿于伤寒方治温病，但对《伤寒论》却熟读精研，称其为"医家鼻祖"。《伤寒论·辨脉法》云："寸口脉阴阳俱紧者，法当清邪中于上焦，浊邪中于下焦。清邪中上名曰洁也；浊邪中下名曰浑也；阴中于邪，必内慄也。"杨氏认为此四十六字"乃温病脉证根源也""全非伤寒脉证所有事，乃论温病所从入之门，变证之总"。其对温病着重三焦定位，分三焦论治，源出于此也。又《伤寒例》秉承《素问·刺热篇》旨意，指出"凡治温病可刺五十九穴"，杨氏于此颇多玩味，认为"此论温病治法也。若用药当是白虎、泻心、大柴胡、三承气一派"。这正是他治温重视清泄邪热的学术渊薮。

杨氏还深受刘河间、王安道学术思想的影响。刘河间倡导"火热"理论，认为六气皆能化火，善用寒凉治疗火热病证，常以双解散、凉膈散、三黄石膏汤等为治温主方，疗效卓著。杨氏盛赞"其见高出千古，深得长沙不传之秘"，治多效法其方。王安道对温病的病机和治法颇多阐发，提出"怫热自内达外"的见解，强调治温当以"清里热"为主，深得杨氏赞誉，尝谓："王氏《溯洄》，著有伤寒立法考、温病热病说，其治法较若列眉，千年长夜，忽遇灯炬，何幸如之"。然杨氏在肯定刘、王二氏学术成就的同时，也指出其不足之处，谓其"能辨温病与伤寒之异"，但于"病源之所以异处，亦未道出汁浆"。

喻嘉言《尚论篇》对温疫的治疗，强调逐秽为第一要义，为杨氏所服膺，从《寒温条辨》治温十五方的组成和作用来看（详见下文），其义自明。同时，杨氏对张石顽《伤寒缵论》"伤寒自气分传入血分，温病由血分发出气分"的论点颇为赞赏，他对温病病机和传变的分析，每多宗之。

更值得指出的是，吴又可《温疫论》对杨氏的影响，应该说是最为深刻。特别是对温病病机的认识，极力推崇吴氏《温疫论》杂气致疫的学说，谓其于温病的病源"彻底澄清，看得出与伤寒判若云泥""足启后人无穷智慧"，并着力予以发挥。对温病的治法，亦秉承吴氏"逐邪为第一要义"的卓识，注重通里泻下，清泄郁热。此外，在病名上，也是沿袭吴氏温瘟不分的观点，即"温疫"与"温病"互称，所以《寒温条辨》所说的温病，实质上是指传染性较强的温疫，有其特定的含义，勿以通常的四时温病目之。诚然，杨氏深受吴氏学术思想的影响，但对吴氏"膜原"和"九传"之说则不敢苟同，称其"前后不答，自相矛盾，未免白圭之玷"，主张三焦定位，多有新见。

由上可见，杨氏学有根底，渊源有自，这是他取得学术成就的基础。

二、学术成就举要

《寒温条辨》从理论到实践，致力于辨别伤寒与温病之异，其说理之精，辨析之细，是前所未有的。主要学术观点和成就有以下几个方面。

（一）辨病因

对于温病与伤寒的病因，《寒温条辨》不仅专列"温病与伤寒根源辨"篇予以阐发，而且在其他各篇中不厌其烦地反复论述，指出"伤寒得天地之常气""温病得天地之杂气"，两者

"风马牛不相及";进而分析"常气者,风寒暑湿燥火,天地四时错行之六气也;杂气者,非风非寒非暑非湿非燥非火,天地间另为一种偶荒旱潦疵疠烟瘴之毒气也""毒雾之来也无端,烟瘴之出也无时,湿热熏蒸之恶秽无穷无数,兼以饿莩在野,骴骼之掩埋不厚,甚有死尸连床,魄汗之淋漓自充,遂使一切不正之气,升降流行于上下之间,人在气交中,无可逃避,虽童男室女,以无漏之体,富贵丰亭,以幽闲之志,且不能不共相残染,而辛苦之人可知矣"。既论述了杂气产生的根源,又阐发了温疫发生的机制及强烈的传染性和流行特点,较之吴又可有更为深入透彻地发挥。同时,杨氏对王叔和时气致疫的论点持有异议。王氏认为春大寒、夏大凉、秋大热、冬大温,乃"非其时而有其气,是以一岁之中,长幼之病多相似者,此则时行之气也"。杨氏斥之曰:"时行之气,宜热而冷,宜冷而热,虽损益于其间,及其所感之病,岂能外乎四时之本气。"是以风温、暑温、湿温、秋温诸四时不节之时气病,所感终不离本源,即风寒暑湿燥火之六气,与温病(疫)根源不同,从而进一步突出了杂气致疫的观点,使吴又可的杂气学说更加充实和丰富。

(二) 辨病机

对温病的病机,杨氏吸取、融通安道、又可、石顽诸家之说,强调郁热自内达外,由血分发出气分,与伤寒自气分传入血分迥然不同,尝谓:"温病得天地之杂气,由口鼻入,直行中道,流布三焦,散漫不收,去而复合,受病于血分,故郁久而发。"又说:"杂气伏郁血分,为温病所从出之源,变证之总。"这里不仅指出了温病的感染途径、病机特点,而且还提出了三焦定位的观点。所谓三焦定位,杨氏解释说:"人之鼻气通于天,如毒雾烟瘴,谓之清邪,是杂气之浮而上者,从鼻息而上入于阳,而阳分受伤""人之口气通于地,如水土物产,化为浊邪,是杂气之沉而下者，从口舌而下入于阴，而阴分受伤""然从鼻从口所入之邪，必先注中焦，分布上下，故中焦受邪，则清浊相干，气滞血凝不流，其酿变即现中焦，……此三焦定位之邪也"。由是观之，邪之在上、在下，与病邪性质、感染途径等因素有关。但无论何种杂气，中焦为必犯之地，是病变之重心。这些观点，较之吴又可"邪在膜原"的论说，有了较大的发展。

（三）辨证候

伤寒与温病病源、病机有异，故其临床表现亦有差别，特别是初起证候，大相径庭。杨氏于此分析详尽，如"脉义辨"篇指出"凡温病脉不浮不沉，中按洪长滑数，右手反盛于左手，总由怫热郁滞，脉结于中故也。若左手脉盛，或浮而紧，自是感冒风寒之病，非温病也。"又说："凡伤寒自外之内，从气分入，故病发热恶寒，一二日不作烦满，脉多浮紧，不传三阴，脉不见沉；温病中内达外，从血分出，始病不恶寒而发热，一热即口燥咽干而渴，脉多洪滑，甚则沉伏。"其辨别的关键，在于伤寒初起多见表证表脉，热象不著；温病初起即现里热之象，多无表证，纵有表证，多是"里热浮越于外"所致。至于伤寒表邪化热入里，所见证候多有雷同者，故杨氏曰："温病与伤寒表证实不同，里证无大异。"此外，《寒温条辨》还罗列发热、恶风、恶寒、头痛、身痛、汗出、腹满、谵语、发黄、发狂等常见症状，从病因病机、伴见症状及治疗方法等方面，详述伤寒与温病之异，条分缕析，朗若列眉。如论谵语，指出伤寒有汗多亡阳谵语、有汗多亡津液且胃中燥谵语、有阳明热盛谵语、有阳明腑实谵语；而温病谵语，多因热郁三焦、神昏气乱使然，也有因误用辛温表药，助热劫津而致者。至于蓄血谵语，伤寒、温病均有之，并提示预后说："大抵谵语，脉短则死，脉自和则愈，或气上逆而喘满，或气下夺而自利，皆为逆也。"如此辨析，对临床辨证大有裨益。

（四）辨治法

《寒温条辨》列"温病与伤寒治法辨""寒热为治病大纲领辨""发表为第一关节辨"诸篇，力辨伤寒与温病治法之异。杨氏宗仲景伤寒"未有温覆而当不消散者"和"凡治温病，可刺五十九穴"之旨，认为初起治法，两者大有天渊之别。"在伤寒，风寒外入，但有一毫表证，自当发汗解肌，消散而愈，其用药不过麻黄、桂枝、葛根、柴胡之类；在温病，邪热内攻，凡见表证，皆里证郁结，浮越于外也。虽有表证，实无表邪，断无正发汗之理。故伤寒以发表为先，温病以清里为主，此一着最为紧要关隘"。又说："伤寒感冒风寒之常气，自外而传于内，又在冬月，非辛温之药何以开腠理而逐寒邪，此麻黄、桂枝、大青龙之所以可用也；若温病得于天地之杂气，怫热在里，由内而达于外，故不恶寒而作渴，此内之郁热为重……又多发在春夏，若用辛温解表，是为抱薪投火，轻者必重，重者必死。惟用辛凉苦寒，如升降、双解之剂以开导其里热，里热除而表证自解矣。"并从温病本易伤阴的病理特点，再次强调初起治法与伤寒迥异，指出温病"一发则炎热炽盛，表里枯涸，其阴气不荣，断不能汗，亦不可汗，主以辛凉苦寒清泻为妙"。凡此，均体现了"辨证求因，审因论治"的原则。寒温异治，于此洞若观火，涣然冰释。

杨氏不仅总辨寒温之异，且对主要证候逐一予以剖析。如对发热一证的辨治，认为"凡治伤寒温病，当发热之初最为紧要关隘，即宜详辨脉证治疗"；进而指出"温病发汗，断无正发汗之理。热之轻者，神解散、小清凉散之类；热之重者，加味凉膈散、增损三黄石膏汤之类；热之极者，加味六一顺气汤、解毒承气汤大清大泻之。若正伤寒，自当详发热之表里虚实以施治"。

举此一端，可见杨氏辨证之入微入细，足资临床参考。

　　杨氏对温病治疗学之贡献，还突出体现在他所倡用并行之有效的治温十五方。盖治温十五方，贯穿着宣、清、通三大治则，根据病邪之浅深，证情之轻重，选而用之。其中，"轻则清之"者凡八方（神解散、清化汤、芳香饮、大清凉散、小清凉散、大复苏饮、小复苏饮、增损三黄石膏汤）；"重则泻之"者凡六方（增损大柴胡汤、增损双解散、加味凉膈散、加味六一顺气汤、增损普济消毒饮、解毒承气汤），而升降散为其基本方。"轻则清之"之方，常用于治疗气分无形热炽，故佐以石膏、知母、金银花、桔梗等清气泄热之品；"重则泻之"之剂，则多用于有形热结，故配以大黄、芒硝、枳实、厚朴攻里泻下解毒之属。

　　诸方之主——升降散主治温病"表里三焦大热，其证不可名状"。方中"以僵蚕为君，蝉蜕为臣，姜黄为佐，大黄为使，米酒为引，蜂蜜为导"。杨氏认为，"僵蚕味辛苦，气薄，喜燥恶湿，得天地清化之气，轻浮而升阳中之阳"，功能清热解郁，胜风除湿，化痰散结，解毒定惊，"辟一切怫郁之邪气"；蝉蜕"气寒无毒，味咸且甘，为清虚之品""能祛风而胜湿""涤热而解毒"，擅解外感风热，有定惊镇痉、透托瘾疹之功；"姜黄气味辛苦，大寒无毒""祛邪伐恶，行气散郁""建功辟疫""大黄味苦，大寒无毒，上下通行"，推陈致新，安和五脏，有荡涤肠胃、攻积导滞、泻热解毒之力；"米酒性大热，味辛苦而甘，上行头面，下达足膝，外周毛孔，内通脏腑经络，驱逐邪气，无处不到"，有和血养气、伐邪辟恶之效；"蜂蜜，甘平无毒，其性大凉""清热润燥而自散温毒"。诸药合用，辛味宣透疏散，寒凉清泄郁热，升降并施，共奏宣泄三焦邪热，行气解散，升清降浊之效，用治温病郁热为主之证，"升清可以解表，降浊可以清里，则阴阳和而内外彻矣"。杨氏在温病流行之际，屡用此

增补温病
名著精华

方，救人甚众。后世运用此方治疗温病收效亦佳，至今仍具有较高的实用价值。

值得指出的是，杨氏治温十分重视逐秽解毒之法。喻氏《尚论篇》尝云："疫邪既入，急以逐秽为第一义。上焦如雾，升而逐之，兼以解毒；中焦如沤，疏而逐之，兼以解毒；下焦如渎，决而逐之，兼以解毒。""升""疏""决"乃针对上、中、下三焦不同病位而立法，然解毒之法，一以贯之。杨氏深得喻氏之要，认为温病非泻则清，非清则泻，总以清泻三焦热毒为要。如黄连解毒汤（《外台秘要》引崔氏方）主治表里三焦火热亢盛之证，泻火解毒之力甚著，故杨氏常以此方与其他诸方相合，以治温病诸证，如合升降散、大柴胡汤而为增损大柴胡汤，主治温病热郁腠理，里热燥结已甚，为内外双解之剂；增损三黄石膏汤由黄连解毒汤合升降散、白虎汤加减而成，主治表里三焦大热、五心烦热、两目如火、鼻干面赤、舌黄唇焦、身如涂朱、烦渴引饮、神昏谵语之候。其他如增损双解散、加味凉膈散均由黄连解毒汤合升降散、调胃承气汤化裁而成。

此外，杨氏还推崇吴又可等"温病下不嫌早"之说，每于治温方中配以大黄、芒硝，以通腑导滞，攻逐邪毒。吴氏认为，"大凡客邪贵乎早逐""勿拘于下不厌迟之说""承气本为逐邪而设，非专为结粪而设也。必俟其粪结，血液为热所持，变证迭起，是犹养虎遗患"。杨氏颇受启发，对攻下逐秽之法认识更加透彻，运用更有发挥，指出"伤寒里实方下，温病热胜即下，其治法亦无大异。但伤寒其邪在表，自气分传人血分，下不厌迟；温病其邪在里，由血分发出气分，下不嫌早。其证不必悉具，但见舌黄、呕吐、痞燥满痛一二证，便于升降、增损双解、加味凉膈、加味六一、解毒承气等方，酌度病情上下轻重缓急下之，以彻其邪毒，无不获效"。诸如温病发热、腹满胀痛、郁冒、热厥等证，攻下之法，每多用之。发热之重者，加味凉膈散、增损三黄石膏汤治之；热郁失下，邪火久霸之腹满胀痛，主以升降散，加味凉膈散加枳实、厚朴通腑泄热；"蓄热内逼，脉道不利"之郁冒，治以加味凉膈散、加味六一顺气汤；热厥之证，更是"非急下之不为功"，加味六一顺气汤、解毒承气汤泻之。凡此种种，皆以清泄邪热为主治，邪热得泻而诸症自愈，可谓深得治温之真谛。

总之，杨氏在温病治疗上重视宣郁、泄热、解毒，强调升清降浊的"三焦分治"之法，实践证明，确有良效，值得借鉴。

三、学术影响评价

《寒温条辨》刊行后，世人盛赞其论"发千古未发之秘""分晰寒温，如快刀破竹，永断葛藤；如明镜取形，不隐毫发"。并运用杨氏的理、法、方、药治疗温病，屡获卓效。清嘉庆辛未年间，吕田将此书之精要纂入《瘟疫条辨摘要》，使其传播更为广泛。

近代已故名医蒲辅周对此书评价之高，并不亚于《温病条辨》，特别是对其治温诸方，推崇备至，他说："瘟疫实与四时温病不同，是杂气为病，杨栗山《伤寒瘟疫条辨》论述颇详，临床灵活运用杨栗山十五方治疗杂气瘟疫，疗效很好。"如治疗乙型脑炎，蒲氏立清热解毒为八法之一，对"表里三焦大热"的证型，选用升降散加减，即本诸《寒温条辨》。他还运用杨氏增损双解散治疗似寒非寒，似温非温，壮热烦躁，无汗头痛身疼，胸腹痞满，大便不利，小便短涩，目胀心烦，口苦不思食，渴不多饮，脉沉紧或浮弦，舌质暗，苔白腻或黄腻之寒疫，获得良效。

北京中医药大学赵绍琴教授对于杨氏的学术思想亦颇有研究，认为温病当着眼于"郁热"，若误用大剂苦寒，每致郁者难开，热者不祛，病反转剧。故于郁热之证，多宗杨氏宣泄郁热之法，投以升降散而取效。如治一例"风温误治"案：患者高热神昏六日，曾经以西药抗生素、大剂苦寒之性中药治疗，效果不显。见身热不退，微头汗出，遍体无汗，神昏谵语，时时懊憹，四肢逆冷，胸腹灼热，大便三日未通，小便涩短，舌红而干，苔黄燥，脉沉数有力。温热本在气分，过用寒凉之药，反致阳气郁而不展，气机被遏，三焦不通，升降无权，已成热深厥深之证。主以升降散，调升降以利三焦，宣郁热兼以通腑，配以金银花、连翘、杏仁、薄荷、石菖蒲、芦根轻清透泄。二剂热退身凉，脉静神清，遍体热汗出而愈。赵氏还把升降散用于治疗湿热病以热为主，兼见大便溏滞不爽、色如黄酱者，主要取其透泄之力以清化三焦湿热，冀热清湿化，湿热分消。

中国中医科学院薛伯寿教授继承蒲辅周的学术思想，运用杨氏治温十五方，经临床初步观察对属"温疫"范畴的急性传染病，如增损普济消毒饮治疗大头瘟（面部流火）、升降散加味治疗痄腮、升降散合银翘散加减治疗烂喉痧、增损双解散治疗时疫感冒等，确有较好疗效。又以十五方治疗常见热病，如以加味凉膈散治疗风温夹湿的中耳炎，以升降散与银翘散、麻杏石甘汤、小柴胡汤等相合使用，分别治疗急性扁桃体炎、肺炎、咽炎、胆道感染等热病，皆取得满意疗效。

此外，还有人介绍以升降散为主治疗急性传染性肝炎，获得满意疗效。

综上所述，杨氏《寒温条辨》对于温病的病机和证治颇有创见，尤其致力寒温辨析，对发展丰富完善温病学说做出了重要贡献，不愧为中医学宝贵文献之一，值得深入探讨研究。杨氏的治温诸方，亦具有一定的临床实用价值，值得推广应用。

温病与伤寒根源辨

【原文】西汉张仲景，著《卒病伤寒论》十六卷，当世兆民，赖以生全。至晋代不过两朝相隔，其《卒病论》六卷，已不可复睹，即《伤寒论》十卷，想亦劫火之余，仅得之读者之口授，其中不无残阙失次，赖有三百九十七法，一百一十三方之名目，可为校正，而温病失传。王叔和搜讨成书，附以己意，指为伏寒，插入异气，似近理而弥乱真，其《序例》有曰：冬时严寒杀厉之气，中而即病者为伤寒，中而不即病，寒毒藏于肌肤，至春变为温病，至夏变为暑病。成无己注云：先夏至为温病，后夏至为暑病，温暑之病，本于伤寒而得之，由斯以谈温病与伤寒同一根源也，又何怪乎？后人治温病，皆以伤寒方论治之也，殊不知温病另为一种，非寒毒藏至春夏变也。自叔和即病不即病之论定，而后世名家方附会之不暇，谁敢辨之乎？余为拨片云之翳，以著白昼之光。夫严寒中人，顷刻即变，轻则感冒，重则伤寒，非若春夏秋风暑湿燥所伤之可缓也。即感冒一证之最轻者，尚尔头痛身痛，发热恶寒，四肢拘急，鼻塞痰喘，当即为病，不能容隐；今为严寒杀厉所中，反能藏伏，过时而变，谁其信之？更问何等中而即病，何等中而不即病？何等中而即病者，头痛如破，身痛如杖，恶寒项强，发热如炙，或喘或呕，烦躁不宁，甚则发痉，六脉如弦，浮紧洪数，传变不可胜言矣，失治乃至伤生；何等中而不即病者，感则一毫不觉，既而挨至春夏，当其已中之后，未发之前，神气声色不变，饮食起居如常，其已发之证，势更烈于伤寒。况风寒侵入，未有不由肌表而入，所伤皆同荣卫，所中均系严寒，一者何其灵敏，感而遂通，一者何其痴呆，寂然不动，一本而枝殊，同源而流异，此必无之事。历来名家，无不奉之为祖，所谓千古疑城，莫此难破。然而孰得孰失，何去何从，芸夫牧竖，亦能辨之。再问何等寒毒藏于肌肤？夫肌为肌表，肤为皮之浅者，其间一毫一窍，无非荣卫经行所摄之地，即偶尔脱衣换帽，所冒此小风寒，当时而嚏，尚不能稽留，何况严寒杀厉之气，且藏于皮肤最浅之处，仅能容忍至春，更历春至夏发耶？此固不待辨而自谲矣。乃又曰：须知毒烈之气，留在何经，而发何病，前后不答，非故自相矛盾，其意实欲为异气四变，作开山祖师也。后人孰知其为一场懵懂乎？予岂好辨哉，予不得已也。凡治伤寒大法，要在表里分明，未入于腑者，邪在表也，可汗而已，已入于腑者，邪在里也，可下而已。若夫温病，果系寒毒藏于肌肤，延至春夏，犹发于表，用药不离辛温，邪气还从汗解，令后世治温病者，仍执肌肤在表之寒毒，一投发散，非徒无益，而又害之。且夫世之凶厉大病，死生人在反掌间者，尽属温病，发于冬月正伤寒者，千百一二，而方书混同立论，毫无分别，总由王叔和序《伤寒论》于散亡之余，将温病一门失于编入，指为伏寒异气，妄立温疟、风温、温毒、温疫四变，插入《伤寒论》中混而为一，其证治非徒大坏而将泯焉。后之学者，殆自是而无所寻逐也已。余于此道中已三折其肱矣，兼以阅历之久，实见得根源所出。伤寒得天地之常气，风寒外感自气分而传入血分；温病得天地之杂气，邪毒内入，由血分而发出气分，一彼一此，乃风马牛不相及也。何以言之？常气者，风寒暑湿燥火，天地四时错行之六气也；杂气者，非风、非寒、非暑、非湿、非燥、非火，天地间另为一种偶荒旱潦疵疠疳烟瘴之毒气也。故常气受病在表浅而易，杂气受病在里深而难，就令如《序例》所云：寒毒藏于肌肤，至春夏变为温病、暑病，亦寒毒之自变为温，自变为暑耳，还是冬来常气，亦犹冬伤于寒，春必病温之说，于杂气何与？千古流弊，只缘人不知疵疠旱潦之杂气而为温病，遂与伤寒视而为一病，不分两治，余故不辞谫陋，条分缕析，将温病与伤寒辨明各有病源，各有脉息，各有证候，各有治法，各有方论，令医家且为突曲徙薪之计，庶不至焦头烂额耳。

【阐释】本篇从批驳王叔和"伏寒化温"的观点着手，阐述伤寒与温病在病源上的不同，从而从根本上澄清了寒温之异。

王叔和《伤寒例》有云冬时伤于寒邪，"中而即病者，名曰伤寒；不即病者，寒毒藏于肌肤，至春变为温病，至夏变为暑病"。又云："辛苦之人，春夏多温热病者，皆由冬时触寒所致。"后世医家多宗王氏之说，将温病的病因，归咎于"伏寒化温"，虽病证与伤寒不同，但感邪则一，所谓"同源而异流"也。杨栗山则大不以为然，一方面，他继承了吴又可"杂气"致疫的学说，结合自己的经验体会，从理论到实践上，力辟王叔和"伏寒化温"之非，其理由是：寒为杀厉之气，其中人也，"顷刻即变，轻则感冒，重则伤寒"，不可能久伏而不现症状者；又肌肤为人身之浅表，其间一毫一窍，皆营卫运行之地，纵"冒此小风寒，当时而嚏"，岂可容忍严寒杀厉之气久伏而不发！基于上述，他断言"寒毒藏于肌肤，至春变为温病，至夏变为暑病"是不可能的事，从根本上摒弃了温病是"伏寒化温"的病因观。另一方面，他又极力推崇吴又可的杂气致疫学说，作为温病的病因，以别于伤寒，明确指出"伤寒得天地之常气，风寒外感，自气分传入血分；温病得天地之杂气，邪毒内入，由血分而发出气分，一彼一此，乃风马牛不相及也"，并解释"常气者，风、寒、暑、湿、燥、火，天地四时错行之六气；杂气者，非风、非寒、非暑、非湿、非燥、非火，天地间另为一种偶荒旱潦疵疠疠烟瘴之毒气也"。由此可见，杨氏将感受四时不正之六气（一般称"六淫"）所引起的疾病与感受杂气而致的"温病"，严格区分开来，两者有着本质不同。前者当指与时令节气变化有关的外感热病，如伤寒、风温、春温、暑温、秋燥、湿温之类，后者实质上是指具有强烈或较强传染性的"温疫"，这一点，只要纵观杨氏对温病病因、证候和治法的阐述，其意自明。所以《寒温条辨》中所说的"温病"，是有其特定含义的，因此不能以通常的"温病"目之。

正因为温病的病源与伤寒不同，所以杨氏强调要辨明两者"各有病源，各有脉息，各有证候，各有治法，各有方论"，这样才能使"云壤之别"的疾病泾渭分明，以免误治。

值得指出，本篇的观点是本诸吴又可《温疫论》，其内容亦有出自《温疫论·伤寒例正误》等篇者，说明杨氏的学术观点深受吴氏的影响。

温病非时行之气辨

【原文】春温、夏暑、秋凉、冬寒，此四时错行之序，即非其时有其气，亦属天地之常，而杂气非其类也。杂气者，非温、非暑、非凉、非寒，乃天地间另为一种疵疠旱潦之毒气，多起于兵荒之岁，乐岁亦有之。在方隅有盛衰，在四季有多寡，此温病之所由来也。叔和《序例》有云：春应温而反大寒，夏应暑而反大凉，秋应凉而反大热，冬应寒而反大温，非其时有其气，一岁之中，长幼之病多相似者，此则时行之气也。观于此言，嘴里说得是时气，心里却当作温病，由是而天下后世之言温病者，胥准诸此，而温病之实失焉矣，而时气病之实亦失焉矣。总缘人不知疵疠旱潦之杂气而为温病，抑不知时行之气宜热而冷，宜冷而热，虽损益于其间，及其所感之病，岂能外乎四时之本气。假令春分后，天气应暖，偶因风雨交集，不能温暖而反大寒，所感之病，轻为感冒，重为伤寒，但春寒之气终不若隆冬杀厉之气，投剂不无轻重之分，此为应至而不至；如秋分后，适多风雨，暴寒之气先至，所感之病，大约与春寒仿佛，深秋之寒，亦不若隆冬杀厉之气为重，此为未应至而至，即冬月严寒倍常，是为至而太过，所感乃真伤寒耳。设温暖倍常，是为至而不及，所感伤寒多合病并病耳，即冬温也。假令夏月，时多风雨，炎威少息，为至而不及，时多亢旱，烁石流金，为至而太过，不及亦病，太过亦病，一时霍乱、吐泻、疟痢、咳嗽等项，不过因暑温而已。又若春秋俱行夏令，天地暴烈，人感受之，内外大热，舌苔口裂，腹胁胀满，头痛身痛，状类伤寒而实非伤寒，状类温病而实非温病，此即诸家所谓风温、暑温、湿温、秋温是也，与冬温差近。凡此四时不节之时气病，即风寒暑湿燥火之六气病，所感终不离其本源，王叔和《序例》所云云者是也，于杂气所中之温病，终何与焉？误以温病为时气病者，又宁不涣然冰释哉！

【阐释】本篇指出温病的病因非时行之气，从而进一步确立杂气致疫的学说。

王叔和认为疫病是由于感受非时之气而引起。《伤寒例》有云："凡时行者，春时应暖而反大寒，夏时应热而反大凉，秋时应凉而反大热，冬时应寒而反大温，此非其时而有其气，是以一岁之中，长幼之病多相似者，此则时行之气也。"这种非时之气致疫的观点，相沿千百年，似成定论。迨至明末，吴又可起而攻之，他在《温疫论·伤寒例正误》中大非其说，旨在为戾气（或称作杂气、疠气）致疫学说扫清障碍。杨氏承袭又可旨意，他不仅不遗余力地批驳王叔和"伏寒化温"的论述，同时也极力反对王氏"非时之气"致疫的观点。他认为四时气候的太过和不及，确能致人为病，如风温、暑温、湿温、秋温之类，但究其病源，仍不外乎"四时错行之气"，属"常气"致病范围，所以他称这些病证为"四时不节之时气病，即风寒暑湿燥火之六气病"；而温病的病因，"乃天地间另为一种疵疠旱潦之毒气"（杂气），与"非时之气"有本质不同。由是观之，杨氏不仅指出了温病与伤寒病因迥异，而且与非时之气所致的其他外感热

增补温病
名著精华

病，在病源上亦有本质不同，从而进一步确立了杂气致疫的学说。

行邪伏邪辨

【原文】凡邪所客，有行邪，有伏邪，故治法有难有易，取效有迟有速。行邪如冬月正伤寒，风寒为病，自外之内，有循经而传者，有越经而传者，有传一二经而止者，有传尽六经不罢者，有始终只在一经而不传者，有从阳经传阴经为热证者，亦有变为寒证者，有直中阴经为寒证者，正如行人经由某地，本无根蒂，因其漂浮之势，病形虽乱，若果在经，一汗而解；若果在胃，一下而愈；若果属寒，一于温补；若果传变无常，随经治之，有证可凭，药到便能获效，所谓得天地之常气，风寒外感自气分传入血分者是也。先伏而后行者，温病也，无形无声者难言矣。毒雾之来也无端，烟瘴之出也无时，湿热熏蒸之恶秽无穷无数，兼以饿莩在野，胔骼之掩埋不厚，甚有死尸连床，魄汗之淋漓自充，遂使一切不正之气，升降流行于上下之间，人在气交之中，无可逃避，虽童男室女，以无漏之体，富贵丰亭，以幽闲之志，且不能不共相残染，而辛苦之人可知矣，而贫乏困顿之人，又岂顾问哉！语云：大兵之后，必有大荒，大荒之后，必有大疫，此天地之气数也，谁能外之？疵疠旱潦之灾，禽兽往往不免，而况人乎？所谓得天地之杂气，邪热内郁，由血分发出气分者是也。当其初病之时，不唯不能即疗其病，而病势日日加重，病家见病反增，即欲更医，医家不解其故，亦自惊疑，竟不知先时蕴蓄邪微则病微，邪甚则病甚，病之轻重非关于医，人之死生全赖药石。故谚有之曰：伤寒莫治头，劳病莫治尾。若果是伤寒，初受肌表不过浮邪在经，一汗可解，何难之有？不知盖指温病而言也。要其所以难者，总因古今医家积习相沿，俱以温病为伤寒，俱以伤寒方治温病，致令温魂疫魄，含冤地下，诚能分晰

《伤寒瘟疫条辨》

明白，看成两样脉证，两样治法，识得常气杂气，表里寒热，再详气分血分，内外轻重，自迎刃而解，何至杀人耶？虽曰温病怪证奇出，如飚举蜂涌，势不可遏，其实不过专主上中下焦，毒火深重，非若伤寒外感，传变无常，用药且无多方，见效捷如影响，按法治之，自无殒命之理。至于死而复苏，病后调理，实实虚虚之间，用药却宜斟酌妙算，不能预定，凡此但可为知者道也。若夫久病枯槁，酒色耗竭，耄老风烛，已入四损不可正治之条，又不可同年而语。

【阐释】本篇讨论了伤寒与温病在病因、病机、病位、传变和治法上的不同点，并强调传染性是温病的主要特点。

本篇所说的行邪伏邪，实则出自吴又可《温疫论》之"行邪伏邪之别"篇。杨氏承袭吴氏的观点，以行邪、伏邪为名，阐发伤寒与温病不同有以下几个方面。

在病因上，再次指出伤寒是"风寒外感""得天地之常气"；温病乃感受"毒雾""烟瘴""湿热熏蒸之恶秽"等不正之气，所谓"得天地之杂气"是也。

温病具有强烈的传染性，与伤寒有别。杨氏谓："一切不正之气升降流行于上下之间，人在气交中，无可逃避，虽童男室女，以无漏之体，富贵丰亭，以幽闲之志，且不能不共相残染，而辛苦之人可知矣，而贫乏困顿之人，又岂顾问哉！"明确地指出了"杂气"流行之时，无论男女老幼，富贵贫贱，极易感染致病。温病之强调传染性，已昭然若揭。

在病机上，伤寒"自气分传入血分"，即由表入里，一般先见太阳表证，待病邪内传，才出现里证；温病则"邪热内郁，由血分发出气分"，即怫热自内达外，故初起往往即见里炽热盛之证候，与伤寒初起的临床表现显然有别。

在病邪传变上，伤寒邪由肌表而入，其传变，有循经传，有越经传，有直中阴经等种种不同，"正如行人经由某地，本无根蒂"，故称其为"行邪"；而温病邪"从口鼻而入，伏郁中焦，流布上下"（六经证治辨），"专主上、中、下焦，……非若伤寒外感，传变无常"，故其邪自内达外，故以"伏邪"名之。但吴、杨二氏所说的"伏邪"，与冬寒内伏，至春夏而发的"伏邪"（又称"伏气"），概念完全不同。正因为伤寒与温病在病邪传变上有上述差异，所以，伤寒以六经定位，温病则以三焦定位，此传变和病位之不同处。

在治法上，着重指出伤寒"若果在经，一汗而解；若果在胃，一下而愈；若果属寒，一于温补；若果传变无常，随经治之"。而温病则另有治法，告诫切勿"以伤寒方治温病，致令温魂疫魄，含冤地下"。言之谆谆，发人深省。

总之，医者当于伤寒、温病"分晰明白，看成两样脉证，识得常气杂气，表里寒热，再详气分血分，内外轻重，自迎刃而解，何至杀人耶？"这是本篇的中心思想。

温病与伤寒治法辨

【原文】读仲景书，一字一句，都有精义，后人之千方万论，再不能出其范围，余又何辨乎？盖仍本之仲景矣。《伤寒论》曰：凡伤寒之为病，多从风寒得之，始因表中风寒，入里则不消矣，未有温覆而当不消散者。成氏注：风寒初客于皮肤，便投汤药，温覆发散而当，则无不消散之邪，此论伤寒治法也。其用药自是麻黄、桂枝、大小青龙一派。《伤寒论》曰：凡治温病，可刺五十九穴。成氏注：以泻诸经之温热，谓泻诸阳之热逆，泻胸中之热；泻胃中之热，泻四肢之热，泻五脏之热也，此论温病治法也。若用药当是白虎、泻心、大柴胡、三承气一派。末又曰：此以前是伤寒、温病证候也。详仲景两条治法，于伤寒则用温覆消散，于温病则用刺穴泻热，温病与伤寒异治，判若冰炭，如此信乎。仲景治温病必别有方论，呜呼！历年久远，兵燹散亡，王叔和指为伏寒，插入异气，后之名公，尊信附会，沿习耳闻，遂将温病与伤寒，混同论治，或以白虎、承气治伤寒，或以麻黄、桂枝治温病，或以为麻黄、桂枝今时难用，或以为温病春用麻黄、桂枝，须加黄芩，夏用麻黄、桂枝，须加石膏，或于温病知用白虎、泻心、承气，而不敢用麻黄、桂枝、青龙者，但昧于所以然之故，温病与伤寒异治处，总未洞晰。惟王氏《溯洄》，著有"伤寒立法考""温病热病说"，其治法较若列眉，千年长夜，忽遇灯炬，何幸如之。惜其不知温病中于杂气，而于严寒中而不即病者，至春夏变为温暑之谬说，一样糊涂，以为证治与伤寒异，病原与伤寒同，而未免小视轻忽之也。刘氏《直格》以伤寒为杂病，以温病为大病，特制双解散、凉膈散、三黄石膏汤为治温病主方，其见高出千古，深得长沙不传之秘，惜其不知温病中于杂气，而于伤寒未传阴证，温病从无阴证之治法，无所发明，庸工不能解其理，不善用其方，而猥以寒凉摈斥之也。诸家混淆不清，而二公亦千虑之失也。余于此道中，抱膝长吟，细玩《伤寒论·平脉篇》曰：清邪中上焦，浊邪中下焦，阴中于邪等语，始幡然顿悟曰：此非伤寒外感常气所有事，乃杂气由口鼻入三焦，怫郁内炽，温病之所由来也。因此以辨温病与伤寒异，辨治温病与治伤寒异为大关键。故多采王、刘二公之论，并《缵论》《绪论》《温疫论》《尚论篇》及诸前辈方论，但有一条一段不悖于是者，无不零星凑合，以发挥仲景伤寒温覆消散、温病刺穴泻热之意，或去其所太过，或补其所不及，或衍其所未畅，实多苦心云。

【阐释】本篇以温病与伤寒病源、病机之异，指出治法有别。

伤寒是风寒外袭，初起邪在肌表，故《伤寒论》昭示当用温覆发散之法，如麻黄、桂枝、大小青龙等剂；而温病是感受杂气，邪"由口鼻入三焦，怫郁内炽"，初起即见里热炽盛之候，故不宜温覆发散。《伤寒例》云："凡治温病，可刺五十九穴。"此法源于《素问·热论篇》和《灵枢·热病篇》，旨在通过刺五十九穴，以达到泻诸经之热，即泻诸阳之热，泻胸中之热，泻胃中之热，泻四肢之热，泻五脏之热（详《黄帝内经》上述两篇）的目的。杨氏认为，《伤寒例》所提示的刺穴泻热的方法，是治疗温病的基本法则，于伤寒初起用温覆消散之法，大相径庭，谓其"温病与伤寒异治，判若冰炭"。奈何医者"总未洞悉"原委，"遂将温病与伤寒，混同论治"，贻害匪浅。元末明初时期，王安道著《医经溯洄集》，强调温病病机是"怫热自内达外"，治法当"清里热"为主；刘河间以双解散、凉膈散、三黄石膏汤等，为治温病之主方，意在清热泻火。杨氏对王、刘二氏的论点和经验，评价甚高，谓其"千年长夜，忽遇灯炬""其见高出千古，深得长沙不传之秘"。杨氏的学术思想，正是受王、刘二氏的深刻影响，这点只要纵观《寒温条辨》，自可明白。

要之，"辨温病与伤寒异，辨治温病与治伤寒异"，这是大关键，也是《寒温条辨》全书的宗旨。

发表为第一关节辨

【原文】伤寒冬月感冒风寒之常气而发之病名也，温病四时触受天地疵疠旱潦之杂气而发之病名也，根源歧出，枝分派别，病态之异，判若霄壤。窃验得凶厉大病，死生人在数日间者，尽属温病，而发于正伤寒者，未尝多见。萧万舆《轩岐救正》曰：其值严冬得正伤寒者，二十年来，于千人中仅见两人，故伤寒实非大病，而温病方为大病也；从来伤寒诸籍，能辨温病与伤寒之异治者，止见刘河间、王安道两公，而病源之所以异处，亦未道出汁浆。余宗其说而阐发之，著为《寒温条辨》。若论里证，或清，或攻，或消，或补，后一节治法，温病与伤寒，虽曰不同，亦无大异，惟初病解表前一节治法，大有天渊之别。盖伤寒感冒风寒之常气，自外而传于内，又在冬月，非辛温之药，何以开腠理而逐寒邪，此麻黄、桂枝、大青龙之所以可用也。若温病得于天地之杂气，怫热在里，由内而达于外，故不恶寒而作渴，此内之郁热为重，外感为轻，兼有无外感而内之郁热自发者，又多发在春夏，若用辛温解表，是为抱薪投火，轻者必重，重者必死。惟用辛凉苦寒，如升降、双解之剂，以开导其里热，里热除而表证自解矣。亦有先见表证，而后见里证者，盖怫热自内达外，热郁腠理之时，若不用辛凉解散，则热邪不得外泄，遂还里而成可攻之证，非如伤寒从表而传里也。病之轻者，神解散、清化汤之类；病之重者，芳香饮、加味凉膈散之类，如升降散、增损双解散尤为对证之药。故伤寒不见里证，一发汗而外邪即解，温病虽有表证，一发汗而内邪愈炽，此麻黄、桂枝、大青龙后用以治伤寒未有不生者，用以治温病未有不死者。此前一节治法，所谓大有天渊之别也。举世不醒，误人甚众，故特表而出之，以告天下之治温病等于伤寒者。

【阐释】本节着重辨别伤寒与温病初起治法之不同。

伤寒初起，寒邪客于肌表，卫阳被遏，故宜辛温解表，开腠发汗，即前节所说的"温覆消散"之法，汗出则风寒随之而解；温病乃"怫热在里，由内而达于外"，初起即见发热不恶寒、口渴、尿黄等里热炽盛之象，纵有表证，多是里热浮越于外所致，故当清泄里热为治，杨氏主张用升降散、双解散辛凉苦寒之剂以开导其里热，里热除而表证自解，反对用麻桂之类辛温解表，诚得治温之要。盖升降散由白僵蚕、蝉蜕、广姜黄、川大黄等组成，功擅升清降浊，宣泄郁热，主治温病表里三焦大热。杨氏盛赞本方功效卓著。其他治温十四方（神解散、清化汤、芳香饮、大小清凉饮、大小复苏饮、增损三黄石膏汤、增损大柴胡汤、增损双解散、加味凉膈散、加味六一顺气汤、增损普济消毒饮、解

增补温病
名著精华

毒承气汤等），均以此方为基础，加减化裁而成，故称其为治温之总方。又双解散乃刘河间方，由防风、荆芥、薄荷、麻黄、当归、川芎、白芍、白术、连翘、栀子、大黄、芒硝、桔梗、黄芩、石膏、滑石、甘草组成，能清表里三焦之邪热，主治温病表里实热，力宏而效速，亦为杨氏所推崇。

杨氏云："伤寒不见里证，一发汗而外邪即解，温病虽有表证，一发汗而内邪愈炽。"这是针对伤寒与温病初起病因病机之不同而确立的治疗大法，临床务必掌握。至于寒邪化热入里，出现实热之证，则与温病的治法大致相同。所以，杨氏特别强调前一节治法，两者大有天渊之别，洵为阅历之语。

附：治温十五方

升降散

温病亦杂气中之一也。表里三焦大热，其证不可名状者，此方主之。

白僵蚕（酒炒）二钱　全蝉蜕（去土）一钱　广姜黄（去皮）三钱　川大黄（生）四钱

上为细末，合研匀。病轻者，分四次服，每服重一钱八分二厘五毫，用黄酒一盅，蜂蜜五钱，调匀冷服，中病即止；病重者，分三次服，每服重二钱四分三厘三毫，黄酒盅半，蜜七钱五分，调匀冷服；最重者，分二次服，每服重三钱六分五厘，黄酒二盅，蜜一两，调匀冷服。胎产亦不忌。炼蜜丸，名太极丸，服法同前，轻重分服，用蜜酒调匀送下。

增损大柴胡汤

温病热郁腠理，以辛凉解散，不至还里而成可攻之证，此方主之，乃内外双解之剂也。

柴胡四钱　薄荷二钱　陈皮一钱　黄芩二钱　黄连一钱　黄柏一钱　栀子一钱　白芍一钱　枳实一钱　大黄二钱　广姜黄七分

白僵蚕（酒炒）三钱　全蝉蜕十个　呕加生姜二钱

水煎去渣，入冷黄酒一两、蜜五钱，和匀冷服。

增损双解散

温病主方。温毒流注无所不至，上干则头痛目眩耳聋；下流则腰痛足肿；注于皮肤则斑疹疮疡；壅于肠胃则毒利脓血；伤于阳明则腮脸肿痛；结于太阴则腹满呕吐；结于少阴则喉痹咽痛；结于厥阴则舌卷囊缩。此方解散阴阳内外之毒，无所不至矣。

白僵蚕（酒炒）三钱　全蝉蜕十二枚　广姜黄七分　防风一钱　薄荷叶一钱　荆芥穗一钱　当归二钱　白芍一钱　黄连一钱　连翘（去心）一钱　栀子一钱　黄芩二钱　桔梗二钱　石膏六钱　滑石三钱　甘草一钱　大黄（酒浸）二钱　芒硝二钱

水煎去渣，冲芒硝，入蜜三匙、黄酒半酒杯，和匀冷服。

加味凉膈散

温病主方。余治温病，双解、凉膈愈者不计其数。若病大头、瓜瓤等温，危在旦夕，数年来以二方救治者，屈指以算百十余人，真神方也，其共珍之。

白僵蚕（酒炒）三钱　蝉蜕（全）十二枚　广姜黄七分　黄连二钱　黄芩二钱　栀子二钱　连翘（去心）、薄荷、大黄、芒硝各三钱　甘草一钱　竹叶三十片

水煎去渣，冲芒硝，入蜜、酒冷服。若欲下之，量加硝黄，胸中热加麦冬，心下痞加枳实，呕渴加石膏，小便赤数加滑石，满加枳实、厚朴。

增损三黄石膏汤

温病主方。表里三焦大热，五心烦热，两目如火，鼻干面赤，舌黄唇焦，身如涂朱，燥渴引饮，神昏谵语，服之皆愈。

石膏八钱　白僵蚕（酒炒）三钱　蝉蜕十个　薄荷二钱　豆豉三钱　黄连、黄柏（盐水微炒）、黄芩、栀子、知母各二钱

水煎去渣，入米酒、蜜冷服。腹胀疼或燥结加大黄。

神解散

温病初觉，憎寒体重，壮热头痛，四肢无力，遍身酸痛，口苦咽干，胸腹满闷者，此方主之。

白僵蚕（酒炒）一钱　蝉蜕五个　神曲三钱　金银花二钱　生地二钱　木通、车前子（炒研）、黄芩（酒炒）、黄连、黄柏（盐水炒）、桔梗各一钱

水煎去渣，入冷黄酒半小杯、蜜三匙，和匀冷服。

清化汤

温病壮热，憎寒体重，舌燥口干，上气喘吸，咽喉不利，头面猝肿，目不能开者，此方主之。

白僵蚕（酒炒）三钱　蝉蜕十个　金银花二钱　泽兰叶二钱　广陈皮八分　黄芩二钱　黄连、炒栀、连翘（去心）、龙胆草（酒炒）、元参、桔梗各一钱　白附子（炮）、甘草各五分

水煎去渣，入蜜、酒冷服。大便实，加酒大黄四钱，咽痛加牛蒡子（炒研）一钱，头面不肿去白附子。

大清凉散

温病表里三焦大热，胸满胁痛，耳聋目赤，口鼻出血，唇干舌燥，口苦自汗，咽喉肿痛，谵语狂乱者，此方主之。

白僵蚕（酒炒）三钱　蝉蜕（全）十二个　全蝎（去毒）三个　当归、生地（酒洗）、金银花、泽兰各二钱　泽泻、木通、车前子（炒研）、黄连（姜汁炒）、黄芩、栀子（炒黑）、五味子、麦冬（去心）、龙胆草（酒炒）、丹皮、知母各一钱　甘草（生）五分

水煎去渣，入蜂蜜三匙、冷米酒半小杯、童便小半杯，和匀冷服。

小清凉散

温病壮热烦躁，头沉面赤，咽喉不利，或唇白颊腮肿者，此方主之。

白僵蚕（炒）三钱　蝉蜕十个　金银花、泽兰、当归、生地

各二钱　石膏五钱　黄连、黄芩、栀子（酒炒）、牡丹皮、紫草各一钱

水煎去渣，入蜜、酒、童便冷服。

加味六一顺气汤

温病主方，治同前证。

白僵蚕（酒炒）三钱　蝉蜕十个　大黄（酒浸）四钱　芒硝二钱五分　柴胡三钱　黄连、黄芩、白芍、甘草（生）各一钱　厚朴一钱五分　枳实一钱

水煎去渣，冲芒硝，入蜜、酒，和匀冷服。

大复苏饮

温病表里大热，或温服温补和解药，以致神昏不语，形如醉人，或哭笑无常，或手舞足蹈，或谵语骂人，不省人事，目不能闭者，名越经证，及误服表药而大汗不止者，名亡阳证，并此方主之。

白僵蚕三钱　蝉蜕十个　当归三钱　生地二钱　人参、茯神、麦冬、天麻、犀角（磅，磨汁，入汤和服）、丹皮、栀子（炒黑）、黄连（酒炒）、黄芩（酒炒）、知母、甘草（生）各一钱　滑石二钱

水煎去渣，入冷黄酒、蜜、犀角汁，和匀冷服。

小复苏饮

温病大热，或误服发汗解肌药，以致谵语发狂，昏迷不省，燥热便秘，或饱食而复者，并此方主之。

白僵蚕三钱　蝉蜕十个　神曲三钱　生地三钱　木通、车前子（炒）各二钱　黄芩、黄柏、栀子（炒黑）、黄连、知母、桔梗、牡丹皮各一钱

水煎去渣，入蜜三匙、黄酒半小杯、小便半小杯，和匀冷服。

增损普济消毒饮

治大头瘟。

元参三钱　黄连二钱　黄芩三钱　连翘（去心）　栀子（酒炒）、牛蒡子（炒，研）、蓝根（如无，以青黛代之）、桔梗各二钱　陈皮、甘草（生）各一钱　全蝉蜕十二个　白僵蚕（酒炒）、大黄（酒浸）各三钱

水煎去渣，入蜜、酒、童便冷服。

解毒承气汤

温病三焦大热，痞满燥实，谵语狂乱不识人，热结旁流，循衣摸床，舌卷囊缩，及瓜瓤、疙瘩瘟，上为痈脓，下血如豚肝等证，厥逆，脉沉伏者，此方主之。

白僵蚕（酒炒）三钱　蝉蜕（全）十个　黄连一钱　黄芩一钱　黄柏一钱　栀子一钱　枳实（麸炒）二钱五分　厚朴（姜汁炒）大黄（酒洗）五钱　芒硝三钱（另冲入）

水煎服。

芳香饮

温病多头痛，身痛，胁痛，呕吐黄痰，口流浊水，涎如红汁，腹如圆箕，手足搐搦，身发斑疹，头肿，舌烂，咽喉痹塞证等，此虽怪怪奇奇，不可名状，皆因肺胃火毒不宣，郁而成之耳。治法急宜大清大泻之，但有气血损伤之人，遽用大寒大苦之剂，恐火转闭塞而不达，是害之也，此方主之。其名芳香者，以古人元旦汲清泉以饮芳香之药，重涤秽也。

元参一两　白茯苓五钱　石膏五钱　蝉蜕（全）十二个　白僵蚕（酒炒）三钱　荆芥三钱　天花粉三钱　神曲（炒）三钱　苦参三钱　黄芩二钱　陈皮一钱　甘草一钱

水煎去渣，入蜜、酒冷服。

《疫疹一得》

精华探讨

清·纪文达晓岚氏《阅微草堂笔记》有"乾隆癸丑春夏间，京中多疫，以张景岳法治之，十死八九；以吴又可治法之，亦不甚验，有桐城一医，以重剂石膏治冯鸿胪星实之姬，人见者骇异。然呼吸将绝，应手辄瘥。踬其法者，活人无算"的记述。所称多疫者何疫？桐城一医者何人？踬其法者何法？重剂石膏者何方？弄清楚上述问题，有必要对《疫疹一得》一书做一粗浅探讨。

一、桐城医，著《疫疹一得》，救重疫树奇迹

桐城一医者，余霖是也。余霖，字师愚，常州桐溪人，幼习儒，力学二十年，屡试不就，乃究心岐黄之术，于乾隆五十九年（1794）著《疫疹一得》一书。据蔡序称"岁甲申（1764），桐邑中人，大率病疫，时先生方游大梁，痛其尊人为群医所误，乃益肆力于古人书，研究于阴阳寒暑及气运主客之分，纤悉无遗，而后恍然有悟，独于疫疹一门，神而明之，实能辟前人之所未见未闻者。逆之则死，顺之则生。三十年来，自南而北，所全活人，殆不可以数计"。书中还记有"癸丑京师多疫，即汪副宪、冯鸿胪，亦以予方传送，服他药不效者，俱皆霍然"。从上述两段记载，不难看出余氏治疫，积有三十年之经验，立论高超，用

药灵验，是以活人无算，在诊治疫疹上，建立了不可磨灭的功绩。

二、察岁时，稽气运，独识淫热之疫

余氏遵《黄帝内经》"不知年之所加，气之盛衰虚实之所起，不可以为工"的论述，认识到"五运流行，有太过不及之异，六气升降，则有逆从胜复之差，凡不合于德化政令者，则为变眚，皆能病人"的道理。《疫疹一得》首列"运气便览""运气之变成疾""论四时运气""论疫疹因乎气运"等篇，明确提出"天有不正之气，人即有不正之疾""天地有如是之疠气，人即有如是之疠疾"。说明他十分重视岁时气运与疫病的发生、流行的密切关系。据吴贻泳序说，乾隆甲寅，"时久无雨，暑气盛行，人多疾病，病则必死，医家束手不治，师愚辄予以石膏黄连等剂，无不立效"，可以证明气运异常，易发疫病。余氏稽气运而悟疫症，他在"论疫疹因乎气运"篇具体分析了乾隆戊子年疫疹的流行，主要原因在于该年气运属"少阴君火司天，大运主之，五六月间，又少阴君火，加以少阳相火，小运主之，二之气与三之气，合行其令，人身中只有一水，焉能胜烈火之亢哉"，而当时"医者不按运气，固执古方，百无一效"。余氏有鉴于此，在辨疫和治疫上，都强调察岁时，稽运气，这从中医整体观念角度来看，无疑有其积极的意义。吴又可论杂气之毒，为病种种，难以枚举；刘松峰有疫症繁多之论。故为医者，贵在识疫，而识疫重在辨别疫邪之性质，以区别不同之疫病。余氏根据当时疫疹发生的特殊气候条件，又详察疫疹的主要表现，通过辨证求因，参合天时，体会到当时流行之疫病，其病因为感受"四时不正之疠气""疠气乃无形之毒"，并进一步阐发说："既曰毒，其为火也明矣……火之为病，其害甚大，土遇之而赤，金遇之而熔，木遇之而燃，水不能胜火则涸，故《易》曰：'燥万物者莫熯乎火'，古人所谓元气之贼也，以是知火者疹之根也。"

由是观之，余氏所论之疫，既非寒疫，又非湿热之疫，乃是感受"外来之淫热"而引起的热疫。正因为其疫之性质属热，故余氏从辨证到立法处方，无一不从"热毒"着眼，从而为疫病提出了新见，独树一帜。诚如王孟英所说"独识淫热之疫，别开生面，洵补昔贤之未逮，堪为仲景之功臣"，其评价实为中肯。

三、审脉证，辨寒温，详析热疫之症

余氏认为疫病初起见证颇似伤寒，故后人多以伤寒立论，其于热疫一证，往往略而不讲，只就伤寒一例治之，不知其为疫也。《疫疹一得》专列"疫疹提要"和"论疫与伤寒似同而异"等篇，对伤寒和疫疹，从病机和症状等方面，详加比较和辨析，指出"伤寒太阳阳明头痛之不至如劈，而疫则头痛如劈，沉不能举""伤寒无汗，而疫则下身无汗，上身有汗，惟头汗更盛。头为诸阳之首，火性炎上，毒火盘踞于内，五液受其煎熬，热气上腾，如笼上熏蒸之露，故头汗独多；……少阳而呕，胁必痛，耳必聋，疫症之呕，胁不痛，耳不聋，因内有伏毒，邪火干胃，毒气上冲，频频而作；太阴自利者，腹必满；疫症自利者，腹不满。大肠为传送之官，热注大肠，有下恶垢者，有日及数十度者。此又症异而病同也"。对伤寒与疫病的辨别，较之前人有新的发挥，值得临床参考。

疫疹为患，病情复杂，变化多端，余氏特列疫症五十二症，便于医者掌握疫疹的种种临床表现，以利于诊断，并对各症的病因病机分别予以扼要阐述。如对"头痛倾侧"一症，认为"总因毒火达于两经（太阳阳明），毒参阳位"；对"腹痛不已"一症，认为"乃毒火冲突，发泄无门"；对"谵语"一症，亦认为"心为烈火所燔"；其他如发狂、呃逆、呕吐、大便下血、小便溺血等皆咎于火毒为害。所谓"毒既入胃，势必亦敷布于十二经，戕害百骸"。特别对火极如水，热极似阴的反常恶候，辨析

尤为精详，告诫医者须知其常而达其变，辨别疑似，不为假象所惑。如说"周身如冰，色如蒙垢，满口如霜，头痛如劈，饮热恶冷，六脉沉细，此阳极似阴，毒之隐伏者也"，切勿以其身冷如冰，六脉沉细而误认为阴寒之证，妄投温热之剂，否则，祸不旋踵，死生立判。

余氏辨析斑疹，更有独到之见，认为斑疹乃火毒的外在表现，所谓"火者疹之根，疹者火之苗"。通过观察斑疹色泽形态，有助于判断热毒之轻重，病情之顺逆。对斑疹的色泽，认为以淡红而润为佳，若淡而不荣，或娇艳干滞，为血热较重，深红较淡红稍重，艳红为血热之极，紫赤则火更盛，不急凉之必至变黑；对斑疹的形态分布，指出总以松浮为吉，而紧束多凶。"如斑一出，松活浮于皮面，红如朱点纸，黑如墨涂肤，此毒之松活外现者，虽紫黑成片可生"；如果"一出虽小如粟，紧束有根，如履透针，如矢贯的"，此为毒深锢结，邪气闭伏于里，纵不紫黑，病亦较危重。要之临症判断预后吉凶，在于审察松浮与紧束之间。值得指出，辨斑疹是温病诊断上的一个重要环节，余氏于此，卓然有识，阐发颇多，无疑对后世温病学说的发展，特别是对温病的诊断，产生了积极的影响。

此外，余氏对疫疹之脉，也有深刻的体会，认为其脉"未有不数者"，浮大而数者，其热毒之发扬；沉细而数者，其毒已深；至于若隐若现或全伏者，其毒最重，其症最险，并指出"诊其脉，即知其病之吉凶"。这对辨别疫疹之脉和判断预后，颇有参考价值。

四、重清解，戒表下，巧立热疫之治

余氏在认定"热毒"致疫的前提下，提出针对性治疗措施。他推崇河间清热解毒之论"有高人之见，异人之识，其旨既微，其意甚远"，盛赞冯楚瞻"斑疹不可妄为发表"为大中至正之论，强调"疫乃无形之毒""疹为火之苗"，表散则燔灼火焰，如火得风，其焰愈炽；若用硝黄之泻下，邪毒易乘虚而入。《疫疹一得》"论疫疹之脉不宜表下篇"，对此做了深刻的论述，如说"医者初认为寒，重用发表，先亏其阳，表则不散，继之以下，又亏其阴，……必至脉转沉伏，变症蜂起，或四肢逆冷，或神昏谵语，或郁冒直视，或遗尿旁流，甚至舌卷囊缩，循衣摸床"，种种恶候，缘因误表误下而致。

清热解毒是余氏治疗疫疹的基本法则。他以《本草纲目》"石膏性寒，大清胃热，味淡气薄，能解肌热，体沉而降，能泄实热"的记载为依据，经反复临床实践，悟出"非石膏不足以治热疫""石膏直入戊己，先捣其窝巢之害，而十二经之患自易平""石膏寒水也，以寒胜热，以水克火，每每投之，百发百中"。观其验案，恒多采用，且剂量极重，大剂每用至八两，有连投十五帖，计用六斤以上者。剂量如此之大，竟有"医家不敢用，病家不敢服，甚至铺家不敢卖"者，若非真知灼见，断难有此胆识。

对于余氏用石膏治疫疹，莫如王秉衡分析深切其理，《重庆堂随笔》石膏条下说："余师愚用石膏为主药，而吴又可专用大黄何也？师愚所论暑病，暑为热病，暑为天气，即仲圣所谓清邪中上之疫也；又可所论者，湿温为病，湿为地气，即仲圣所云浊邪中下之疫也。清邪乃无形之燥火，宜清不宜下；浊邪乃有形之湿秽，故宜下而不宜清。二公皆卓绝，为治疫两大法门。"王氏从吴又可、师愚治疫用药不同点进行分析比较，阐发精微，堪称至当之评。

《疫疹一得》列治疫三方，其一为败毒散，师熊恁昭《热疫志验》首用败毒散去其爪牙之意；其二为凉膈散，易硝黄为石膏，取河间泻中上二焦之火为法；其三为余氏自拟以石膏为主的清瘟败毒饮。虽列三方，而毕竟以善用清瘟败毒饮取效而卓然成家的。

对于清瘟败毒饮的主治、功用和方义等，余氏自析说："疫症初起，恶寒发热，头痛如劈，烦躁谵妄，身热肢冷，舌刺唇焦，上呕下泄，六脉沉细而数，即用大剂；沉而数者用中剂；浮大而数者用小剂。如斑一出，即用大青叶，量加升麻四五分，引毒外透，此内化外解，浊降清升之法。治一得一，治十得十。以视升提发表而剧者，何不俯取刍荛之一得也。"可见不论初起或后期，或轻或重，一以此方治之。又云："治一切火热，表里俱盛，狂躁烦心，口干咽痛，大热干呕，错语不眠，吐血衄血，热盛发斑。"说明本方不仅用于疫症，而且也适用于其他急性热病具有上述症状者。虽列败毒散之方而未举用例，概而踌躇于羌活等表散风药，未敢轻施也。他继而分析清瘟败毒饮方义说："重用石膏，直入胃经，使其敷布于十二经，退其淫热；佐以黄连、犀角、黄芩，泄心肺火于上焦，丹皮、栀子、赤芍，泄肝经之火，连翘、玄参，解散浮游之火，生地、知母，抑阳扶阴，泄其亢盛之火而救欲绝之水，桔梗、竹叶载药上行；使以甘草和胃也。此皆大寒解毒之剂，故重用石膏，先平甚者，而诸经之火，自无不安矣。"从组方来看，乃融合白虎、犀角地黄汤、黄连解毒汤于一剂，既用石膏、犀角、黄连等泻火毒之品，又配生地、知母以滋水，实为抑阳扶阴，合泻火、解毒、滋阴三法于一体，可谓殚心竭虑，切中病机，于临床治疫毒热病颇有重要价值。

五、师其法，效其方，发扬余氏经验

余氏诊治热疫的经验，特别是他创制的清瘟败毒饮，近人用以治疗乙脑、流脑、猩红热、败血症等病症，常有显著疗效。相关研究采用中医辨证分型治疗流行性脑脊髓膜炎398例，其中对气血两燔型，用清瘟败毒饮去栀子、玄参，用水牛角代犀角，另加大青叶；对风热在表型，用银翘散加减。除77例因各种不同原因转西医治疗外，其余 321 例均治愈。另一研究以清瘟败毒饮、石膏知母汤等治疗 45 例"乙脑"，全部治愈。江西中医学院由清瘟败毒饮化裁成"流脑合剂"（石膏、知母、大青叶、鲜生地、赤芍、丹皮、黄连、黄芩、连翘、竹叶、甘草、桔梗、水牛角）治疗"流脑"症见高热、头痛剧烈、呕恶、腹痛、颈项强直、咽疼或红肿、皮肤出血点较明显、舌绛、脉数等，效果满意。上述例子说明清瘟败毒饮有很高的临床价值，对救治热病急症尤有良好的作用，值得进一步推广和研究。

诚然，余氏诊治热疫有其突出成就的一面，但也应该看到，由于历史条件的限制，《疫疹一得》一书，难免存在着一些缺点，如认为疫疹的发病原因"总不外乎气运"，过分强调了运气与疫病的关系；又说"上古无疫疹，……有于后汉者，可悟运气之使然也"，未免臆度；再则认为"伤寒无斑疹"，断言"执伤寒之法以治疫症，万无不死之理""伤寒有耳聋，瘟疫无耳聋"等，亦失之于偏，与临床实际不尽符合。此外，一面强调疫疹不可发表，但又在疫疹诸方中，首列治三阳表证、具有发汗解表作用的败毒散，显得自相矛盾。举凡这些，说明余氏说疫并非完美无缺，要以"一分为二"的观点去看待它。《疫疹一得》所论述的疫病，在病因和病性上有其特异性，是属于感受"热毒"引起的热性疫病（热疫），因此其所创制的清瘟败毒饮，自然有一定的适应范围，不能泛治一切疫病，这点必须明确。

原著选释

论疫与伤寒似同而异

【原文】伤寒初起，先发热而后恶寒；疫症初起，先恶寒而后发热，一两日后，但热而不恶寒，此寒热同而先后异也。有似太阳阳明者，然太阳阳明，头痛不至如破，而疫则头痛如劈，沉不能举。伤寒无汗，而疫则下身无汗，上身有汗，惟头汗更盛。头为诸阳之首，火性炎上，毒火盘踞于内，五液受其煎熬，热气上腾，如笼上熏蒸之露，故头汗独多。此又痛虽同而汗独异也。有似少阳而呕者，有似太阴自利者。少阳而呕，胁必痛，耳必聋；疫症之呕，胁不痛，耳不聋，因内有伏毒，邪火干胃，毒气上冲，频频而作。太阴自利者，腹必满；疫症自利者，腹不满。大肠为传送之宫，热注大肠，有下恶垢者，有旁流清水者，有日及数十度者，此又症异而病同也。种种分别是疫，奈何犹执伤寒治哉？

【阐释】本节针对疫症的几个主要症状，从病因病机、临床表现等方面，与伤寒的六经病证做了某些比较和鉴别。

疫症的临床表现，有些见证颇似伤寒病，但两者病因病性截然不同，故证候实有似同实异之处。伤寒是风寒病邪外袭，由表入里，初起邪客于表，所见太阳证多发热恶寒而无汗，必俟表邪传里化热，熏蒸阳明，始但热不寒而周身汗出；疫症为热毒之邪由口鼻而入，病势凶骤，化热化燥极为迅速，故发病后很快出现壮热、头痛、头汗独盛等症，故见剧烈头痛，其痛如破如劈。五液受其煎熬，其汗如蒸笼之热气上腾，头汗独多，自与伤寒之邪外袭，无汗头项强痛等症有所不同。至于呕吐自利，伤寒少阳证所见呕吐，每伴有寒热往来、胸胁苦满等；太阴下利，多见清稀而少臭味的粪便，且有腹满；而疫症为"伏毒"在内，"邪火干胃"，故呕吐频频而作，并无胁痛，其热毒下注大肠，下多恶垢臭秽，次数频多。正如《素问·至真要大论篇》所说"诸逆冲上，皆属于火。诸呕吐酸，暴注下迫，皆属于热"。余氏抓住热毒疫症的独特症状，辨识精辟细致，与伤寒泾渭自明。正因为疫症与伤寒似同而实异，故余氏强调不能执伤寒法以治疫症，对临床颇有启示。

疫疹穷源

【原文】疫疹之有于汉后者，可悟运气之使然也。但未经岐黄断论，后人纷纷，但仿伤寒类推其治。即仲景所谓至春变温、夏变热、秋变湿，亦略而不察，且立言附和，有云瘟疫伤寒、瘟疹伤寒、斑疹伤寒，甚至热病伤寒。抑知既曰伤寒，何以有瘟、有斑、有疹、有热？认症既讹，故立言亦谬，是以肆行发表攻里，多至不救。至河间清热解毒之论出，有高人之见，异人之说，其旨既微，其意甚远，后人未广其说，而反以为偏。《冯氏锦囊》亦云斑疹不可妄为发表，此所谓大中至正之说，惜未畅明其旨，后人何所适从？吴又可注（疑"著"字）《瘟疫论》，辨伤寒瘟疫甚晰，如头痛发热恶寒，不可认为伤寒表证，强发其汗，徒伤表气；热不退，又不可下，徒损胃气。斯语已得其奥妙，奈何以瘟毒从鼻口而入，不传于胃而传于膜原，此论似有语病。至用达原、三消、诸承气，犹有附会表里之意。惟熊恁昭热疫之验，首用败毒散去其爪牙，继用桔梗汤，同为舟楫之剂，治胸膈手六经邪热，以手足少阳俱下膈络胸中。三焦之气，气同相火，游行一身之表，膈与六经，乃至高之分，此药浮载，亦至高之剂，施于无形之中，随高下而退胸膈及六经之热，确系妙法。余今采用其法，减去硝黄，此疫乃无形之毒，难以当其猛烈，重用石膏直入戊己，先捣其窝巢之害，而十二经之患自易平矣，无不屡试屡验。故于平日所用方法治验，详述于左，以俟高明者正之。

【阐释】仲景《伤寒论》虽未明言疫疹，但六经证治，纲目井然，发表、清里、攻下诸法备载。若审其临床见证，辨别表里寒温，类推于温疫的施治，不无裨益。然温疫多系热毒之邪壅盛于里，与伤寒寒邪客表判然有别，故解表之法，断非所宜，辛温发汗，尤难取法。余氏推崇河间清热解毒之论，有高人之见、异

增补温病名著精华

人之识，赞同冯楚瞻斑疹不可妄为发表，为大中至正之论，引述吴又可温疫不可强发其汗，徒伤表气；热不退，又不可下，徒伤胃气，为深得治疫之奥妙，可称畅发前贤微蕴而撷其精要者。然则熊恁昭治疫，首用败毒散，方中有羌活、独活、川芎、柴胡诸类辛温升散之品，显然是针对初起兼挟风寒湿之表邪而设，使之不与里热勾结为患，以孤其嚣张之势，故称"去其爪牙"，当非治疫正法。继用桔梗汤加减以治之，尚合病机。盖桔梗汤即清心凉膈散，方用凉膈散去硝黄加桔梗，其中连翘、竹叶、薄荷、桔梗、甘草升散上焦气分邪热，山栀、黄芩苦寒泻火，重用石膏以清肺胃之热。从本方作用来看，用治暑热盘踞上中二焦气分，有上升下行、热降清升而疹自松透之功。但若邪热表里俱盛而气血两燔，吐衄发斑，则药力似嫌薄弱，宜投余氏所拟的清瘟败毒饮大寒解毒之剂，方克有济。

疫疹之发由于热毒犯胃说

【原文】疹出于胃，古人言热毒未入于胃而下之，热乘虚入胃，故发斑；热毒已入于胃，不即下之，热不得泄，亦发斑。此指误下失下而言。夫时行疫疹，未经表下，有热不一日而即发，有迟至四五日而仍不透者。其发愈迟，其毒愈重。一病即发，以其胃本不虚，偶染邪气，不能入胃，犹之墙垣高大，门户紧密，虽有小人，无从而入，此又可所谓达于募原者也。至于迟至四五日而仍不透者，非胃虚受毒已深，即发表攻里过当。胃为十二经之海，上下十二经都朝宗于胃，胃能敷布十二经，营养百骸，毫发之间，靡所不贯。毒既入胃，势必亦敷布于十二经，戕害百骸。使不有以杀其炎炎之势，则百骸受其煎熬，不危何待？瘟既曰毒，其为火也明矣。且五行各一其性，惟火有二，曰君曰相，内阴外阳，主乎动者也。火之为病，其害甚大，土遇之而赤，金遇之而熔，木遇之而燃，水不胜火则涸，故《易》曰：燥万物者，莫憯乎火。古人所谓元气之贼也。以是知火者疹之根，疹者火之苗也。如欲其苗之外透，非滋润其根，何能畅茂？一经表散，燔灼火焰，如火得风，其焰不愈炽乎？焰愈炽，苗愈遏矣。疹之因表而死者，比比然也。其有表而不死者，乃麻疹、风疹、暑疹之类。有谓疹可治而斑难医，人或即以疫疹为斑耳。夫疹亦何不可治之有？但人不敢用此法耳。

【阐释】本文主要论述热疫发斑疹的病因病机和治疗原则。

（1）病因病机：余氏云"疹出于胃"，这里所说的"疹"，是泛指"斑疹"而言。疹何以出于胃？余氏阐发说"胃为十二经之海，上下十二经都朝宗于胃，胃能敷布十二经，荣养百骸，毫发之间，靡所不贯。毒既入胃，势必敷布于十二经，戕害百骸"，是知疫疹的病位主要在胃。余氏又说"瘟既曰毒，其为火也明矣""火者疹之根，疹者火之苗也"，清楚地指出了疫疹的病因是"火"。由是观之，火毒之邪犯胃，迫于血分而外发肌肤，是热疫发疹之病理症结所在，这与一般外感风温或风热夹毒，邪在肺卫而发麻疹、风疹之类，其病因病机迥然有别，临床须加鉴别。

（2）治疗原则：疫疹既是热毒之邪壅盛胃腑所致，所以治疗必须以清胃火、解热毒为法，"以杀其炎炎之势"。因而余氏立清瘟败毒之治则，组合其主要方剂，因病症而立法，按法而组方，甚为切当。化斑汤加紫草、大青叶之类亦甚合拍。余氏强调指出，热疫发疹，切忌表散，"一经表散，燔灼火焰，如火得风，其焰不愈炽乎？焰愈炽，苗愈遏矣。"并告诫说："疹之因表而死者比比然也"。所做比喻，确切而生动，这与麻疹、风疹之初起宜于表散者大相径庭，不可同日而语。

（3）判断证情：斑疹之色泽、形态和分布情况与证情之轻重关系至密，这点其他分节已另有所述。本节余氏认为发疹之迟早，也与邪毒之轻重有关，为判断证情轻重的重要标志之一。余氏指出"其发愈迟，其毒愈重"，这是因为"一病即发，以其胃本不虚，偶感邪气，不能入胃，犹之墙垣高大，门户紧密，虽有小人，无从而入"，相反，"有迟至四五日而仍不透者，非胃虚受毒已深，即发表攻里过当"，确为经验之谈。

辨斑疹之顺逆

【原文】至论大者为斑，小者为疹。赤者胃热极，五死一生；紫黑者胃烂，九死一生。予断生死，则又不在斑之大小紫黑，总以其形之松浮紧束为凭耳。如斑一出，松活浮于皮面，红如朱点纸，黑如墨涂肤，此毒之松活外现者，虽紫黑成片可生；一出虽小如粟，紧束有根，如履底透针，如矢贯的，此毒之有根锢结者，纵不紫黑亦死。苟能细心审量，神明于松浮紧束之间，决生死于临症之顷，始信予言之不谬也。

【阐释】斑疹是温热病热毒入侵营、血分的一种常见症状。一般来说，大者为斑，小者为疹。叶天士在《外感温热篇》中论述"点大而在皮肤之上者为斑；或云头隐隐，或琐碎小粒者为疹"，区别较为清楚。斑疹的色泽又是识别邪热轻重的一个重要标志。一般认为红者为热，赤或紫者为热毒较盛，故称"胃热极，五死一生"；若见紫黑色，当为热毒已至极重阶段，所以说"紫黑者胃烂，九死一生"。诚然，斑疹的色泽为热毒深浅的一种外在表现，但并不是绝对唯一的标准，根据余氏的临床经验，不能拘泥于色泽一个方面来判断吉凶顺逆，更重要的是，须审察斑疹的"松浮"与"紧束"。所谓松浮，即松活浮洒于皮面，无论斑色如何，或红如朱点纸，或黑如墨涂肤，均为邪毒易于外透、正气能御邪外泄之象，纵使色黑成片之毒重者，亦为可治。反之，如果紧束有根，如履底透针，如矢贯的，当为邪毒锢结不易透达，虽不紫黑，亦为危重之症。可称为阅历有得之见，很有临床参考价值。当然，还应结合全身其他证候加以综合分析，才能对病变发展趋向和预后吉凶做出全面、准确的判断。此节当与以下二节互参，其意更明。

论疫疹之形

【原文】松浮：松而且浮，洒于皮面，或红或紫，或赤或黑，此毒之外现者，即照本方治之，虽有恶症，百无一失。

紧束有根：疹出紧束有根，如从肉里钻出，其色青紫，宛如浮萍之背，多见于胸背。此胃热将烂之色，即宜大清胃热，兼凉其血，务使松活色退，方可挽回，稍存疑惧，即不能救。

【阐释】此节进一步论述斑疹松浮紧束与预后和治法的关系。

前论斑疹不在大小紫黑，总以松浮紧束为凭，即前"红如朱点纸，黑如墨涂肤，此毒之松活外现"之意，为毒能外泄，故不足虑；若"如从肉里钻出"，即前"如履底透针，如矢贯的"之意，乃邪毒闭伏锢结不易外出之象，所以病多危重。若见青紫如浮萍之背者，不仅为热毒深重之象，亦为气血不得流畅所致。

至于图治之法，余氏在"疫疹诸方"中对斑疹松浮者，用清瘟败毒饮加大青叶、玄参清热凉血解毒；对斑疹紧束有根者，于清瘟败毒饮加石膏、生地、犀角、玄参、桃仁、紫草、川连、红花、连翘、归尾大清胃热，兼以凉血。妙在配合活血之品，以助气血流畅，俾邪毒外泄，斑疹得以松透而色退，方可转危为安。

论疫疹之色

【原文】红活：血之体本红，血得其畅，则红而活，荣而润，敷布洋溢，是疹之佳境也。

淡红：淡红有美有疵，色淡而润，此色之上者也。若淡而不荣，或有娇而艳，干而滞，血之最热者。

深红：深红者，较淡红而稍重，亦血热之象，一凉血即转淡红。

艳红：色艳如胭脂，此血热极之象，较深红而愈恶，必大用凉血始转深红，再凉之而淡红矣。

紫赤：紫赤，类鸡冠花而更艳，较艳红而火更盛，不急凉之，必至变黑。

红白砂：细碎宛如粟米，红者谓之红砂，白者谓之白砂，疹后多有此症，乃余毒尽透，最美之境，愈后脱皮。若初病未认是疫，后十日半月而出者，烦躁作渴，大热不退，毒发于颔者，死不可救。

【阐释】本节进一步论述了斑疹的色泽与病情善恶之关系及其治法。

斑疹的形色，随邪热轻重而有所变化，邪热愈轻，则其色泽愈浅；邪热愈甚，则其色泽愈深。故深红较淡红为稍重，色紫者热更甚，色黑者火毒最重。治疗总以凉血为主，使血分热毒清解，可使疹色由深红转为淡红。而疹色紫黑为热毒最甚，尤须重用凉血解毒佐以活血之药急治之。更值得注意的是，余氏进一步提出了斑疹色泽之荣润与干滞的辨识，如说"色淡而润，此色之上者也"，若"淡而不荣，……干而滞，血之最热者也"。要之，凡润泽有神，为气血尚活；而干晦无泽，当为热毒锢结而津液受灼，气血不甚流畅使然，故称"血之最热者"。

至于斑疹之后所见细碎粟米状疹子，色红者为血分余毒外透，称为红砂，色白为气分之余毒外透，称为白砂，均为余毒尽泄之外候，其后多脱皮而趋痊愈。

综观以上有关斑疹色泽、形态、分布等情况的论述，足见余氏对瘟疫发斑疹的辨证极为细致，经验十分丰富，若非久经临证体验，断难悟出。叶天士《外感温热篇》对斑疹的阐述亦甚精辟，如能合而参之，相互对照，则启发尤为多矣。

论疫疹之脉不宜表下

【原文】疫疹之脉未有不数者。有浮大而数者，有沉细而数者，有不浮不沉而数者，有按之若隐若现者，此《灵枢》所谓阳毒伏匿之象也。诊其脉即知其病之吉凶，浮大而数者，其毒之发扬，一经表热，病自霍然；沉细而数者，其毒已深，大剂清解，犹易扑灭；至于若隐若现或全伏者，其毒重矣，其症险矣。此脉得于初起者间有，得于七八日者颇多，何也？医者初认为寒，重用发表，先亏其阳，表则不散，继之以下，又亏其阴。殊不知伤寒五六日不解，法在当下，犹必审其脉之有力者宜之。疫症者，四时不正之疠气。夫疠气乃无形之毒，胃虚者感而受之，病形颇似大实，而脉象细数无力，若以无形之疠气，而当硝黄之猛烈，邪毒焉有不乘虚而入耶？怯弱之人，不为阳脱，即为阴脱；气血稍能驾御者，必至脉转沉伏，变症蜂起，或四肢逆冷，或神昏谵语，或郁冒直视，或遗尿旁流，甚至舌卷囊缩，循衣摸床，种种恶症，颇类伤寒。医者不悟引邪入内，阳极似阴，而曰变成阴证，妄投参桂，死如服毒，遍身青紫，鼻口流血。如未服热药者，即用大剂败毒饮，重加石膏，或可挽回。予因历救多人，故表而出之。

【阐释】本节论述疫症之脉以及据脉而分析病机，判断病情轻重，确立相应的治法。

余氏所论疫疹，为火毒热疫，火为阳邪，故其脉未有不数者，即"数"是疫症的主脉。邪热外泄则脉多见浮大而数，为正气能胜邪热，投以凉散表热之剂，热毒易于解散，病自得愈。如邪气盛而正气不能胜邪，则邪热深伏于里，则脉多见沉细而数，故须大剂清热解毒，方可"杀其炎炎之势"。若细数之脉，又若隐若现者，则邪毒郁伏必深，邪势鸱张，正气不能胜邪，当属险逆重症，故称"其毒重矣，其症险矣"。多因误汗误下，虚其正气，邪毒内陷所致，是以厥逆神昏、舌卷囊缩、循衣摸床等诸种恶候迭起，乃阳极似阴之象，亦即"热深厥深"之谓也，断不可误认阴证，而投以温药参桂之类，速其危殆。所以，余氏谆谆告诫切忌表下，明言必用大剂清瘟败毒饮大寒解毒之剂，且重加石膏以大清其热，或可挽救。

这里还可发现，余氏所谓"疫症者，四时不正之疠气"，这种观点显然是受吴又可的影响，但在治疗立法上，两者却有明显不同。吴氏治疫强调攻下，主张"急证急攻"，善用大黄之类攻下泻热药物；而余氏治疫，着重清热解毒，以重用石膏见长。由是观之，两氏所论述的瘟疫，在病因病性上是有所不同的。吴氏所指的"瘟疫"，乃湿热夹秽浊为患，属有形之疫邪；而余氏所说的"疫疹"，系无形之暑热致病，故立法用药各有侧重，这点必须明确。

治疫主方清瘟败毒饮方论

【原文】清瘟败毒饮：治一切火热，表里俱盛，狂躁烦心，口干咽痛，大热干呕，错语不眠，吐血衄血，热盛发斑，不论始终，以此为主，后附加减。

生石膏（大剂六两至八两，中剂二两至四两，小剂八钱至一两二钱）小生地（大剂六钱至一两，中剂三钱至五钱，小剂二钱至四钱） 乌犀角（大剂六钱至八钱，中剂三钱至四钱，小剂二钱至四钱） 真川连（大剂六钱至四钱，中剂二钱至四钱，小剂一钱至钱半） 生栀子 桔梗 黄芩 知母 赤芍 玄参 连翘 竹叶 甘草 丹皮

疫症初起，恶寒发热，头痛如劈，烦躁谵妄，身热肢冷，舌刺唇焦，上呕下泄，六脉沉细而数，即用大剂；沉而数者用中剂；浮大而数者用小剂。如斑一出，即用大青叶，量加升麻四五分，引毒外透，此内化外解、浊降清升之法，治一得一，治十得

十。以视升提发表而愈剧者，何不俯取刍荛之一得也。

此十二经泻火之药也。斑疹虽出于胃，亦诸经之火有以助之。重用石膏直入胃经，使其敷布于十二经，退其淫热；佐以黄连、犀角、黄芩泄心肺火于上焦，丹皮、栀子、赤芍泄肝经之火，连翘、玄参解散浮游之火，生地、知母抑阳扶阴，泄其亢甚之火而救欲绝之水，桔梗、竹叶载药上行；使以甘草和胃也。此皆大寒解毒之剂，故重用石膏，先平甚者，而诸经之火自无不安矣。

【阐释】清瘟败毒饮是余氏治疗疫症的主要方剂，书中所列种种疫疹之症，均以此方加减施治，书后附录危重案例，亦投此方大剂而得转危为安，这是他三十年来临床治疫得心应手之方，值得后人取法。

本方是由白虎汤、黄连解毒汤、犀角地黄汤等古方加减化裁而成，具有清胃经邪热，泄诸经火毒，凉血以透斑，滋水以折火等综合作用，集苦寒、辛寒、咸寒诸药于一方，熔清瘟、败毒、滋阴诸法为一炉，故称"大寒解毒""抑阳扶阴"之剂。非识症明药、深思熟虑、胆识过人者，焉能出此组方。

余氏反复指出"重用石膏，直入胃经""重用石膏，先平甚者"，突出他用石膏为主的治疫经验。联系他论述"疫乃无形之毒""胃受外来之淫热"的病因病机，不难看出是针对无形之暑热火毒而设，当非有形之秽浊胶结于胃腑者所宜。

本方清热解毒凉血之功甚宏，但未免多遏抑而少宣泄。联系吴又可《瘟疫论·妄投寒凉药论》中"疫邪首尾以通行为治，若用黄连，反遭闭塞之害，邪毒何由以泄"的论述，对湿浊内盛者尤防遏抑之弊，此点应该有所辨识。诚然，余氏也提到"如斑一出，即用大青叶，量加升麻四五分，引毒外透，此内化外解、浊降清升之法"。因此，在应用本方治疫时，应该看到该方"以寒胜热，以水尅火"的妙处，又要注意"引毒外透，内化外解"的原则。尤其有昏迷、痉厥症状时，本方应配合开窍、息风之药，如安宫牛黄丸、至宝丹、紫雪丹之类，其效益彰。

疫疹不治之症

【原文】疫疹初起，六脉细数沉伏，面颜青惨，昏愦如迷，四肢逆冷，头汗如雨，其痛如劈，腹内扰肠，欲吐不吐，欲泄不泄，男则仰卧，女则覆卧，摇头鼓颔，百般不足，此为闷疫，毙不终朝矣。如欲挽回于万一，非大剂清瘟不可，医家即或敢用，病家决不敢服。与其束手待毙，不如含药而亡。虽然，难矣哉！

【阐释】本节提出的闷疫是最危重的暴发型热疫之证，病势十分险恶，故称为"疫疹不治之症"。

疫邪过重，郁遏于里，正气不能达邪外出，初起即现面色青惨，四肢逆冷，昏愦如迷，而脉沉伏细数，实为热深厥深、阳极似阴之逆证恶候，当察脉识证，不可误认为阴寒。头痛如劈，是热毒上窜所致；腹内扰肠，是腹内绞痛的描述；且欲吐不吐，欲泄不泄，更是毒不得泄，类似方书所称"搅肠疫痧"之急暴险症。摇头鼓颔者，如《黄帝内经》所说"诸禁鼓栗，如丧神守，皆属于火"，亦为火毒内闭，不得外泄之象。此等症状，死亡率极高，实为疫症中之危重险恶者。余氏针对暑热疫毒的病因，提出大剂清瘟败毒饮以挽万一，但汪曰桢认为是方"有遏抑而无宣泄，决不可用"，亦不无道理。此症亟须配合宣闭通窍方药如玉枢丹之类，更宜急刺委中出血，泄其营分之热毒，如是则可奏效或更捷。

疫疹之症治举隅

【原文】头痛倾侧：头额目痛，颇似伤寒，然太阳阳明，头痛不至于倾侧难举，而此则头痛如劈，两目昏晕，势若难支。总因毒火迷于两经，毒参阳位，用釜底抽薪之法，撤火下降，其痛立止，其疹自透。误用辛香表散，燔灼火焰，必转闷证。

本方（指清瘟败毒饮，下同）加石膏、玄参、甘菊花。（注：原文证、治前后分卷，为便于阅读和应用，特将治法移于此，另起一行表示之，下列各条均同。）

【阐释】本条论述热疫头痛与伤寒头痛的区别及治法。首节"论疫与伤寒似同实异"中对头痛症状有过叙述，但本条分析则更为深刻。诚然，伤寒瘟疫均可出现头痛的症状，伤寒风寒外束或化热上扰，头痛多在本经循行部位，如邪客太阳，痛在后枕，兼见项背不舒；邪犯阳明，痛在前额，但痛势不致剧烈到如劈的程度；而热疫则属火毒冲逆于上，故痛势剧烈如刀劈而难忍，如此辨识，确为抓住要领。在治疗上虽言"用釜底抽薪之法，撤火下降，其痛立止"，但用药却不取攻下之品，仍用清瘟败毒饮加重石膏、元参，佐以菊花清上明目，以寒胜热之治。联系吴又可在《温疫论·应下诸证》中所提到"下之头痛立止"。一则用下，一则用清，其别何在？余氏取清法着眼于淫热入胃，毒火犯上，而吴氏用下法，旨在攻逐胃腑之实热，两者在清火毒、泻邪热方面实有共同之目的。由此可见，余氏以"清"代"下"，似亦寓"釜底抽薪，撤火下降"之意。

【原文】骨节烦痛，腰如被杖：骨与腰皆肾经所属，其痛若此，是淫热之气，已流于肾经，误用表寒，死不终朝。

本方加石膏、元参、黄柏。

【阐释】本条论述热疫骨节痛、腰痛等症的机制及治法。

疫症出现通身骨节烦热疼痛，腰背疼痛好似被棍棒抽打过那样，这是热毒侵犯筋络、关节，经气阻滞的表现，余氏所称"淫热之气，已流于肾经"，是根据脏象经络学说中肾主骨、腰为肾之府而说的。此种症状与寒邪入侵、犯及筋骨而见骨节腰背疼痛之症迥异。若误认为寒而用温散，则火热愈炽，促其危变。故治疗之法，仍以清瘟败毒饮加重石膏、玄参，佐以黄柏入肾经，以清热为当。

【原文】遍体炎炎：热宜和不宜燥，至于遍体炎炎，较之昏沉肢冷者，而此则发扬，以其气血尚可胜毒，一经清解，而疹自透，妄肆发表，必至内伏。

本方加石膏、生地、川连、黄芩、丹皮。

【阐释】炎炎乃热盛之势，为正气托邪外出之病机。气血津液是人体御邪的物质基础，宜养宜护，则热毒易以透解为顺，若郁闭于里不能外达，以致昏厥肢冷，则为正不胜邪，危逆之证候。故发扬者，自较闭伏为佳。余氏经验，发扬者，热毒易于清解外泄，故疹自透。若妄行辛燥发表，徒伤表气而邪更加闭伏，病必加剧。

【原文】静躁不常：有似乎静而忽躁，有似乎躁而忽静，谓之不常，较之癫狂，彼乃发扬而此则遏抑，总为毒火内扰，以至坐卧不安。

本方加石膏、川连、犀角、丹皮、黄芩。

【阐释】静躁不常，患者一般意识尚清，只不过是表现坐卧不安，忽而烦躁，忽而安静，较之"谵语""发狂""循衣摸床"等症，有所不同，应予以区别。然则疫症烦躁不安，为邪热扰动不定的缘故，故以清热解毒为治。心经不为邪热所扰，则躁动自止。

【原文】火扰不寐：寤从阳主于上，寐从阴主于下。胃为六腑之海，毒火壅遏，阻隔上下，故不寐。

本方加石膏、犀角、琥珀、川连。

【阐释】本条论述疫症不寐的机制和治疗。

疫症不寐与杂症不寐，虽同指心神不宁，难以入睡，但疫症不寐是由于毒火壅遏阻隔上下，显为实症，与诸虚火内扰、心血不足者不同，因此，余氏以清瘟败毒为治。但王孟英认为，火扰不寐，不必用琥珀，宜用木通引导心火下行，颇为合理。亦有认为可以加入灯心一味，似属妥帖。

【原文】周身如冰：初病周身如冰，色如蒙垢，满口如霜，头痛如劈，饮热恶冷，六脉沉细，此阳极似阴，毒之隐伏者也。重清内热，使毒热外透，身忽大热，脉转洪数，烦躁谵妄，大渴思冰，症虽枭恶，尤易为力。若遇庸手，妄投桂附，药不终剂，死如服毒。

本方加石膏、川连、犀角、黄柏、丹皮。

【阐释】热毒之邪闭伏于里，阳气不能外达，而见"周身如冰，六脉沉细"阳极似阴证，此时若辨识不清，误认阴寒而投以温热壮阳之药，犹如抱薪救火，"死如服毒"，可不慎哉！其辨证的着眼点在于"色如蒙垢，满口如霜，头痛如劈"，显系阳热郁伏之象，为真热假寒证，仲景所谓"热深厥亦深，热微厥亦微"，即指此类证候而言。病因病性既属于热，故当清其郁热，余氏主张用清瘟败毒饮增石膏、丹皮、犀角、黄连，加黄柏，实为正治。

吴又可《温疫论》亦有类似的论述。该书"体厥"篇指出"阳证脉阴，身冷如冰，为体厥"。对于此种阳极似阴的证候，吴氏详释病机，认为是"内热之极，气道壅闭""阳郁则四肢厥逆"。若下证具备，主张用承气汤清热泻实，使里无实热壅滞，阳气自然宣通，体厥自复。由是观之，"热厥"因无形邪热郁伏者，当用清熟解毒之法，余氏此论即是；因有实热内滞者，宜于通腑泻实，吴氏之论即是。但两者都立足于逐邪泻热，是其共同之处。

兹录余、吴二氏所载病案各一例，以资佐证。

昏闷无声治验：理藩院侍郎奎公四令弟病疫，昏闷无声，身不大热，四肢如冰，六脉沉细而数，延一不谙者，已用回阳救急汤，中表兄富公，力争其不可。及予至，诊其脉，沉细而数，察其形，唇焦而裂，因向富公曰：此阳极似阴，非阴也。若是真阴，脉必沉迟，唇必淡而白，焉有脉数唇焦认为阴证哉！此热毒伏于脾经，故四肢厥逆，乘于心肺，故昏闷无声，况一身斑疹紫赤，非大剂不能挽回。遂用石膏八两、犀角六钱、黄连五钱，余佐以大青叶、羚羊角，连服二帖，至夜半身大热，手足温，次日脉转洪大，又一服热减而神清矣。以后因症逐日减用，八日而愈，举家狂喜，以为异传。（录自《疫疹一得》附案）

体厥案：施幼声，卖卜颇行，年四旬，禀赋肥甚，六月患时疫，口燥舌干，苔刺如锋，不时太息，咽喉肿痛，心腹胀满，按之痛甚，渴思冰水，日晡益甚，小便赤涩，得涓滴则痛甚。此下证悉备，但通身肌表如冰，指甲青黑，六脉如丝，寻之则有，稍轻则无。医者不究里证热极，但引陶氏《全生集》，以为阴证。但手足厥冷过肘膝，便是阴证，今已通身冰冷，比之冷过肘膝更甚，宜其为阴证一也；且陶氏以脉分阴阳二证，全在有力无力中分，今已脉微欲绝，按之如无，比之无力更甚，宜其为阴证二也。阴证而得阴脉之至者，复有何说，遂主附子理中汤。未服，延予至，以脉相参，表里互较，此阳证之最者，下证悉具，但嫌下之晚耳。盖因内热之极，气道壅闭，乃至六脉如无，此脉厥也。阳郁则四肢厥逆，若素禀肥盛，尤易壅闭，今亢阳已极，以至通身冰冷，此体厥也。急投大承气汤，嘱其缓缓下之，脉至厥回，便得生矣。其妻闻一曰阴证，一曰阳证，天地悬隔，疑而不服。更请一医，指言阴毒，须灸丹田，其兄叠延三医续至，皆言阴证，乃进附子汤，下咽如火，烦躁顿加，逾时而卒。（录自《温疫论·体厥》）

以上二案，皆属阳极似阴的"热厥"证。案一余氏辨证精细，于扑朔迷离中洞悉疾病本质，不为假象所惑，遂用大剂清热解毒而获愈；案二医者误诊为"阴证"，虽经吴氏辨明，欲投承气汤泻热，但病家疑而不服，终因误用温热而致不救。观此二案，对于"热厥"的证治，思过半矣。

【原文】 四肢逆冷：四肢属脾，至于逆冷，杂证见之，是脾经虚寒，元阳将脱之象。惟疫则不然，通身大热，而四肢独冷。此烈毒壅遏脾经，邪火莫透，重清脾热，手足自温。

本方加石膏。

【阐释】 本条论述疫病肢厥的机制和治疗。

通身大热而四肢独冷，与前症周身如冰，虽同由热毒之邪壅遏所致，然一为壅遏脾经，仅见四肢逆冷，当闭伏较浅；一为全身厥逆，热深厥深，阳极似阴，则闭伏尤深。两者均系邪热为患，故同取清瘟败毒饮为主。但本证闭伏较浅，故只加重石膏即可。王孟英认为"增石膏原是清胃，气行则肢自和也"。余氏所说"重用石膏，直入戊己"与本条"重清脾热"，其理是一致的。

至于杂症阳虚厥逆，不仅脾经虚寒有之，亦见于肾阳式微或元阳将脱患者，当有一系列虚寒症状，应加辨识。王孟英指出"亦有热伏厥阴而逆冷者，温疫症中最多，不可不知"，临床亦须注意及此。

【原文】 筋抽脉惕：筋属肝，赖血以养，热毒流于肝经，疹毒不能寻窍而出，筋脉受其冲激，故抽惕若惊也。

本方加石膏、丹皮、胆草。

【阐释】 筋抽脉惕，在急性热病中每多见之。盖肝主筋，为风木之脏，热毒侵犯肝经，易致动风而见抽搐、痉厥等证。如《素问·至真要大论》"诸热瞀瘛，皆属于火"，此之谓也。治当清泄肝经之火以息其风。余氏用清瘟败毒饮增石膏、丹皮清热解毒，再加龙胆草，直泻肝经之火。如抽搐甚者，钩藤、羚羊角之类息风镇痉之品，亦可加入。值得指出，抽搐见于急性热病，临床有虚实之分，实者热极生风，治以清热凉肝为主，而虚者多见热病后期，阴精大伤，肝失滋养而见动风抽搐，则宜滋阴养肝为要，如吴鞠通《温病条辨》所列大、小定风珠，一甲、二甲、三甲复脉汤等方为其代表方剂。虚实两端，不可不辨。

【原文】大渴不已：杂症有精液枯涸，水不上升，咽干思饮，不及半杯；而此则思冰饮水，百杯不足，缘毒火熬煎于内，非冰水不足以救其燥，非石膏不足以制其焰，庸工忌戒生冷，病家奉为神术，即温水亦不敢与，以致唇焦而舌黑矣。

本方加石膏、花粉。

【阐释】本条论疫症口渴的辨治。

疫症邪热炽盛，每见烦渴思饮，甚至喜得凉饮，以救欲涸之津，故有虽进百杯，犹感不足者；而杂症阴液不足，虽亦有口干而渴，但一般欲饮而不多，两者确为不同。热疫饮水有助于清热生津，又有"滋润其根"助汗透疹以泻邪热之功。吴又可说："盖内热之极，得冷饮相救甚宜。"余氏所说"非冰水不足以救其燥，非石膏不足以制其焰"，颇有至理，于清瘟败毒饮增石膏、加花粉甘寒生津，尤为切当。《温病条辨》之五汁饮亦可参酌应用。暑月盛夏饮西瓜汁，尤属相宜。然凉饮亦不可过量，特别是邪热渐退、胃气未复情况下，过饮寒凉，虑有停饮之弊。

【原文】胃热不食：四时百病，胃气为本。至于不食，似难为也，而非所论于胃热者，乃邪火犯胃，热毒上冲，频频干呕者有之，旋食旋吐者有之。胃气一清，不必强之食，自无不食矣。

本方加石膏、枳壳。

【原文】呕吐：邪入于胃则吐，毒犹因吐而得发越，至于干呕则重矣。总因内有伏毒，清胃自不容缓。

本方加石膏、川连、滑石、甘草、伏龙肝。

【阐释】以上两条论述疫症不食与呕吐的证治。

凡病不食者，总因胃气受困，当辨虚实寒热。今热疫之邪充斥表里，胃气受困而不食，若伴有频频干呕或旋食旋吐等症，当是火毒上冲之象，自非病久胃气戕伤者可比。《素问·至真要大论篇》所谓"诸逆冲上，皆属于火"是也。对此胃热致呕、呕逆不食之症，治宜清热而呕自止，食自进矣。王孟英所说"热壅于胃，杳不知饥，强进糜粥，反助邪气，虽粒米不进，而病势未衰者，不可疑为胃败也。若干呕吐食，则本方之甘、桔、丹皮皆不可用，宜加竹茹、枇杷叶、半夏之类"，颇为有理。邪热犯胃而致呕恶不食，清热解毒，固不可少，但不一定大剂苦寒，有时以轻剂清胃止呕，亦多取效。如薛生白《湿热病篇》用川连三四分，苏叶二三分，两味煎汤呷之，尤为轻清见长。

疫症而见呕吐，邪热有外泄之机，较之热毒郁闭于内，干呕而吐不出，邪不得泄者为顺。然总因热毒引起，若剧烈干呕而又连续不止，往往病势较重，余氏称"内有伏毒，清胃自不容缓"，确为经验之谈。但加伏龙肝，似嫌温燥，不如加入数滴生姜汁于药中，苦降之中，反佐辛开，比单纯苦寒，易于见效。

【原文】胸膈郁遏：胸乃上焦心肺之地，而邪不易犯。惟火上炎，易及于心，以火济火；移热于肺，金被火灼，其躁愈盛，气必长吁，胸必填满而郁遏矣。

本方加川连、枳壳、桔梗、瓜蒌霜。

【阐释】胸中乃心肺之所居，为清空之地，诸邪阻于上焦，肺气为之郁遏，可引起胸膈满闷之症。疫症火热燔灼于上，肺金遏其煎熬，气机失于宣畅，故胸必填满而气必长吁。余氏清瘟败毒饮中增连、桔，加枳壳、蒌仁，以宣上焦之气而宽其胸膈，乃对症之治。但王孟英指出"第平素有停痰伏饮者，或起病之先兼有食滞者，本方地、芍未可浪投，临证时必须辨别施治，惟莱菔子，既清燥火之闭郁，亦开痰食之停留，用得其宜，取效甚捷"，可作为临床参考。

【原文】昏闷无声：心之气出于肺而为声，窍因气闭，气因毒滞，心迷而神自不清，窍闭而声不出矣。

本方加石膏、犀角、黄芩、羚羊角、桑皮。

【阐释】疫症昏闷无声，是指热盛而致昏愦不语，当为热入心包之象，杂病"气中"之厥逆神昏无声，"痰厥"之昏倒语不能出，虽亦为气闭使然，但病因迥别。余氏指出"窍因气闭，气因毒滞"，可称一语中的，颇切病机。治用清瘟败毒饮加重清心宣肺之品，亦有见地。然王孟英认为"桑皮虽走肺而无通气宣窍之能，宜用马兜铃、射干、通草之类；清神化毒，当参、紫雪之类"，紫雪清心开窍固是，惟兜铃、射干用于本症，恐无济于事，不如加鲜石菖蒲为宜。

【原文】腹痛不已：胃属湿土，列处中焦，为水谷之海，五脏六腑十二经脉，皆受气于此，邪不能干。弱者着而为病，偏寒偏热，水停食积，皆与真气相搏而痛，此言寻常受病之源也。至于疫疹腹痛，或左或右，或痛引小肠，乃毒火冲突，发泄无门，若按寻常腹痛分经络而治之必死。如初起，只用败毒散或凉膈散加黄连，其痛立止。

【阐释】疫症热毒闭伏于内，不得发泄，而见腹痛，当清泄其热，其痛自止。但败毒散中多温燥升散之品，有助邪热之弊，当慎用。至于疫症腹痛与寻常杂症腹痛，受病之源有异，治法自然不同。但病疫而夹食、夹瘀停积于内者，亦可见之，临症应分别标本缓急施治。或先治其卒病，后治其痼疾，或治疗疫病同时兼治宿疾，务使疫毒不与有形之痰水食积相搏，其病易解。

【原文】筋肉瞤动：在伤寒过汗，则为亡阳，而此则不然。盖汗者心之液，血之所化也。血生于心，藏于肝，统于脾。血被煎熬，筋失其养，故筋肉为之瞤动。

本方加生地、石膏、黄柏、元参。

【阐释】《伤寒论》云："太阳中风，脉浮紧，发热恶寒，身疼痛，不汗出而烦躁者，大青龙汤主之。若脉微弱，汗出恶风者，不可服之；服之则厥逆，筋惕肉瞤，此为逆也。"指出伤寒表虚误汗亡阳，导致筋惕肉瞤（筋肉跳动）。但在疫症见此，多因热灼津伤，筋失其养，或热甚动风所致。余氏在前条"筋抽脉惕"中提到"热毒流于肝经，疹毒不能寻窍而出，筋脉受其冲激，故抽惕若惊"，而本条对筋肉瞤动一症指出"血被煎熬，筋失其养"的机制，取清热解毒合养阴滋液为治，加重石膏、生地、玄参，又加黄柏入肾经以清虚热而救肾水，尤为合宜。王孟英认为，本方尚少镇静息风之品，宜去丹、桔，加菊花、胆草，可资参酌。其他如俞根初的羚角钩藤汤，凉血息风，亦可借鉴。

【原文】口秽喷人：口中臭气，令人难近，使非毒火侵炙于内，何以臭气喷人乃尔也。

本方加石膏、川连、犀角。

【阐释】口气臭秽，多因口腔不清洁或口腔疾患的缘故。在疫症患者，多为热毒熏蒸于内，口腔及胃中秽浊物质产生一种臭秽浊气所致。余氏洞识病机，用大寒解毒之剂。王孟英认为宜加兰草、竹茹、枇杷叶、金银花、蔷薇露、莹白金汁之类芳香化浊，导浊下行，当可择而用之。

【原文】满口如霜：舌苔分乎表里，至于如霜，乃寒极之象。在伤寒故当表寒，而疫症如霜，舌必厚大，此火极水化，误用温表，旋即变黑。《灵枢》曰：热症舌黑，肾色也。心开窍于舌，水火相刑必死。予已经过多人，竟无死者，可见古人亦有未到处，但无此法耳！

本方加石膏、川连、连翘、犀角、黄柏、生地。

【阐释】舌苔色白如霜，伤寒、温疫均可见之。伤寒苔多薄白，而温疫则苔白如积粉，是邪在膜原尚未入胃。余氏据热疫所见，指出舌体必厚大，为内热炽盛火极似水之象，宜清热解毒为治。若误认为寒，妄投温燥，势必伤津劫液，则迅即变白为黑，应予以注意。余氏在"舌如铁甲"等症条文中亦有类似叙述，可以互参。

【原文】咽喉肿痛：喉以纳气通于天，咽以纳食通于地。咽喉者，水谷之道路，气之所以上下者。至于肿痛，是上下闭塞，畏用清凉，为害不浅。

本方加石膏、桔梗、元参、牛子、射干、山豆根。

【原文】嘴唇燃肿：唇者脾之华，以饮食出入之门，呼吸相关之地，燃肿不能自如，脾热可知。

本方加石膏、川连、连翘、天花粉。

【阐释】咽与喉是胃与肺之门户，唇者脾经主之，热毒熏蒸，故肿且痛，热性病每多见之，疫症当为火毒犯上，故均取清热解毒为治。

【原文】大头：头为诸阳之首，其大异常，此毒火寻阳上攻，故大头。

本方加石膏、归尾、板蓝根、马勃、紫花地丁、银花、玄参、僵蚕，生大黄脉实者加。

【原文】痄腮：腮者肝肾所属，有先从左肿者，先从右肿者，有右及左、左及右者，不即清解，必成大头。

本方加石膏、归尾、银花、元参、紫花地丁、丹皮、马勃、连翘、板蓝根。

【原文】颈肿：颈属足太阳膀胱经，少阴肾经与膀胱为表里，热毒入于太阳，故颈肿。

本方加石膏、桔梗、牛蒡子、夏枯草、紫花地丁、元参、连翘、银花、山豆根。

【原文】耳后硬肿：耳后肾经所属，毒发于此，其病愈恶，即宜清散。耳中出血者不治。

本方加石膏、连翘、生地、天花粉、紫花地丁、丹皮、银花、板蓝根、元参。

【阐释】上述大头、痄腮、颈肿、耳后硬肿四条，症状虽殊，但均系温毒犯上使然。所取方药，亦皆清热解毒为主。正如吴又可《温疫论·杂气论》所谓"为病种种，难以枚举"。要皆疫热所聚何处，乃见何症而已。

【原文】嗒舌弄舌：舌者心之苗，心宁则舌静，心乱则舌动。心在卦为离，属火，下交于肾，得坎水相济，成其为火，故为君火，寂无所感，自然宁静，毒火冲突，燔炙少阴，以火遇火，二火相并，心不能宁，嗒舌其能免乎？

本方加石膏、川连、犀角、黄柏、元参。

【原文】舌上珍珠：舌上白点如珠，乃水化之象，较之紫赤黄黑，古人谓之芒刺者更重。

本方加石膏、川连、犀角、连翘、银花、元参、花粉。

【原文】舌如铁甲：疫症初起，苔如腻粉，此火极水化。医者误认为寒，妄投温表，其病反剧，其苔愈厚，加以重剂，以致精液愈耗，水不上升，二火煎熬，变白为黑，其坚如铁，其厚如甲，敲之戛戛有声，言语不清，非舌卷也。治之得法，其甲整脱。

本方加石膏、犀角、川连、知母、天花粉、连翘、元参、黄柏。

【原文】舌丁：发于舌上，或红或紫，大如马乳，小如樱桃，三五不等，流脓出血，重清心火，舌上成坑，愈后自平。

本方加石膏、川连、犀角、连翘、银花。

【原文】舌衄：肝热太盛，血无所藏，上溢心苗而出。

本方加石膏、丹皮、生地、川连、犀角、栀子、败棕炭。

【阐释】察舌辨证，历为医家所重视，特别是温热学家，对舌诊尤为认真，多有发挥。上述各条，余氏从舌的形态、动作、色泽等方面的异常变化，一一做了辨证论治的重要论述，丰富了舌诊的内容，对温热病的临床诊断和治疗，颇有参考价值。

【原文】谵语：心主神，心静则神爽，心为烈火所燔，神自不清，谵语所由来矣。

本方加石膏、川连、犀角、丹皮、栀子、黄柏、龙胆草。

【原文】发狂：猖狂刚暴，骂詈不避亲疏，甚至登高而歌，弃衣而走，逾垣上屋，非寻常力所能及，语生平未有之事，未见之人，如有邪附者，此阳明邪热扰乱神明，病人亦不自知。多有看香、送祟、服符以驱邪者，可发一笑。

本方加石膏、犀角、川连、栀子、丹皮、川黄柏。

【阐释】谵语、发狂是温热病的常见症状之一，多为阳明实热或邪热侵犯营血，扰乱心神所致。叶天士、吴鞠通诸家对其证治阐述颇详。清瘟败毒饮宜用于气营热燔而致的谵语发狂，若邪陷心包，当加牛黄、至宝、紫雪之类清心开窍，以增强疗效，若夹痰浊蒙闭心窍，又当佐以豁痰开窍之品，如石菖蒲、竹沥、天竺黄等。至于胃腑实热而致者，法当苦寒通下，泻其实热，神乃自清。其他如蓄血发狂，热入血室谵语，别有治法，可参前贤有关论述。

【原文】似痢非痢：瘟毒移于大肠，里急后重，赤白相兼，或下恶垢，或下紫血，其人必恶寒发热，小水短涩，此热滞大肠，只宜清热利水，其痢自止。误用通利止涩之剂不救。

本方加石膏、川连、滑石、猪苓、泽泻、木通。

【原文】热注大肠：毒火注于大肠，有下恶垢者，有利清水者，有倾肠直注者，有完谷不化者，此邪热不杀谷，非脾虚也，较之似痢者稍轻。考其症，身必大热，气必雄壮，小水必短，唇必焦紫，大渴喜冷，四肢时而厥逆，腹痛不已，此热注大肠，因其势而清利之，泄自止矣。方药同上。

【阐释】腹泻和痢疾等症状，在热性病，恒多见之，似属"协热下痢"和"疫痢"等范畴。余氏分析病因病机为"瘟毒移于大肠"或"毒火注于大肠"，并对一般所见湿热痢和脾虚完谷不化之症做了比较，用"必恶寒发热，小水短涩""唇必焦紫，大渴喜冷"等语，点出"毒火为患"，治法力主清热利水，放邪出路，反对止涩留邪，确有见地。

对此症，王孟英认为"热移大肠，恶垢即下，病有出路，化毒为宜""如金银花、槐蕊、黄柏、青蒿、白头翁、苦参、莱菔子之类，皆可采也"，可资参酌。

【原文】大便下血：邪犯五脏，则三阴脉络不和，血自停滞，渗入大肠，故血从便出。

本方加生地、槐花、棕炭、侧柏叶。

【阐释】温热病而见便血，多为热入血分、脉络受伤所致，诚如《灵枢·百病始生篇》所说："阴络伤则血内溢，血内溢则后血。"余氏以清瘟败毒饮清热凉血解毒为治本之法，所加槐花、棕炭、侧柏叶乃止血之品，为治标之用。

【原文】小便短缩如油：小便赤涩，亦属膀胱热极，况短而且缩，其色如油乎？盖因热毒下注，结于膀胱。

本方加滑石、泽泻、猪苓、木通、通草、萹蓄。

【原文】小便溺血：小便出血，小腹必胀而痛。至于血出不痛，乃心移热于小肠，故血从精窍中来也。

本方加生地、桃仁、滑石、茅根、川牛膝、琥珀、棕炭。

【原文】遗尿：疫症小便自遗，非肾虚不约，乃热毒流于膀胱，其人必昏沉谵语，遗不自知。

本方加石膏、川连、犀角、滑石。

【阐释】上述三条均为对疫症小便异常变化的辨识和治疗。

小便短赤不利，实由热毒之邪内灼，津液受损，以致尿液变浓，而成赤色，混浊如油。尿血原因较多，在疫症见之，当为热毒郁滞下焦，伤及阴络，迫血下溢所致。"血出不痛"，当非"血淋"可比，故均取清热解毒利尿为治。又遗尿一症，多见气虚膀胱约束无力者，但本条点明"其人必昏沉谵语"，显然是对热疫神昏、排尿不能自主者言，宜乎清热解毒为治，或可佐以清心开窍之品，使之热退神清，小便自能约束矣。

【原文】发黄：黄者，中央戊己之色，属太阴脾经。脾经夹热，不能下输膀胱，小水不利，经气郁滞，其传为疸，周身如金矣。

本方加石膏、滑石、栀子、茵陈、猪苓、泽泻、木通。

【阐释】伤寒、温病、温疫均可出现黄疸，尤以温疫而见黄疸者为甚。吴又可《温疫论》列"发黄"专篇，详论其成因和治法，谓"疫邪传里，遗热下焦，小便不利，邪无输泄，经气郁滞，其传为疸"，强调黄疸是由于胃腑实热不得清泄所致，所谓"小便不利是标，胃实为本"是也。故治法重在通腑泄热，方用茵陈汤。其药味虽与《伤寒论》茵陈蒿汤同，但君药茵陈易为大黄，增强了清泻腑实的作用。余氏治热疫黄疸，用药与吴又可有异，以清瘟败毒饮加清利湿热之品，意在清胃火、解热毒、利小便。一以攻逐有形实热为主，一以清解无形邪毒为务，盖发疸虽同而病原病机有异也。临床当相互参酌，不为一法一方所拘。

【原文】温毒发疮：瘟毒发斑，毒之散者也；瘟毒发疮，毒之聚者也。初起之时，恶寒发热，红肿硬痛，此毒之发扬者；但寒不热，平扁不起，此毒之内伏者。或发于要地，发于无名，发于头面，发于四肢，种种形状，总是疮症。何以知其是疫？然诊其脉、验其症而即知也。疮症之脉，洪大而数，疫则沉细而数；疮症先热后寒，疫则先寒后热；疮症头或不痛，疫则头痛如劈，沉不能举，是其验也。稽其症，有目红面赤而青惨者，有忽汗忽躁者，有昏愦如迷者，有身热肢冷者，有腹痛不已者，有大吐干呕者，有大泄如注者，有谵语不止者，有妄闻妄见者，有大渴思水者，有烦躁如狂者，有忽喊忽叫者，有若惊若惕者。神情多端，大都类是。误以疮症治之，断不能救。

本方加石膏、生地、川连、紫花地丁、金银花，上加升麻，下加牛膝，胸加枳壳、蒲公英，背加威灵仙，出头加皂角。

【阐释】本节主要论述疫症发疮与外科通常疮症的鉴别，以防误治。

疫症除发斑发疹外，亦有见发疮者。余氏指出"瘟毒发斑，毒之散者也；瘟毒发疮，毒之聚者也"，两者病机不同。又疫症发疮，与外科通常疮疡，在症状上似同而实异。所谓"同"，即初起之时，均可见恶寒发热或发热恶寒、局部红肿硬痛等症；但疫症发疮，必有其他特有的症状可资辨别，如脉沉细而数，头痛如劈，沉不能举，这与通常疮疡之脉洪大而数，头多不痛，或虽痛而不至如劈，显然有异。且疫症较之通常疮疡，传变迅速，险情多端，亦为辨别的主要依据。

最值得注意的是，当疫毒内伏，所发之疮呈扁平不起，症见但寒不热，甚则肢冷脉伏，颇似阴证疮疡，此时，务必参合全身症状，仔细予以辨别，切勿为假象所惑。盖疫乃火毒为患，尽管瘟毒郁伏而疮形扁平，但必伴见有其他热毒内炽之象，诸如面红目赤、头痛如劈、大渴思水、神昏谵妄、烦躁如狂等，与一般阴证疮疡之虚寒证，无论在病因病机和临床表现上，均大相径庭。故治疗当以清瘟败毒饮加紫花地丁、金银花、蒲公英之类清其瘟毒，使热毒得以发扬。若误认为阴证疮疡而投以温托，祸不旋踵，临证毋忽。

【原文】娠妇疫疹：娠妇有病，安胎为先，所谓有病以末治之也。独至于疫则又不然，何也？母之于胎，一气相连，母病即胎病，母安则胎安。夫胎赖血以养，母病热疫之症，热即毒火也，毒火蕴于血中，是母之血亦为毒血矣，毒血尚可养胎乎？不急有以治其血中之毒，而拘拘以安胎为事，母先危矣，胎能安乎？人亦知胎热则动，胎凉则安，母病毒火最重之症，胎自热矣，极力清解凉血，使母病一解，而胎不必安自无不安矣。至于产后，以及病中适逢经来，当以类推。若以产后经期，药禁寒凉，则误人性命只数日间耳！急则治其标者，此之谓也。

【阐释】本节论述了娠妇病疫的治疗原则。

余氏认为胎儿在母腹之中，赖母体气血以养。母病热疫，血分之热毒，势必影响胎儿，不治疫毒，徒事安胎，非但胎不能保而母病亦转危重，其结果必致母子皆受其害。若急以清热解毒凉血以治其疫，则血中之毒可清而胎亦自安，此为治病必求其本之意。故知妊娠病变，必以治疫为先，若主次不分，标本不辨，反投温补以"安胎"，必致增其火毒之势，祸不旋踵矣。

余氏此论，与吴又可《温疫论·妊娠时疫》的观点是相一致的。吴氏亦强调妊娠病疫，以祛除疫邪为要务，邪去则胎自安，如说"孕妇时疫，设应用三承气汤，须随证施治，慎毋惑于参术安胎之说。……若应下之证，反用补剂，邪火壅郁，热毒愈炽，胎愈不安，转气传血，胞胎何赖？……惟用承气，逐去其邪，火毒消散，炎熇顿为清凉，气回而胎自固"。于此不难看出，余氏治疫，亦受吴氏逐邪去毒为先的学术思想所影响。

《叶香岩外感温热篇》

精华探讨

《外感温热篇》为清代医家叶桂所作。叶桂，字天士，号香岩，生活于清康熙乾隆间（1667—1746），先世居安徽歙县，后迁移于江苏吴县（即今苏州市），为清代杰出医家。先后跟随十七位老师，取诸家之长而发挥之，在内科杂病、妇科病、温病等方面都有突出的成就。其中，《叶香岩外感温热篇》是叶氏专门论述温热疾病的一部著作，它在温病学发展史上占有重要的地位。此篇著作，据传是门人顾景文根据其师口授之语录记载而成，首见于唐大烈的《吴医汇讲》中，名为《温证论治》，后华岫云续《临症指南》，将其列于卷首，更名为《温热论》，王孟英又将本论收于《温热经纬》，改名为《叶香岩外感温热篇》（下称《外感温热篇》）。它朴实地反映了叶氏治疗温病的独特见解和丰富经验，创造性地提出了卫气营血的辨证纲领，不失为温病学的一部代表性著作。

一、阐明了温病的发生、发展机制及其与伤寒的区别

《外感温热篇》开明宗义指出"温邪上受，首先犯肺，逆传心包"。对温病的发病机制和病邪传变做了阐发。温病的发生是感受温热之邪，感染途径是"上受"，即由口鼻而入，肺卫首当其冲，补充了《伤寒论》邪从皮毛而入的论点；同时还揭示了

温邪传变有顺传和逆传之不同，所谓"顺传"，即上焦肺卫之邪不解，依次传递中焦（胃）气分；"逆传"是肺卫之邪不经气分，迅速陷于心营，导致病情恶化，出现神志异常等证候。所以，顺传是病情缓进性的发展，逆传是病情急剧变化、骤然加重的一种病理表现，一言其常，一言其变。换句话说，在温邪传变过程中，既有"顺传"的通常传变规律，又有"逆传"的特殊传变形式，可见"顺"与"逆"是相比较而言的，诚如王孟英所说"邪从气分下行为顺，邪入营分内陷为逆也，苟无其顺，何以为逆"。在临床上，有些急性传染病，如流脑、乙脑等，往往出现"逆传"，患者初起虽有短暂的恶寒发热等肺卫症状，但迅速出现高热、烦躁、神昏、谵语、抽搐、痉厥等心营症状，此即叶氏所说的"逆传"。明确上述温病发生、发展机制，掌握其传变规律，对临床辨证和治疗，特别对及时控制病情发展和恶化，无疑有着重大的意义。叶氏正是在这些问题上做了很大阐发，使后世有规可循，厥功可谓大矣！

明清以前，治外感热病大多未能跳出伤寒圈子，往往用伤寒方治温病，造成不良后果。明清以来，由于温病学说的日益发展，名医家对伤寒与温病的差异逐渐有了更深刻的认识，在治疗方法上亦大有发展。《外感温热篇》说"辨营卫气血虽与伤寒同，若论治法则与伤寒大异"，明确指出了伤寒与温病的异同。所谓"同"，在病邪传变上都是由表入里、由浅入深，从这个意义上说，伤寒的六经辨证与温病的卫气营血辨证基本精神是一致的。由于温病是感受温热之邪，伤寒是感受风寒之邪，病邪性质不同，所以在初起阶段，两者治法是大相径庭的，伤寒宜辛温解表，温病宜辛凉轻解。在这方面，叶氏颇具灼见，较之前人有更多的阐发，确实起到承前启后、继往开来的作用。

二、创立"卫气营血"的辨证纲领，丰富了中医学对外感热病的辨证内容

叶氏以前，虽然不少医家已逐步认识到伤寒与温病在病邪传变上有所不同，但均未能明确提出一套较为系统又不同于伤寒的传变规律，作为温病的辨证方法。明末清初吴又可虽有"温疫其传有九"的说法，但由于吴氏当时所接触的温疫有其特殊的临床表现，所以他提出的"九传"理论，毕竟有其一定的局限性，未能被后世医者当作规律性的法则广泛应用于温病临床。唯有叶氏提出的"卫气营血"辨证纲领，既有继承性，又有创造性，实践证明对温病的辨证和治疗有着指导意义。直至今天，仍不失为外感热病的重要辨证方法之一。

"大凡看法，卫之后，方言气，营之后，方言血"，指出了温邪传变的一般规律是由卫及气，由气及营，由营及血（卫—气—营—血），实质上也标志着病变浅深轻重的不同阶段和程度，亦能概括温病传变过程中四种不同的证候类型。一般地说，卫分证多较为轻浅，气分证为邪已传里，病势较重，营分证为邪已深入，病势更重，血分证为邪更深一层，则更为严重。掌握上述传变规律和四种不同的证候类型，其目的是为临床治疗提供依据。所以，《外感温热篇》接着说"在卫汗之可也，到气才可清气，入营犹可透热转气，……入血就恐耗血动血，直须凉血散血"，指出了卫、气、营、血四个阶段的治疗大法。后世医家在叶氏的基础上，对卫、气、营、血的辨证方法等做了很多发挥和充实，使之益臻完善，更加切合临床实用。扼要言之，卫分证多见于外感热病的初期阶段，由于温邪上受，其病变部位主要在肺卫，病机是温邪客表，肺卫失宣，主要临床表现是发热微恶风寒，无汗或少汗，头痛，口微渴，苔薄白，舌边尖红，脉浮数；气分证多见于中期，其病变部位主要在胃（脾）、大肠，病机是

邪入中焦气分，里热熏蒸，主要临床表现是不恶寒但恶热，口渴，汗多，或腹满，便秘，苔黄，脉滑数或洪大。气分证中还有热扰胸膈、热郁少阳和脾胃湿热等证候；营分证多见于极期，其病变主要在心（心包）营，病机是热灼营阴，心神被扰，主要临床表现是发热夜甚，心烦不寐，口干而不甚渴饮，神识昏蒙或斑疹隐隐，舌绛，脉细数；血分证多见于末期或衰竭期，其病变部位主要在心、肝、肾和血分，病机是热盛动血，心神扰乱，肝肾阴亏，内风煽动，主要临床表现是身热躁扰，神昏痉厥，抽搐，斑疹透露，或吐血，衄血，便血，舌深绛，脉弦细代数或虚数。

诚然，温病的传变是由卫及气，由气及营，由营及血，这是一般规律，但也有特殊的，如卫分受邪，不传气分，很快传入营血的，即前面所说的"逆传"；而且，卫、气、营、血各个阶段的症状往往交叉出现或相互兼见，类似于《伤寒论》所说的合病或并病，如卫气并见或气营两燔等。所以，不能把卫气营血的一般传变规律当作刻板的公式，而应知其常而达其变，灵活地加以分析和掌握应用。

叶氏创立卫气营血的辨证纲领，是有其理论依据和学术渊源的。首先，它导源于《黄帝内经》，《黄帝内经》中有关营卫气血的论述，是叶氏立论的主要依据。先就营卫来说，《灵枢·营卫生会》说："何气为营？何气为卫？……人受气于谷，谷入于胃，以传之肺，五脏六腑皆以受气，其清者为营，浊者为卫。营在脉中，卫在脉外。"《素问·痹论》说："营者谷之精气，和调于五藏。"《灵枢·本脏》说："卫者，所以温分肉、充皮肤、肥腠理、司开阖者也。"从上述"营在脉中""和调于五藏，洒陈于六腑""卫在脉外""温分肉、充皮肤、肥腠理、司开阖"等论述，不难看出"营"是含有内、深、里的意义，而"卫"则有外、浅、表的意义；再就气血而言，《素问·生气通天论》

说："阳气者，若天与日，失其所则折寿而不彰……是故阳因而上卫外者也。"《灵枢·邪客》说："营气者，泌其津液，注之于脉，化以为血……内注五脏六腑。"这里"气"是卫外的，"血"是"内注五脏六腑"，两者比较，同样含有内、外、深、浅、表、里的意义。叶氏正是根据《黄帝内经》这些理论，引用"卫气营血"来划分温病传变过程中病情浅深轻重四个不同的阶段和程度，寓意是很深的；其次，叶氏创立卫气营血的辨证纲领，也受《伤寒论》六经分证的启发和影响。《伤寒论》将外感热病分为太阳、阳明、少阳、太阴、少阴、厥阴六种不同的证候类型，借以说明病邪由表入里、由浅入深的不同传变层次。由此可见，叶氏的卫气营血辨证方法，与《伤寒论》的六经分证基本精神是一致的。实际上六经辨证是基础，卫气营血辨证是发展，两者有着不可分割的关系，所以，后人评价叶氏的贡献是"补前贤的不足，并可羽翼伤寒"，允称至当。

三、发展了温病的诊断方法，在察舌、验齿及辨斑疹、白痦等方面成就卓著

在温病的诊断方面，当然是"四诊"全面结合。叶氏根据临床经验，认为察舌、验齿及辨斑疹、白痦对温病的诊断更有特殊价值，对此做了大量阐发，提出了独特见解。《外感温热篇》将近三分之一篇幅论舌苔，十分之一篇幅论斑疹、白痦，又十分之一篇幅论验齿。其论察舌，较《伤寒论》的确详细多了，这不能不说是叶氏的一大贡献。

（一）察舌

《外感温热篇》论舌，无论对舌质、舌苔，辨之俱十分精细。其主要方法是观察舌质、舌苔的色泽、润枯和形态等变化，作为辨别属卫属气属营属血，以及判断津液存亡、病情转归和预

后好坏的重要指征。

（1）通过察舌以辨别病变的浅深：如说"其热传营，舌色必绛。绛，深红色也，初传绛色，中兼黄白色，此气分之邪未尽也"，是以绛舌之有否兼夹黄白苔，作为辨别病邪是否完全入营的主要指征。

（2）通过察舌辨别津液之存亡：如说"色绛而舌中心干者，乃心胃火燔，劫烁津液""舌绛而光亮，胃阴亡也""其有虽绛而不鲜，干枯而痿者，肾阴涸也""黄苔不甚厚而滑者，热未伤津，……若虽薄而干者，邪虽去而津受伤也"。凡此，都是以舌苔之润燥荣枯作为辨别津液存亡的重要依据。

（3）通过察舌为治疗立法提供依据：如用承气攻下，"必验之于舌，或黄甚，或如沉香色，或如灰黄色，或中有断纹，皆当下之，如小承气汤，……若未见此等舌，不宜用此等法"。又如运用小陷胸汤或泻心汤等苦泄方，也要察舌辨苔，指出"人之体，脘在腹上，其地位处于中，按之痛，或自痛，或痞胀，当用苦泄，以其入腹近也。必验之于舌，或黄或浊，可与小陷胸汤或泻心汤，随证治之。若白不燥，或黄白相兼，或灰白不渴，慎不可乱投苦泄"。又说"前云舌黄或浊，须要有地之黄。苔光滑者，乃无形湿热，中有虚象，大忌前法"。叶氏以辨舌作为治疗立法的依据，于此可见一斑。

（二）验齿

"齿为肾之余，龈为胃之络，热邪不燥胃津，必耗肾液"，故验齿对温病的诊断是相当有价值的。叶氏从细察齿龈周围的血色以区别病之阴阳，指出"阳血者，色必紫，紫如干漆；阴血者，色必黄，黄如酱瓣。阳血若见，安胃为主；阴血若见，救肾为要"，认为阳血是胃热邪实所致，阴血是肾阴亏损之故，因此在治法上亦有重在祛邪和重在救阴之异。此外，对于牙齿的色泽

《叶香岩外感温热篇》

115

润燥和动作亦做了分析，如说"齿若光燥如石者，胃热甚也；若无汗恶寒，卫偏胜也，辛凉泄卫透汗为要。若如枯骨色者，肾液枯也，为难治。若上半截润，水不上承，心火上炎也，急急清心救水，俟枯处转润为妥"。至于咬牙啮齿，则认为是湿热化风痉病，但咬牙有胃热走络和胃虚无谷以内荣的虚实之分。

（三）辨斑疹、白痦

叶氏对斑疹、白痦的成因、形态、色泽、分布情况及其与病情轻重深浅、预后吉凶等关系，均做了精辟的论述。叶氏认为点大而在皮肤之上者为斑；点小、云头隐隐或琐碎小粒者为疹。色泽以红润为吉，紫黑为凶，并指出斑与疹皆是邪气外露之象，但宜见而不宜见多。斑疹既出，宜神情清爽，为外解里和之象；反之，斑疹出而神昏，为正不胜邪，内陷为患，或胃津内涸之故。对于白痦，叶氏阐发说："再有一种白痦小粒如水晶色者，此湿热伤肺，邪虽出而气液枯也。必得甘药补之，或未至久延，伤及气液，乃湿郁卫分，汗出不彻之故，当理气分之邪。或白如枯骨者多凶，为气液竭也。"这些见解在临床上均有一定的指导作用，诚如汪曰桢评价说："白痦前人未尝细论，此条之功不小。"

四、在温病治疗学上的卓越贡献

《外感温热篇》虽然重点论述风温和湿温的治疗方法，但对其他多种温病有着普遍性的指导意义。论中所提出的"在卫汗之可也，到气才可清气，入营犹可透热转气，……入血就恐耗血动血，直须凉血散血"，制定了温病传变过程中不同阶段的治疗原则和大法。对卫分证的汗法，提出"在表初用辛凉轻剂"，较《伤寒论》太阳病之麻桂辛温解表，一凉一温，显有区别，而且向着采用银翘一类解毒药物迈出了可喜的一步。"入血就恐耗血动血，直须凉血散血"，则更有深义。当温邪侵入血分，出现吐血、衄血、便血、溲血或斑疹等"耗血动血"的临床表现，此时采用清热解毒、滋阴凉血一类方药，自无疑义，但既有出血，必然会产生瘀滞，若单纯凉血止血而不配合活血祛瘀之品，不仅达不到止血的目的，且瘀血不散势必使病情加剧，所以叶氏主张在"凉血"的同时，强调"散血"，选用生地、丹皮、阿胶、赤芍之类药物，凉血散血并用，是颇具巧思的。从现代医学观点来看，不少急性传染病多出现出血的症状，在病理上往往存在着"弥漫性血管内凝血"的情况，而中医的活血化瘀药物，对于改善这种病理状态常会起到较好的作用，近年在这方面的临床观察和实验研究已有很大的进展，于此足以说明叶氏立"散血"原则，是很有卓见的。

《外感温热篇》中对湿热证的治疗，尤有发挥。其一是主张湿热兼治，使两邪孤立，不致搏结为患，病易解除。如说"……夹湿加芦根、滑石之流……或渗湿于热下，不与热相搏，势必孤矣"，此段大有奥义。盖湿热合邪，热寓湿中，湿处热外，徒清其热，湿遏不化；单祛其湿，邪热愈炽，故叶氏主张清热祛湿兼顾，湿祛则热无所附，邪热孤立，则易解也，这对后世治疗湿热证启发很大。其二是强调利小便是祛除湿邪、导邪出路的重要方法。叶氏提出"通阳不在温，而在利小便"，把宋·陈言《三因极一病证方论》"治湿不利小便非其治也"的治疗原则，引申到湿热病临床，并加以发挥。因为湿温为患，常阻遏气机，使阳气不得宣通，然通阳之药，性多温燥，于湿热之证殊不相宜，唯有用分消宣化之法，通利小便，使湿浊下达膀胱而去，湿浊既消，热邪自达，阳气亦随之而通矣，此诚治湿热之妙法也。在叶氏的启迪下，后世治湿热证的不少方剂，如三仁汤、茯苓皮汤、宣痹汤之类，均于清热之中配合淡渗利湿之品，影响之深，当不言而喻。

保护和滋养津液，是治疗温病的重要法则，《外感温热篇》

对养阴和护阴有独创性的论述。首先叶氏提出"救阴不在血，而在津与液"，告诫温病的救阴与杂病有明显区别。温病救阴的目的并不在滋补阴血，而在于生津养液和防止汗泄过多而损耗津液，所以在用药上，多取生地、麦冬、玄参、甘蔗浆、梨皮之类生津养液，而不用四物、左归等滋养阴血。后世不少生津养液的名方，诸如五汁饮、增液汤、益胃汤等，均循此而立。其次，叶氏针对不同脏腑的津液损伤，采用相应的养阴药物，如说"若斑出热不解者，胃津亡也，主以甘寒，……或其人肾水素亏，……如甘寒之中，加入咸寒"。叶氏将养阴法分为甘寒濡润和咸寒滋填两大类，这对后世准确运用养阴法指出了要领。吴鞠通以甘寒为主的沙参麦冬汤治肺胃津伤，以咸寒为主的加减复脉汤治下焦肝肾液耗，即受叶氏的启示。

再则，叶氏应用清热解毒合芳香开窍法，为救治热病昏迷、痉厥等危症，开辟了新途径。如说"平素心虚有痰，外热一陷，里络就闭，非石菖蒲、郁金等所能开，须用牛黄丸、至宝丹之类以开其闭，恐其昏厥为痉也"。这是叶氏在创"逆传心包"或邪入心营理论基础上的突出治疗经验，无疑较《伤寒论》大大发展了一步。仲景治热病神昏谵语，有用承气汤攻下阳明腑实，但对"邪陷心包"所致的昏迷痉厥，在病机和治法上未曾论及。陆九芝囿于《伤寒论》的观点，认为"从来神昏，悉属胃家"，反对用芳香开窍一类方药，未免失之于偏。在临床上，牛黄丸、至宝丹、紫雪丹等治疗急性热病邪陷心包，出现神志异常的证候，确有良效，叶氏在这方面的功绩是不可磨灭的。

此外，叶氏治疗温病，秉承《黄帝内经》"上工不治已病治未病"之旨，强调预防性治疗的重要性。温邪传变迅速，变幻不一，在邪来侵入之地，亦须根据患者的体质特点，及时为之防范，所谓"务在先安未受邪之地"，突出地体现了这一精神。细读《外感温热篇》全文，随处可见"急"字，如邪入营分而见斑点隐隐，须"急急透斑为要"；若"舌色绛而上有黏腻似苔非苔者，中夹秽浊之气，急加芳香逐之"；若"舌绛而不鲜，干枯而痿者，肾阴涸也，急以阿胶、鸡子黄、地黄、天冬等救之，缓则恐涸极而无救也"；"若舌上苔如碱者，胃中宿滞夹浊秽郁伏，当急急开泄"；若"舌黑而干者，津枯火炽，急急泻南补北"等。叶氏如此催促，正是为了防微杜渐，及时控制病情的发展和恶化。

最后还须指出，叶氏立法用方，以圆活轻灵著称，选药精心琢磨，反复斟酌，务求恰到好处。如温邪在表，主张"辛凉轻剂"，夹风选加薄荷、牛蒡子之属；夹湿加芦根、滑石之流。薄荷、牛蒡子具清灵之性而入肺经，既能疏解风热，又不悖辛凉轻解之旨，后世治疗风温等病初起之银翘散、桑菊饮一类方剂，均继承和发展了叶氏这一治疗法则，用药亦以轻清灵活为主；芦根、滑石利湿而不伤阴，且有清热之功，用于温邪夹湿之证，可称两全其美。又如对湿热留恋三焦，叶氏主张"分消上下之势"，举杏、朴、苓为例。盖杏仁宣肺达邪，以开上焦，气化则湿化；厚朴运脾畅中，以化中焦之湿；茯苓甘淡渗利，以祛下焦之湿，可见这三味药作为分消三焦湿浊之邪，有一定代表性。举凡这些，说明叶氏选药十分精细，并以轻灵见长，从而形成了温热学派用药的独特风格，为后世治疗温病立法用药树立了楷模，影响深远。

综上所述，叶天士在中医学史上，对温病学的形成和发展做出了卓越的贡献，不愧为"温热大师"。清代医家徐大椿评价说其"不仅名家，可称大家矣"，确非过誉。

原著选释

温病证治大纲

【原文】温邪上受，首先犯肺，逆传心包。肺主气属卫，心主血属营。辨营卫气血虽与伤寒同，若论治法则与伤寒大异也。

【阐释】此条对温病的发病机制、传变趋向，以及与伤寒治法的区别等原则性问题做了高度概括，为论述温病证治的总纲。主要应明确和掌握以下几个问题。

（1）感邪性质和途径："温邪上受"，指出了温病的病因是感受温热之邪，与伤寒感受寒邪迥然有别；其感染途径是"上受"，即由口鼻而入，这是对吴又可"邪之着人，有自天受"的进一步发挥。

（2）病理机转和传变趋向：从人体脏腑生理功能来说，肺开窍于鼻，主司呼吸，与天气相通；又肺为华盖，其位最高，外合皮毛，主人身之表，所以外感温热之邪，必然首先侵犯于肺而出现肺卫症状。若肺卫之邪不解，病情势必进一步发展，其传变方式有逆传和顺传之分，条文中虽没有直接提出"顺传"二字，但既言"逆传""顺传"自然寓意其中，因为"逆"与"顺"是相对而言的，正如王孟英所说"苟无其顺，何以为逆"。"逆传"是指肺卫之邪不经气分阶段，直接内陷心营，而出现身灼热、神昏谵语、舌绛肢厥等危重证候，为病情之急骤变化；至于"顺传"的意义，叶氏虽未明言，但参合叶氏在《三时伏气外感篇》中所说"盖足阳明顺传如太阳传阳明"，不难理解是指上焦肺卫之邪渐次传入中焦（胃）气分，出现胃腑实热等证，这是按照一般浅深层次的传变，故称"顺传"。由是观之，在温病病邪传变过程中，"顺传"是言其常，"逆传"是言其变，常中有变，是事物的必然现象，所以必须要知常达变，才能全面、正确地掌握温病的传变规律。叶氏提出"逆传"的论点，有着重大的实践意义。如在诊治"乙脑"和急性黄疸型肝炎中，发现不少"乙脑"患者，初起仅有短暂的发热、恶寒、头痛等卫分症状，但迅即出现神昏痉厥等邪陷心营的危重症状；急性黄疸性肝炎中的暴发型（急性重型肝炎）病例，开始时亦有发热恶寒、浑身酸痛等卫分症状，但病情急剧传变，很快出现烦躁神昏、吐血便血等营分症状，这些就类似于叶氏所说的"逆传"病理现象。因此，警惕温病传变过程中会出现"逆传"的变局，治疗上及早为之防范，这对于控制病情的恶化、提高临床疗效，是很有意义的。至于造成"逆传"的因素，主要与以下几方面有关：其一是感邪性质和轻重。一般来说，感受暑邪易引起"逆传"，因为暑性酷热，热变最速，易伤津劫液，促使病情急剧转变，上面所说的"乙脑"，属于中医"暑温"等病的范畴，所以容易出现"逆传"。又与感邪的轻重有关，邪毒过重易逆传。其二是患者平素的体质状况。如阴虚体质，特别是心阴素虚者，感受温邪之后，易出现"逆传"。其三是治疗是否及时恰当。如能早期采取有效的治疗措施，使病情顿挫，阻止其发展，可以避免"逆传"。

（3）温病与伤寒异同：伤寒和温病同属外感热病，在病情发展过程中，病邪均是由表入里，由浅入深，这是一般的传变规律，虽然伤寒以六经分证，温病以卫气营血分证，但无论六经，还是卫气营血，都是用以说明病邪传变过程中浅深轻重的不同层次而已，从这个意义上来说，两者基本精神是一致的，故叶氏说"辨营卫气血虽与伤寒同"。至于伤寒与温病的治疗方法，由于感邪性质不同，伤寒是感受寒邪，温病是感受温邪，一寒一温，截然有别，所以伤寒初起宜辛温散寒，温病初起无论新感抑或伏邪，均宜辛凉清解，故叶氏称"若论治法则与伤寒大异"。

总之，此条虽寥寥数语，但所论述的内容是带有原则性、关键性的，对于指导温病的辨证和治疗，具有纲领性的作用。

【原文】大凡看法，卫之后，方言气，营之后，方言血。在卫汗之可也，到气才可清气，入营犹可透热转气，如犀角、玄参、羚羊角等物，入血就恐耗血动血，直须凉血散血，如生地、丹皮、阿胶、赤芍等物。否则前后不循缓急之法，虑其动手便错，反致慌张矣。

【阐释】本条概述了温病卫气营血的传变规律和各个阶段的治疗原则，是温病辨证施治的基本大法。主要应掌握以下几个方面。

1. 温病的传变规律

温邪侵入人体，一般由表入里，由浅入深，开始阶段邪犯外表，出现"卫分证"；进而病邪传里，则热结胃肠，出现"气分证"；若病邪再深入一层，则心营受损，出现"营分证"；最后邪扰血分，肝、肾阴液耗伤，出现"血分证"。由此可见，温邪传变的一般规律是由卫及气、由气及营、由营及血（卫—气—营—血），所以叶氏说"大凡看法，卫之后，方言气，营之后，方言血"。实质上卫气营血标志着温病病变浅深轻重的不同阶段和程度，亦即概括了温病传变过程中四种不同的证候类型。对于卫、气、营、血各个阶段的临床表现，原文未能详述，章虚谷阐发说："凡温病初感，发热而微恶寒者，邪在卫分；不恶寒而恶热，小便色黄，已入气分矣；若脉数舌绛，邪入营分；若舌深绛，烦扰不寐，或夜有谵语，已入血分矣。"近世医者，根据叶氏的宗旨，结合临床实践，对卫、气、营、血各个阶段的病机、病变部位和主要证候等，做了很大补充和发挥，使之益臻完善，成为温病辨证论治行之有效、带有纲领性的理论依据。

温病的传变固然是由卫及气、由气及营、由营及血，这是一般规律，但由于感邪的轻重、患者的体质及治疗的恰当与否等因素的影响，也可出现特殊的传变形式。如临床有的患者卫分受邪，不经气分，顿陷营血的，而且卫、气、营、血各个阶段的症状往往交叉出现或相互兼见，如卫气同病、气营两燔等，所以不能把卫气营血的传变规律当作刻板的公式，而应知其常而达其变，灵活地掌握应用。还须指出，叶氏所说的"卫之后，方言气，营之后，方言血"，主要是针对新感温病而言的，至于伏气温病的传变，与此有别，因为前者病邪一般由表入里，后者则由里达表，病机不同，传变亦异。王孟英说："若伏气温病，自里出表，乃先从血分，而后达于气分，……不比外感温邪，由卫及气，自营而血也。"可见说得十分明白。

2. 卫气营血不同阶段的治疗原则

（1）卫分证的治疗："在卫汗之可也"，可知当采用辛凉轻解的方法，不宜辛温发汗，因为温为阳邪，辛温之品（如麻、桂之类），助热化燥，不啻抱薪救火，酿成燎原之势。唯有用辛凉轻透，如薄荷、牛蒡子、桑菊饮、银翘散之属，使药物作用于肌表，直达病所，如是则表气宣通，邪热外泄，不发汗而达到汗出邪解的目的，这就是"在卫汗之可也"的奥义所在。后世吴鞠通的银翘散、桑菊饮，雷少逸的辛凉解表法等，均循此法而创制。

（2）气分证的治疗："到气才可清气"，含意深刻，既指出了气分证的治疗大法，又告诫必须温邪离表入里，即由卫及气，方可应用清气法，若病邪尚在肺卫，或初入气分而表证未罢，均不可贸然投寒凉清气之法，否则表邪阻遏，失于外透之机，反生他变。对于气分证的治疗，又当根据气分证的不同类型，采取相应的方法，如气分证的开始阶段，邪初离表入里、热势不甚，宜用凉剂微清气热，如栀子豉汤、新加白虎汤（薄荷、知母、石膏、桑枝、竹叶、陈仓米、益元散、活水芦笋、灯心草）之类；若气分邪热炽盛，宜寒凉重剂，白虎汤为其代表方剂；若气分热毒嚣张，宜苦寒清热解毒，如黄连解毒汤之类；若气分邪热与大肠糟粕相结而见阳明腑实证，选用诸承气汤以苦寒攻下；若气分热甚，津液耗伤，宜甘寒以清热生津，如玉女煎、白虎加人参汤、竹叶石膏汤、雷氏清热保津法之类。

（3）营分证的治疗："入营犹可透热转气"，此句寓意甚深。一般说来，温邪入营，当用清营之法，但叶氏主张在清营的同时，要适当配合气分药，以透热转气。因为营分阶段虽然病变部位比较深，但毕竟在"血"之前，离"气"不远，所以治疗上仍当"逆流挽舟"，防止病邪进一步深入。然而清营之品性多寒凉滋腻，如生地、玄参、麦冬等，若一味用此类药物，易于阻塞气机，不利于营分邪热向外透达，而加用一些轻清宣透之品，如金银花、连翘、竹叶等，能促使营热外透，诚如章虚谷注解说："故虽入营，犹可开达，转出气分而解。"试观吴鞠通《温病条辨》的清营汤，方中既有清营凉血的犀角、生地、玄参、麦冬、丹参之类，又配合金银花、连翘、竹叶轻清宣透之品，其制方法度即是遵循叶氏"入营犹可透热转气"之旨。

值得指出，原文中将"犀角、玄参、羚羊角等物"列为透热转气的代表药，显然是不妥帖的，切不可拘泥用之。

（4）血分证的治疗："入血就恐耗血动血，直须凉血散血"，这里提示对血分证的治疗，既要重视"凉血"，又不可忽视"散血"。所谓"散血"，即活血散瘀之意。因为温邪深入血分，不仅出现诸如吐血、衄血、便血、发斑等"动血"症状，而且常血色紫黑，多见瘀斑，显系瘀血内滞之征象。叶氏有鉴于此，故治疗上提出应用凉血的同时，还应配合散血之法，论中所列生地、丹皮、阿胶、赤芍等药，充分体现了这种治疗法则。结合现代医学观点，某些急性传染病在病变过程中，特别在危重阶段，往往有微循环障碍的病理改变，如近年有介绍治疗急性传染病中并发弥散性血管内凝血时，采用凉血解毒的同时，配合血府逐瘀汤等方，能明显提高疗效，足见叶氏所提出的治疗方法颇有远见，至今仍有指导临床的意义。

邪在肺卫证治

【原文】盖伤寒之邪留恋在表，然后化热入里，温邪则热变最速。未传心包，邪尚在肺，肺主气，其合皮毛，故云在表。在表初用辛凉轻剂，夹风则加入薄荷、牛蒡之属，夹湿加芦根、滑石之流，或透风于热外，或渗湿于热下，不与热相搏，势必孤矣。

【阐释】此条对伤寒与温病传变的区别和温病初起邪在肺卫及其兼夹证的治疗方法，做了阐述。

（1）伤寒与温病传变的区别：上面谈到伤寒与温病"治法大异"，这里叶氏进一步阐明了治法大异的道理所在。盖伤寒与温病虽均属外感热病，但由于病邪性质不同，当邪气作用于人体后，其病理机制和所引起的证候自然有别，首先表现在病邪传变上，伤寒是感受寒邪，寒性阴凝，易伤阳气，一般化热过程较慢，所以伤寒初起，卫阳被遏，表寒证持续一定时间，必待寒邪逐渐化热而内传，才显现出里热之证。正因为由寒变热，由表入里需要一定时间，故称"伤寒之邪留恋在表，然后化热入里"。而温病是外感温热，温为阳邪，故初起阶段即呈现表热证，况且温邪热变最速，所以很快由表入里，出现里热之证，这与伤寒在病邪传变上有显著区别。在临床上，风寒型感冒一般无明显热象，化热入里的现象比较少见或缓慢；而风热型感冒，热象较著，且易于传变而出现口渴喜饮、尿赤便干等里热之证，说明叶氏的论述是符合临床实际的。

（2）温病初起邪尚在肺及其兼夹证的治疗：温病初起，邪客于表，出现肺卫失调的证候，以肺主气属卫，外合皮毛故也。邪既在表，遵《黄帝内经》"在皮者汗而发之"的原则，当宜解表散邪，但又要根据病邪的性质施以不同的方法。伤寒初起，仲景立麻桂一类方剂以辛温解表，而温病是否也可适用？当然不能。因为温为阳邪，如果投辛温发散之品，热病反用热药，两阳熏灼，势必助长邪热，促使津液耗伤，导致病情进一步发展。叶氏有鉴于此，主张辛凉之剂，以宣透肺卫邪热，虽未具体指出用何方药，但参合《临证指南医案》有关治疗温病的医案，不难看出大多采用桑叶、金银花、连翘、香豉、桔梗、象贝之属。叶氏在主张用辛凉解表的同时，还强调宜取"轻剂"，即采用轻清宣透之品，切不可过用寒凉，以免冰伏病邪，阻遏邪热外透之机。后世不少治疗温病初起邪在肺卫的方剂如银翘散、桑菊饮、雷氏辛凉解表法等，均受其启发而创立。

温热为病，每多兼夹，或夹风而致风热相搏，或夹湿而致湿热相合，这与单纯感受温邪的治疗方法当有区别。对于夹风，叶氏指出应"透风于热外"，即于辛凉轻剂中加入薄荷、牛蒡子之属以疏散风热；夹湿，宜"渗湿于热下"，则加芦根、滑石之流以甘淡驱湿。陈光淞说："风，阳邪，宜表而出之，故曰透外；湿，阴邪，宜分而利之，故曰渗下。"不论"透外"，还是"渗下"，总的原则是使风邪或湿邪不与温热相合，如是则邪势孤立，病易解除，这对后世治疗风温、湿热之类疾病，颇有指导意义。

另外，赵绍琴教授等对"透风于热外"有所发挥，认为应广义理解，不能只理解为夹风邪就疏风。临床上出现因火郁而见的红肿热痛等症，如目赤且肿为风火内热之证；牙痛红肿为风火牙痛；温毒发颐为风热与温毒互阻，这些证候都可加风药，……此遵"火郁发之"之义，值得参考。

【原文】不尔，风夹温热而燥生，清窍必干，为水主之气不能上荣，两阳相劫也。湿与温合，蒸郁而蒙蔽于上，清窍为之壅塞，浊邪害清也。其病有类伤寒，其验之之法，伤寒多有变证，温热虽久，在一经不移，以此为辨。

【阐释】本条承接上文，进一步说明温热夹风、夹湿的证候特点及湿温证与伤寒的辨别。

对于温热夹风、夹湿的病证，若不按照上述"透风于热外"，或"渗湿于热下"的方法治疗，病情得不到及时控制，势必进一步发展。就温病夹风来说，风与热俱属阳邪，两阳相合，风火交炽，津液难免受到耗损，津液一伤，无津上荣，则清窍必干，临床可见口干、鼻干、咽干、干咳少痰等邪热化燥的局面。所谓"燥"，乃阴津亏损，脏器和组织乏液濡润的一种病理表现，其临床特点是出现诸如上述种种"干"的征象，刘河间所说"诸涩枯涸，干劲皴揭，皆属于燥"，概括了"燥"的病理和证候特点。当然温邪伤津耗液而出现"燥"的病理现象，不一定局限在"清窍必干"，随着病情的发展，可出现中燥、下燥或三焦俱燥的情况。叶氏举此一端，作为温病伤津化燥的辨证要点，示人以规范。

湿为重浊黏腻之邪，湿热胶结，蕴蒸于上，清窍为之壅塞，清阳之气被其阻遏，出现头痛、头重、耳聋、鼻塞等症，此即"浊邪害清"之意。又湿为阴邪，故湿温之证，初起邪在肌表，热象不著，可见恶寒、发热、头痛沉重、口不渴、苔白等症，与伤寒初起颇相类似。但两者毕竟感邪不同，临床表现是有区别的。究竟如何辨别？叶氏指出"伤寒多有变证，温热虽久，在一经不移"，这里所说的"温热"当指湿温而言。伤寒开始在表，然后化热入里，循经内传，进而出现少阳、阳明或三阴等证，进一境则转一象，故变证多；湿温之证，因湿性淹缠，转化较慢，往往病邪在一个阶段逗留较长时间，证情无明显变化，所以称"在一经不移"。但这仅是与伤寒相对而言的，并非指湿温证恒守一经而不传变。在临床上，当湿温化燥之后，传变也就十分迅速。这与上条所说的"温邪则热变最速"无异了。值得指出的是，临床除以病情传变上认识湿温与伤寒的不同点外，更需

《叶香岩外感温热篇》

127

要全面分析其他证候，做出鉴别。

邪热流连气分证治

【原文】若其邪始终在气分流连者，可冀其战汗透邪，法宜益胃，令邪与汗并，热达腠开，邪从汗出。解后胃气空虚，当肤冷一昼夜，待气还自温暖如常矣。盖战汗而解，邪退正虚，阳从汗泄，故渐肤冷，未必即成脱证，此时宜令病者安舒静卧，以养阳气来复，旁人切勿惊惶，频频呼唤，扰其元神，使其烦躁。但诊其脉，若虚软和缓，虽倦卧不语，汗出肤冷，却非脱证；若脉急疾，躁扰不卧，肤冷汗出，便为气脱之证矣。更有邪盛正虚，不能一战而解，停一二日再战汗而愈者，不可不知。

【阐释】本条论述温邪流连气分的治法，以及产生战汗的机理、转归和诊治上的注意事项等。

（1）温邪流连气分的病位及症状：气分当指邪已离表（卫），尚未入营的阶段。邪在气分流连，是指气分邪热既不从外而解，又不内传入营，而在气分羁留较长时间。联系下文"病有不传血分，而邪留三焦"，不难理解其病位主要在三焦，陈光淞注释说："若未入里，流连气分者，则属三焦。"至于温邪流连气分的临床表现，叶氏虽未指出，但参考各家的阐发，也不难明确。如章虚谷说："不恶寒而发热，小便色黄，已入气分矣。"吴坤安说："凡舌苔白中带黄，日数虽多，其邪尚在气分流连，可冀战汗而解。"再结合临床实践，其主要临床表现是发热稽留不退，或身热不扬，不恶寒，汗出不畅，胸闷脘痛，口渴溲黄，舌苔黄白相兼，脉来滑数或濡数等，这种情况在湿温病病程中常可出现。

（2）战汗的机制和临床表现：温病过程中出现战汗，意味着正邪剧烈交争，病情有转机之望，所以一般来说是好的现象。因为温邪流连气分，尚未入营，此际邪气虽然久羁不解，但正气尚未虚衰，犹能奋起与邪抗争，力透重围，驱邪外出，从而出现战象，这就是战汗的机制所在。对于战汗的临床表现，魏柳洲说："脉象忽然双伏或单伏，而四肢厥冷，或爪甲青紫，欲战汗也，宜熟记。"是指战汗的先兆症状。战汗之际，一般全身战栗，不久即热达腠开，全身透出大汗。盖汗出以阴液为材料，以阳气为动力，大汗之后，不仅消耗了津液，而且阳气亦难免受损，因此战汗后，一昼夜时间内，肌肤可见较凉的现象，这是阳气一时不能温煦肌肤所致，待阳气渐复，肌肤自然温暖如常了。

（3）战汗后的转归：战汗即是正邪剧烈相争的表现，势必出现两种不同的转归。其一是正胜邪却，即战汗之后，随着汗出邪透，热势当随之减轻或消退，其他症状亦相应好转，全身情况得到改善，诚如章虚谷所说："如其正能胜邪，却即汗出，身凉脉静安卧矣。"其二是正不胜邪，即战汗之后，病情不仅未能改善，反而恶化，出现汗出而热仍不衰，脉急疾，躁扰不卧，甚则肤冷汗出，四肢厥逆，脉沉细欲绝或浮大无根等气（阳）脱危证，亦如章氏所说："倘汗出肤冷，而脉反急疾，躁扰不安，即为气脱之候；或汗已出而身仍热，其脉急疾而烦躁者，此正不胜邪，即《黄帝内经》所云阴阳交，交者死也。"吴又可《温疫论》对战汗之危证及其预后亦有论述，指出"但战而不汗者危，以中气亏微，但能降陷不能升发也。次日当期复战，厥回汗出者生，厥不回汗不出者死，以正气脱不胜其邪也；战而厥回无汗者，真阳尚在，表气枯涸也，可使渐愈；凡战而不复，忽痉者必死，痉者身如尸，牙关紧，目上视"。此亦值得参考。

正胜邪却和正不胜邪是战汗后两种完全不同的结局，临床必须细加辨别。因为即使是正胜邪却这种转归，由于战汗之后，阳气虚衰，患者处于肌凉汗出倦卧不语的状态，与正不胜邪而出现的肤冷汗出颇相类似，其间辨证，诊察脉象是关键。叶氏指出，若脉"虚软和缓，……却非脱证""若脉急疾……便为气脱之证"。以脉象作为判断病情吉凶的着眼点，可谓得其要领，当然还必须参合全身情况，则诊断更为全面准确。

（4）战汗的处理方法：如前所述，温邪流连气分，有希望通过战汗而解，因此在治疗上当因势利导，促使病情向好的方面转化。原文指出，"可冀其战汗透邪，法宜益胃"，这里所说的"益胃"，从临床实际来看，当不是指甘温补益胃气或滋腻以养胃阴，因为两者均不利于病邪透达，反有壅补滞邪之弊。王孟英阐发甚为精当，他说："益胃者，在疏瀹其枢机，灌溉汤水，俾邪气松达，与汗偕行。"取轻清之品，清气生津，宣展气机，并灌溉汤液，既助胃气以为作汗之资，又促使病邪有外透之机，如是则气道宣通，营卫调和，热达腠开，邪随汗泄。具体方药，"《温病条辨》中之雪梨浆、五汁饮……热盛者食西瓜，战时饮米汤白水"（陈光淞语），值得取法。战汗之后，在护理上，亦宜注意让患者安舒静卧，以养阳气来复，切勿以"汗出肤冷""倦卧不语"而误认为脱证，产生不必要的惊惶，甚至频频呼唤患者，这样就会扰其元神，使其烦躁，对病情是十分不利的。此外，还有一些患者，由于邪正双方的力量对比，正气相对不足，所以不能通过一次战汗而解，需停一二日，待正气渐复，又奋起与邪抗争，再次战汗而达到邪除病愈，这点亦必须注意。

【原文】再论气病有不传血分，而邪留三焦，亦如伤寒中少阳病也。彼则和解表里之半，此则分消上下之势，随证变法，如近时杏、朴、苓等类，或如温胆汤之走泄。因其仍在气分，犹可望其战汗之门户，转疟之机括。

【阐释】本条指出温邪夹痰湿留于三焦的证治，可从以下三个方面加以领会。

（1）邪留三焦的机制、症状及其与伤寒少阳病的区别：温邪久羁气分，既不外解，亦不内传，往往逗留三焦。三焦属少阳，《素问·灵兰秘典论篇》说："三焦者，决渎之官，水道出焉。"《难经·三十一难》说："三焦者，水谷之道路，气之所终始也。"这说明三焦的生理功能是人身气机升降出入的通道，主司水液的流通与排泄，参与体内水液代谢。温邪留于三焦，三焦气机郁遏不宣，水道不通，以致水液内停而酿成痰湿，无形之邪热与有形之痰湿相结为患。又手少阳三焦经脉循行上、中、下三焦，分布整个人体，因此，温邪夹痰湿留于三焦，其主要临床症状除寒热起伏外，上则胸宇痞闷，中则呕恶腹胀，下则溲短便溏，脉多濡缓，舌苔黄白而腻。这与伤寒少阳病的症状有所相似。但伤寒少阳病的病机是风寒之邪虽已离表，但尚未化热入里，而客于少阳半表半里之地，以致胆气不舒，枢机不利，出现寒热往来、胸胁苦满、默默不欲饮食、心烦喜呕、脉弦、苔薄黄或黄白相兼等症。所以，两者在病邪性质、病变部位、病理机制和临床表现上均有不同，注意鉴别。

（2）邪留三焦的治法：针对邪留三焦的病因病机及与伤寒少阳病的区别，叶氏指出其治法为"分消上下之势"，不同于伤寒少阳病"和解表里之半"（即用小柴胡汤和解半表半里）。所谓"分消上下之势"，指采用宣化气机，分消走泄的方法，如杏仁、厚朴、茯苓等药，或温胆汤之类。取杏仁开上，厚朴宣中，茯苓导下，使流连于三焦之湿热或痰湿得以分消走泄；温胆汤辛开苦泄，功在宣气化湿，化痰和胃，对于邪留三焦，气机不利而痰湿较重者较为适用。此类病证，切不可妄投寒凉之剂，否则使痰湿阻遏，不得宣达，病反纠缠。但值得注意的是，上述方药偏于温燥，若温邪流连气分而热象较甚者，误用反促使化燥伤津而致病情转重，当用清化之法，以清泄邪热。章虚谷说："凡表里之气，莫不由三焦升降出入，而水道由三焦而行，故邪初入三焦，或胸胁满闷，或小便不利，此当展其气机，虽温邪不可用寒凉遏之。如杏、朴、温胆之类，辛平甘苦以利升降而转气机，开战汗之门户，为化疟之丹头。……不明此理，一闻温病之名，即乱投寒凉，反使表邪内闭，其热更甚，于是愈治而病愈重，至死不悟其所以然，良可慨也。"王孟英说："其所云分消上下之势者，以杏仁开上，厚朴宣中，茯苓导下，似指湿温，或其人素有痰饮者而言，故温胆汤亦可用也。……若风温流连气分，下文已云到气才可清气，所谓清气者，但宜展气化以轻清，如栀、芩、蒌、苇等味是也。虽不可遽用寒滞之药，而厚朴、茯苓亦为禁剂。彼一闻温病即乱投寒凉，固属可慨，而不辨其有无湿滞，概用枳、朴，亦岂无遗憾乎！"以上两家的阐发十分精当。

（3）邪留三焦的转归：邪留三焦的转归可有两个方面：一是病邪向里发展，传入肠胃而成里结；二是经过适当的治疗后，三焦气机宣通，正气奋起与邪抗争，从而由战汗而解，或转为疟状，逐渐向愈。

热结阳明证治

【原文】再论三焦不得从外解，必致成里结。里结于何？在阳明胃与肠也，亦须用下法。不可以气血之分，就不可下也。但伤寒邪热在里，劫烁津液，下之宜猛；此多湿邪内搏，下之宜轻。伤寒大便溏为邪已尽，不可再下；湿温大便溏为邪未尽，必大便硬，慎不可再攻也，以粪燥为无湿矣。

【阐释】本条论述三焦之邪内传阳明而成里结的治法及伤寒与湿热病运用下法的不同点。

（1）三焦之邪内传阳明而成里结的治法：三焦为半表半里之地，病邪羁留三焦，经过分消走泄等法的适当治疗，每多外透而解，这是一种好的转归；反之，若病邪不得外解，势必内传阳明，湿热搏结肠胃，腑气壅闭不通，而成里结，其临床表现大便虽不干结，但多滞下不爽，状如败酱，或如胶漆，伴发热腹胀满，苔黄浊或黄腻而干，脉沉实等腑实证候。本证虽属湿热之邪由三焦传变而成，与伤寒表邪化热入里之腑实证不同，但既具备可下之证，亦须用下法以攻逐实邪。

（2）伤寒与湿热病运用下法的不同点：叶氏认为"伤寒邪热在里，劫烁津液，下之宜猛；此多湿邪内搏，下之宜轻"，指出了伤寒与湿热之腑实在病机上的不同点，以及在下法具体运用上有轻猛缓速之异。盖伤寒阳明腑实是邪热与肠中燥屎相结，热势燎原，津液受劫，大有吸尽西江水之势，故下之宜猛宜速，此即"釜底抽薪""急下存阴"之意。但湿热瘀滞肠道而成腑实，并非燥屎内结，所以下之宜轻宜缓。况湿本为阴邪，易伤脾阳，湿与热合，如胶似漆，若用苦寒峻下之剂（如承气汤之类），不仅达不到攻逐病邪的目的，反而脾阳受损，运化失职，以致旧湿未去，新湿又生，或造成洞泄不止，故宜轻下缓下，如枳实导滞汤、泻心汤之类，诚如章虚谷所说："伤寒化热，肠胃干结，故下之宜峻猛；湿热凝滞，大便本不干结，以阴邪瘀闭不通，若用承气猛下，其行速而气徒伤，湿仍胶结不去，故当轻法频下。"当然，若湿热化燥，已与肠中燥屎相结，治法当与伤寒阳明腑实同例，不可拘泥于"下之宜轻"，以致贻误病机，此又不可不知也。

此外，叶氏还指出了伤寒与湿热之腑实证不可再下的不同指征。由于伤寒阳明腑实是燥热内结，应用下法后，大便由硬转溏，标志着燥热已除，故不可再下；湿热瘀滞肠道而成腑实，大便本不干燥，每多溏滞不畅，应用下法后，大便由溏转硬，提示湿邪已尽，所谓"粪燥为无湿矣"，此时不可再予攻导，不尔，徒伤正气，必生他变。《黄帝内经》强调毒药（包括攻下法）治病，中病即止，"无使过之，伤其正也"。所谓"中病"，即是药中病所，收到预期的效果，其时就不可继续使用，或变换其他方法，以防止正气受伤。此条以大便之"转溏""转硬"作为伤寒阳明腑实和湿热内搏病邪已尽而不可再下的指征，是叶氏由临床体验所得，有一定的参考价值。

【原文】再人之体，脘在腹上，其地位处于中，按之痛，或自痛，或痞胀，当用苦泄，以其入腹近也。必验之于舌：或黄或浊，可与小陷胸汤或泻心汤，随证治之；或白不燥，或黄白相兼，或灰白不渴，慎不可乱投苦泄。其中有外邪未解，里先结者，或邪郁未伸，或素属中冷者，虽有脘中痞闷，宜从开泄，宣通气滞，以达归于肺，如近俗之杏、蔻、橘、桔等，是轻苦微辛，具流动之品可耳。

【阐释】本条论述湿热或湿热夹痰成痞的辨证和治疗。

湿热证，其邪结于胸脘，或湿热夹痰浊阻滞中焦，气机郁滞，胃失和降而成"痞"证，症见胸脘痞满或按之作痛，或不按亦痛，因其病位已离表入里，且入腹较近，故图治之法，不若邪客于表可行宣透，亦不比邪留上焦胸膈可行涌吐，惟宜苦辛通降之品，导邪下行，如大小陷胸汤或泻心汤等。盖小陷胸汤出自《伤寒论》，为痰热互结心下的"小结胸证"而设，主症是心下满闷，按之则痛，故用小陷胸汤（黄连、半夏、瓜蒌实）苦辛合用以清热涤痰，宽胸开结；泻心汤亦出《伤寒论》，为热邪壅盛心下（胃脘部），胃失和降的"热痞"而设，主症是心下痞满，按之柔软不痛，仲景立泻心汤（大黄、黄连、黄芩）苦寒泻火，泻热除痞。叶氏熟谙《伤寒论》，以陷胸、泻心两方治疗湿热或湿热夹痰浊结于胸脘的痞证，实属对证之治，也是对经方应用之发挥。由于上述两方系苦寒泄降之剂，应用时必须辨证确切，叶氏强调"必验之于舌"，即以舌诊作为辨证的主要依据，指出舌苔必须"或黄或浊"（黄浊苔是湿热痰浊内结之象），方可与之。若虽有痞满的症状，但舌苔白而不燥，表明纯属痰湿内阻而无热象；若舌苔黄白相兼，多系表邪未解而里先结，或湿遏热伏，邪郁未伸之象；若舌苔灰白而口不渴，则为阳气不化，浊邪凝滞；或平素胃阳虚弱，寒滞中脘，亦可出现脘宇痞闷。凡此，均不宜用苦寒泄降之剂，应当用开泄的方法，以宣通气滞，使气达归于肺。盖肺主一身之气，肺气通，则周身之气俱通矣，何患痞满之有哉！所举杏仁、蔻仁、橘皮、桔梗等药，都是一些轻苦微辛之品，具有疏通开泄气机的作用。临床还需要随证加减，如兼表邪未解者，少佐透表；痰湿重者，配以化痰祛湿；中阳虚者，酌加温运。圆机活法，存乎人也。

【原文】再前云舌黄或浊，须要有地之黄，若光滑者，乃无形湿热中有虚象，大忌前法。其脐以上为大腹，或满或胀或痛，此必邪已入里矣，表证必无，或十只存一。亦要验之于舌，或黄甚，或如沉香色，或如灰黄色，或老黄色，或中有断纹，皆当下之，如小承气汤，用槟榔、青皮、枳实、元明粉、生首乌等。若未见此等舌，不宜用此等法，恐其中有湿聚太阴为满，或寒湿错杂为痛，或气壅为胀，又当以别法治之。

【阐释】本条主要论述以下两方面的问题。

（1）承上条进一步说明痞证用苦泄法的辨舌要点：前条指出痞证应用苦泄，必须是黄浊之苔，此条则补充说明一定要"有地之黄"，即黄而有根，刮之不去，方是湿热痰浊结滞之据；若黄而光滑，是湿热内蕴而中气已虚，苦泄之剂易伤阳气，是以禁忌，宜清利湿热或稍佐脾健化湿之品。

（2）阳明腑实而用攻下法，亦须以舌诊作为辨证施治的主要依据：温病过程中，表邪入里，由卫及气，邪热与肠中糟粕搏结，腑气不通，出现阳明腑实证，腹部胀满或胀痛是其主要临床表现之一，此时当用下法，如小承气汤，或槟榔、青皮、枳实、元明粉、生首乌之类随宜择用；但"亦要验之于舌"，必舌苔黄甚，或如沉香色，或如灰黄色，或老黄色，或中有裂纹，才表明热甚津伤，实邪内阻，宜攻逐实热，急下存阴。但腹部胀满或胀痛，不一定都属胃腑实热，有因脾运不健，湿聚中焦而致者；有因寒湿互阻，气道不畅引起者；更有因气机壅滞为之者。凡此与阳明腑实证在病因、病机上各不相同，治疗方法亦大相径庭。临床如何辨别呢？叶氏指出，"若未见此等舌（即未呈现上述阳明腑实的舌象），不宜用此等法"，同样以舌苔的变化作为辨证施治的主要依据，足见叶氏重视舌诊之一斑。至于叶氏所说的"当以别法治之"，可以认为是湿聚太阴为胀者，平胃散合二陈汤治之；寒湿错杂为痛者，厚朴温中汤为宜；气壅为胀者，木香调气散恰合。

邪在营分证治

【原文】前言辛凉散风，甘淡驱湿，若病仍不解，是渐入营也。营分受热，则血液受劫，心神不定，夜甚无寐，或斑点隐隐，即撤去气药。如从风热陷入者，用犀角、竹叶之属；如从湿热陷入者，犀角、花露之品，参入凉血清热方中。若加烦躁，大便不通，金汁亦可加入。老年或平素有寒者，以人中黄代之，急速透斑为要。

【阐释】本条论述温热夹风、夹湿传入营分的证治。

温热夹风、夹湿之证，应用辛凉散风、甘淡渗湿，本属正治，但由于感邪太重或正不胜邪等原因，使病情得不到控制，邪气由表入里，渐入营分，欲陷心包。盖心主血属营，又为神明之腑，故温邪侵犯营分，主要的病理变化是营阴受灼、心神被扰，而出现心烦不寐，甚或神识昏蒙、谵语等"心神不定"的证候，若邪热迫血溢于肌肤，可见"斑点隐隐"，这些都是营分证的特征。当然，临床还需要观察舌苔的变化。叶氏认为"其热传营，舌色中绛"，可见舌质绛是辨别邪入营分的重要依据之一，不可忽视。后世医家在叶氏的基础上，对营分证的辨证多有发挥，扼要言之，其主要临床表现是发热夜甚，心烦不寐，口干而不甚渴饮，神识昏蒙或斑疹隐隐，舌绛，脉细数。

邪既入营，治疗与卫分、气分阶段自然有别，所以叶氏指出要"撤去气药"，即是指辛凉散风、甘淡祛湿一类作用于卫分气分的药物再不能继续使用，而是要以清营泄热、凉血解毒为主。结合叶氏所说："入营犹可透热转气"及临床实际，不是说气分药绝对禁用，根据具体情况，配合适当的气分药，如金银花、连翘之类，以达到透营分之热转出气分而解，还是十分需要的，如吴鞠通的清营汤，即是在清营凉血之中辅以金银花、连翘、竹叶清透之品，以冀营热有外泄之机。

营分证的治疗固然以清营凉血解毒为主，但又要区别温热夹风、夹湿等不同情况，用药同中有异。若温热夹风陷入营分的，宜加入竹叶之属以清热透泄；若温热夹湿陷入营分的，可佐花露之品以清泄芳香，而犀角之清营凉血解毒，两者同为主药。至于临床如何辨别夹风还是夹湿陷入营分，除应在病史上详细了解外，更需要审定邪已入营的舌苔变化，章虚谷说："热入于营，舌色必绛，风热无湿者，舌无苔，或有苔亦薄也，热兼湿者，必有浊苔而多痰也。"说得很有道理。

温病发斑，多系阳明热毒内迫营血，外发肌肉所致，所以治疗宜"清化"为主。这里所说的"透斑"，是指清泄热毒，使斑点透出，邪热得以外泄，正如赵绍琴教授所说："叶氏所谓'透斑'，实际是指凉血清热，祛其壅滞，使气血宣通，斑点透出，俾其热邪有外达之机。"对于里热壅结，致斑点不易外透者，还可酌用大黄等通腑泄热，里气宣通，热毒松达，斑点反易外透，此亦寓有透斑之意。还必须指出，切不可把"透斑"机械地理解为辛散提透，汪曰桢说得很确切，"急速透斑，不过凉血清热解毒，俗医必以胡荽、浮萍、樱桃核、西河柳为透法，大谬"。

【原文】再论其热传营，舌色必绛。绛，深红色也。初传，绛色中兼黄白色，此气分之邪未尽也，泄卫透营，两和可也。纯绛鲜色者，包络受病也，宜犀角、鲜生地、连翘、郁金、石菖蒲等。延至数日，或平素心虚有痰，外热一陷，里络就闭，非菖蒲、郁金等所能开，须用牛黄丸、至宝丹之类以开其闭，恐其昏厥为痉也。

【阐释】本条论述绛舌的变化及其临床意义、治疗要点。

（1）绛舌是邪入营分的主要指征：舌苔和舌质是验舌所要注意的两个方面，其诊断意义各有侧重。在温病辨证过程中，舌苔的变化主要反映卫气的病变，舌质的变化主要反映营血的病变。温病中出现的绛舌，绛是深红色，表明热甚，而舌质既起变化，说明病邪已入营分，所以绛舌是邪热入营的主要标志，也就是说是营分证的一个辨证关键。当然，临床辨证单凭舌诊是不够全面的。营分证除舌绛是主要征象外，尚有身热夜甚、口干不欲饮、心烦不寐，甚则神识昏蒙或谵语，或斑疹隐隐等症状，所以应综合各方面的情况，即四诊合参，方能做出正确的诊断。

（2）绛舌的各种表现及其主病、治疗要点：舌绛兼黄白苔垢，说明邪虽入营，气分邪热尚未尽解，属气营兼病，治疗当于清营解毒之中，佐以清气透泄之品（如金银花、连翘、竹叶等），吴鞠通的清营汤与此甚合；若舌纯绛鲜泽，说明心包受扰，因为营气通于心，心包为心之外围，代心行令，亦主神明，邪既侵犯心包，则神明不安，可出现烦躁、神昏谵妄等症，证情转重，治疗当清心开窍，清心宜用犀角、鲜生地、连翘之类，开窍则取郁金、石菖蒲等。若此时再不及时抢救，致病邪进一步内陷，或其人平素心血（阴）内虚，而宿有痰湿，则邪热更易乘虚陷入心窍，热与痰湿相结，心窍堵塞，神明蒙闭，神志常深度昏迷，或伴痉厥，非寻常清心开窍药所能胜任，必须急用牛黄丸、至宝丹之类以清心豁痰，通窍开闭，以防其出现痉厥的险恶征象。牛黄丸、至宝丹作用同中有异，又当根据证情选而用之。若热毒甚者，以牛黄丸为宜；痰湿盛者，至宝丹为善。

对于绛舌的表现及其主病、治疗方法，章虚谷、吴坤安的注释颇有深义。章氏说："绛者指舌本也，黄白者指舌苔也。……苔兼白，白属气，故其邪未离气分，可用泄卫透营，仍从表解，

增补温病
名著精华

勿使入内也；纯绛鲜泽者，言无苔色，……而邪已离卫入营，其热在心包也。若平素有痰，必有舌苔。其心虚血少者，舌色多不鲜赤，或淡晦无神，邪陷多危而难治，于此可卜吉凶也。若邪火盛而色赤，宜牛黄丸，痰湿盛而有垢浊之苔者，宜至宝丹。"吴坤安说："邪入营中，宜泄营透热，故用犀角以透营分之热邪，翘、丹、鲜地以清营分之热邪。邪入心包络，则神昏内闭，须加川郁金、石菖蒲以开之。若兼火痰，必致痰涎内闭，更当加西黄、川贝、天竺黄之类清火豁痰。"洵为阅历有得之见，足资参考。

邪在血分证治

【原文】再有热传营血，其人素有瘀伤，宿血在胸膈中，夹热而搏，其舌色必紫而暗，扪之湿，当加入散血之品，如琥珀、丹参、桃仁、丹皮等。不尔，瘀血与热为伍，阻遏正气，遂变如狂发狂之证。若紫而肿大者，乃酒毒冲心。若紫而干晦者，肾肝色泛也，难治。

【阐释】本条论述温病过程中紫舌的临床意义和治疗方法。

（1）紫而暗，扪之湿：紫舌较绛舌更深一层，一般提示温邪深入血分，热毒炽盛，但必紫绛而干燥，甚则起芒刺。今紫而暗，手抚摸之尚湿润，与邪入血分、热盛津伤之紫舌显有区别。叶氏指出，这是由于其人素有瘀血停滞胸膈，邪入营血之后，与宿瘀相搏，因此舌呈紫色，而扪之湿。舌紫，既是热入营血之外候，又是瘀血积滞之征象；舌色虽紫而扪之湿润不干，足证邪热夹瘀无疑。故治疗宜于清营凉血之中加入散血之品，如琥珀、丹参、桃仁、丹皮等，否则，热与瘀血互结，阻遏气机，蒙闭心窍，遂变如狂、发狂等心神被扰的证候。盖邪热与瘀血相搏，出现如狂、发狂之症，《伤寒论》早有论述，如太阳或阳明蓄血证均可出现此类症状，治疗以逐瘀泻热为主。叶氏继承、发挥仲景的经验，对温病过程中"瘀血与热为伍"而出现如狂、发狂之症，主张清营凉血与散血同用，标本兼顾，确有见地。

（2）紫而肿大：舌色紫而舌体肿大，则见于嗜酒之人，或饮酒过度，以致酒毒冲心的结果。至于治疗之法，赵绍琴教授等认为"急以葛花解醒汤治之"，允称至当。

（3）紫而干晦：这是"肝肾色泛"，脏色外露的特征，多见于温病后期，热灼下焦真阴，肝肾精血枯涸，真脏色败露，提示病情危笃，故称难治。诚如章虚谷所说："其晦而干者，精血已枯，邪热乘之，故为难治。肾色黑，肝色青，青黑相合而见于舌，变化紫晦，故曰肾肝色泛也。"

热灼津伤证治

【原文】若斑出热不解者，胃津亡也，主以甘寒，重则如玉女煎，轻则如梨皮、蔗浆之类。或其人肾水素亏，虽未及下焦，先自彷徨矣，必验之于舌，如甘寒之中加入咸寒，务在先安未受邪之地，恐其陷入易易耳。

【阐释】本条阐述斑出热不解的主要病理机转及治疗原则。

温病发斑，多因阳明胃热内迫营血，外发肌肉所致。按一般的发展趋势，斑点透出，表明邪热有外泄之机，症状应随之减轻，如体热下降，脉数转徐，神识亦渐爽慧，所谓"脉静身凉"，为外解里和的佳象；相反，若斑出而热不解，甚或升高，这是正不胜邪的表现，当责之胃津消亡，水不济火之故。治疗之法，叶氏指出"主以甘寒，重则如玉女煎，轻则如梨皮、蔗浆之类"。玉女煎由生地、石膏、麦冬、怀牛膝、知母组成，重用石膏清阳明之热，生地滋阴凉血，功在两清气营，养阴生津，正如王孟英所说："本条主以甘寒，重则如玉女煎者，言如玉女煎之石膏、地黄同用，以清未尽之热，而救已亡之液。"至于梨皮、蔗浆之类，亦属甘寒生津之品，惟性味平和，用于津伤较轻者，特别是热病恢复期，余热未净，津液未复者，最为适当。于玉女煎中加入梨皮（或梨汁）、蔗浆同服，效果更好。

患者的体质状况，往往影响疾病的发生和转归，从而关系到治疗和预防。斑出热不解，虽然主要病理症结在于胃津消亡，正不胜邪，治以甘寒清热生津为主，但亦需要注意患者平素的体质状况。若其人肾水素亏，每易导致邪热乘虚深入下焦而使病变加重，所谓"至虚之处，便是容邪之所"。对于此类患者的治疗，除了甘寒以救胃津外，还必须配合咸寒养阴之品，如玄参、阿胶、龟板、鳖甲等以滋填下焦。肾阴足则中焦邪热不至于传入下焦血分，达到控制病情进一步发展的目的，此即叶氏所说的"务在先安未受邪之地"之意，实为预防性的治疗措施。

临床如何辨别患者肾阴素亏呢？当然要详究病史，四诊合参，但更重要的是应"验之于舌"。肾水不足之体，舌质多红绛少津，甚或干绛，这是辨证的要点。

值得指出的是，叶氏提出甘寒养胃阴、咸寒救肾水的见解，这对后世针对不同脏腑的阴亏，准确地运用养阴法，启发很大。如吴鞠通《温病条辨》的养阴方剂，其中以甘寒为主的五汁饮、沙参麦冬汤、益胃汤等，主要是滋养肺胃之阴，以咸寒为主的加减复脉汤等，重点是滋填肝肾之阴，注意区别运用。

湿热证治

【原文】且吾吴湿邪害人最广，如面色白者，须要顾其阳气，湿胜则阳微也，法应清凉，然到十分之六七，即不可过于寒凉，恐成功反弃，何以故耶？湿热一去，阳亦衰微也；面色苍者，须要顾其津液，清凉到十分之六七，往往热减身寒者，不可就云虚寒，而投补剂，恐炉烟虽息，灰中有火也，须细察精详，方少少与之，慎不可直率而往也。又有酒客里湿素盛，外邪入里，里湿为合，在阳明之躯，胃湿恒多，在阴盛之体，脾湿亦不少，然其化热则一。热病救阴犹易，通阳最难，救阴不在血，而在津与汗；通阳不在温，而在利小便，然较之杂证，则有不同也。

【阐释】本条指出湿热病的治疗原则，强调体质与发病、病理机转和治疗的关系。主要应弄清楚以下几点。

（1）地区方域与湿热病发病的关系：叶氏根据《素问·异法方宜论篇》的精神，结合临床实践，体会到南方（特别东南沿海江浙一带）地处卑湿，每值夏秋季节，天之热气下迫，地之湿气上腾，湿热相蒸，浸淫弥漫，人在气交之中，无不与湿热邪气接触，体虚者易感受而罹患湿热病，所以说："吾吴（指江苏吴县，叶天士的家乡）湿邪害人最广。"

（2）湿热病的治疗要重视患者的体质状况：中医治病强调"因人而异"，即使罹患同一种疾病，由于个体体质有异，治疗方法亦有所不同。叶氏对湿热病的治疗，充分体现这一原则。盖湿热相合为患，从总体上来说，应属湿热病的范畴，治疗当以清凉为主，所谓"热者寒之"，但湿热病毕竟与单纯热病在病邪性质上有所不同，特别是阳虚之体罹患湿热病，由于湿为阴邪，易伤阳气，加之素体阳气不足，因此"伤阳更属易易，湿胜则阳微"，正谓此也。应用清热药物时，要做到适可而止，不可过于寒凉，以免造成邪热虽去而阳气衰亡的不良结局。叶氏告诫"须要顾其阳气""恐成功反弃"，值得注意。另外，对于阴虚之体而病湿热者，因为热邪容易伤津耗液，应用清凉之法，目的在于清热保津，所以当清热药物用到一定程度时，随着邪热退舍而出现"热减身寒"的现象，此时不可误认为虚寒而妄投温补，因为在湿热病后期，表面上似乎热退邪净，但往往余热潜伏，如治疗上稍有大意，或过早投以温补，每易导致"炉灰复燃"，使热势再度升高，阴虚阳旺体质患者，尤当警惕。叶氏继承吴又可《温疫论》"暴解之后余焰尚存，阴气未复，大忌参、芪、白术"

之意，强调药后热减身凉，"不可就云虚寒而投补剂，恐炉烟虽息，灰中有火也"，确有临床指导意义。当然，热病后期，正虚而余邪未尽，酌情投以平补清养、益气生津之剂，扶正而兼清余邪，也是必要的，所谓"须细察精详，方少少与之"，即是斯意。

（3）湿热病的病理机转与体质的关系：湿有内外之分，一般说来，外湿系感受"六淫"中之"湿"邪；内湿系脾胃运化失常，湿自内生，但也有外湿与内湿相合为患的，如嗜酒之人，内湿素旺，复感外湿，则内外合邪，湿蕴化热，而成湿热病。以脏腑生理功能来说，脾为阴土，胃为阳土，主司水谷的受纳和运化，若脾胃功能失健，就会使水液的运化发生障碍，不仅滋生内湿，而且外湿侵入亦不易及时排除，所以湿邪为病，多以脾胃病变为中心，又随着患者本身体质的不同而病机转化各异。若其人阳热素旺，特别是胃阳偏亢者，湿邪就从阳而化，出现热重于湿的证型，其病变重点在胃；若其人阴寒素盛，特别是脾阳不足者，则湿邪从阴而化，出现湿重于热，或寒湿之证型，其病变重点在脾。章虚谷说："六气之邪，有阴阳之别，其伤人也，又随人身之阴阳强弱变化而为病。"此确为经验之谈。无论热重于湿也好，湿重于热也好，随着热势的滋长，湿邪均可化热化燥，而转化成湿热病，因此叶氏指出"然其化热则一"。

（4）热病救阴和通阳法的运用：在温热病的病变过程中，由于阳热亢盛，容易伤津耗液，治疗上遵循"热者寒之""燥者濡之"的原则，应用清热养阴法机会较多。在湿热病中，由于湿为阴邪，湿阻则阳气被遏，似应采用温药以宣通阳气而化湿邪；但湿与热合，如油入面，胶结难解，如投温药以化湿，深恐助长邪热，用药颇为掣肘，较之热病用清热养阴法，相对来说难度较大，所以叶氏说："热病救阴犹易，通阳最难。"至于"救阴不在血，而在津与汗；通阳不在温，而在利小便"，则明确提出了热病救阴和通阳法的特点及具体运用。热病救阴，不在于补血养血，而在于滋养津液和防止汗泄过多（因为汗为津液所化生，汗出过多，必然消耗津液），在具体用药上，多用甘寒濡润或咸寒滋填以生津养液，如生地、麦冬、石斛、玄参、花粉、阿胶之类；或用酸甘药物以敛汗保津，如沙参、麦冬、五味子之属。津生汗止，阴液自复，这与杂病用四物、六味、左归之类以滋养阴血显有区别。吴又可《温疫论》立清燥养荣汤（知母、花粉、当归、白芍、地黄汁、陈皮、甘草）、人参养荣汤（人参、麦冬、辽五味、地黄、归身、白芍、知母、陈皮、甘草）等方以养血润燥，观其所用方药，仍不失于四物汤加减之类，至叶氏才广泛采用甘寒生津之品，这不能不说是叶氏在热病救阴方面的重大发展和贡献。湿温病的通阳方法，叶氏主张不宜温燥药物，而是遵古人"治湿不利小便非其治也"的原则，采用甘淡利湿一类药物，如芦根、滑石、通草等，利湿而不伤阴，又无助热化燥之弊，且湿去而阳气自然宣通，允称至当，此即叶氏"通阳不在温，而在利小便"的奥义所在。

辨舌

【原文】再黄苔不甚厚而滑者，热未伤津，犹可清热透表；若虽薄而干者，邪虽去而津受伤也，苦重之药当禁，宜甘寒轻剂可也。

【阐释】本条论述黄苔之润燥的临床意义和治疗方法。

一般说来，温病过程中出现黄苔，表明病邪已由表入里，由卫及气；但黄苔亦有各种各样的表现，如有厚薄之殊，润燥之异，有根无根之辨等。本条主要是从黄苔的润燥以验津液之盈亏，从而决定相应的治法，具体分以下两种。

（1）黄苔不甚厚而滑润：说明邪虽进入气分，但热结未深，津液未伤，治疗仍可清热透表。叶氏虽未指出具体方药，临床可选用轻清宣透之品，如竹叶、芦根、金银花、连翘等，既可清气分之热，又可透邪外达，冀其从表而解。

（2）黄苔虽薄而干：薄黄苔，表明气分邪热不甚，或已渐解；苔干燥，则提示胃中津液已伤。盖苦寒重剂如黄芩、黄连、大黄之属，寒凉太甚，恐药过病所，且苦寒之品容易化燥，于津伤液耗尤不相宜，故叶氏主张禁用，唯有甘寒轻剂既有滋养津液之功，又有清凉泻热之效，扶正兼以祛邪，于温病津液已伤，邪热未尽之证，最为相宜。临床可选用梨皮、蔗浆、石斛、芦根之类，或以吴鞠通氏的五汁饮、增液汤，雷少逸氏的清热保津法（连翘、天花粉、鲜石斛、鲜生地、麦冬、参叶）等方随证加减。

【原文】再色绛而舌中心干者，乃心胃火燔，劫烁津液，即黄连、石膏亦可加入。若烦渴烦热，舌心干，四边色红，中心或黄或白者，此非血分也，乃上焦气热烁津，急用凉膈散，散其无形之热，再看其后转变可也，慎勿用血药，以滋腻难散。至舌绛望之若干，手扪之原有津液，此津亏湿热熏蒸，将成浊痰蒙蔽心包也。

【阐释】本条继续论述绛舌的不同表现及其临床意义和治疗方法。

（1）舌绛而中心干燥：舌色绛，是温邪入营的主要标志，绛而舌中心干燥，因舌心属胃，不仅反映心营热盛，而且胃火燔灼，津液消烁，所以治疗除清营透热外，还必须清泄胃火，即于犀角、生地等清营方药中加入黄连、石膏之类，两相兼顾，诚如王孟英所说："热已入营，则舌色绛，胃火烁液，则舌心干，加黄连、石膏于犀角、生地等药中，以清营热而救胃津。"

（2）舌心干燥，四边色红，中心或有黄、白苔垢，伴烦渴烦热等症：一般来说，邪在卫气，多有舌苔的变化；邪入营血，仅有舌质的变化而无舌苔。舌仅四边色红，而非全舌红绛，从舌质上来看，说明温邪尚未深入营血；再从舌苔来看，中心兼有黄、白苔垢，邪在气分显然；而烦渴烦热，则是热盛津伤之征象。所以叶氏指出"此非血分也，乃上焦气热烁津"，告诫医者切勿以舌四边色红即误认为是营血或血分证，妄投清营凉血之法。盖此类药物，性多滋腻，最易恋邪，反致病邪黏滞不解，甚或引邪深入，贻害匪浅。而是应该急用凉膈散清泄上焦气分邪热，热退则津回，然后根据病情的转变情况，随证施治。当然，应用凉膈散除以舌诊为据外，还必须参合其他症状，如发热口渴、心烦、便秘等，这样才较全面。

（3）舌绛望之若干，手扪之原有津液：舌绛是邪入心营的重要标志。望之干，再手触摸之则湿，说明津液已伤，湿热熏蒸，湿为热蒸，煎熬成痰，所以很有可能发展为痰浊蒙闭心包的危证，治疗需要及早防范，清营之中，当兼清化湿热，涤痰开泄，药如清营汤合菖蒲郁金汤，甚或配合至宝丹之类，以杜内闭。

这里还值得留意的是，叶氏察舌不仅停留在目测上，而且还借助于手触摸等方法，以验其真，足见其对舌诊之重视和观察之细致，值得效法。

【原文】舌色绛而上有黏腻似苔非苔者，中夹秽浊之气，急加芳香逐之。舌绛欲伸出口，而抵齿难骤伸者，痰阻舌根，有内风也。舌绛而光亮，胃阴亡也，急用甘凉濡润之品。若舌绛而干燥者，火邪劫营，凉血清火为要。舌绛而有碎点、白黄者，当生疳也，大红点者，热毒乘心也，用黄连、金汁。其有虽绛而不鲜，干枯而痿者，肾阴涸也，急以阿胶、鸡子黄、地黄、天冬等救之，缓则恐涸极而无救也。

【阐释】本条再论绛舌的种种表现及其临床意义、治疗方法。

（1）舌绛而上有黏腻似苔非苔：温邪深入营血，舌色纯绛而无苔垢，如果仍布黄白之苔，说明气分之邪未尽，前面已有论及。但临床上还有一种舌绛而舌面上罩有黏腻似苔非苔，这是邪入营血，而中夹秽浊，治疗除投以清营凉血如清营汤之类外，当加芳香开达之品以逐秽化湿，以防其湿浊蒙闭心窍，阻遏神明之变，如石菖蒲、郁金、藿香、佩兰等可随证选用。

（2）舌绛抵齿难伸：营分或血分证，常夹痰动风，其反映在舌的变化上，除舌色绛外，可见舌运动障碍，这里所说的"绛欲伸出口，而抵齿难骤伸者"，是痰阻舌根，而内风欲动之兆，如不及时处理，很快会出现内闭神昏、风动抽搐的恶候。图治之法，当于清营泄热之中，急加涤痰息风，如清营汤佐入羚羊角、钩藤、天竺黄、竹沥、川贝之类。章虚谷指出"脾肾之脉皆连舌本，亦有脾肾气败而舌短不能伸者，其形貌面色亦必枯瘁，多为死证，不独风痰所阻之故也"。对脾肾气败之舌短不伸与痰阻风动之舌欲伸而抵齿难伸者，从病机、症状和预后等方面做出鉴别，很有参考价值。

（3）舌绛而光亮：舌色绛而舌面光亮如镜，即所谓"镜面舌"，是胃阴消亡之象，急宜甘凉濡润之品以滋养胃阴。值得指出的是，叶氏基于"胃喜柔润""阳明阳土，得阴自安"的生理特性，在养胃阴的方法上颇多创见，用药大多采用甘凉或甘寒濡润，如沙参、麦冬、花粉、玉竹之属，较之前人有很大的发挥。对于舌光绛胃阴衰亡之证，王孟英提出宜用"炙甘草汤去姜桂加石斛，以蔗浆易饴糖"，允称妥帖。其他如沙参麦门冬汤、益胃汤之类，亦可随证选用。

（4）舌绛而干燥：这是邪火炽盛、耗灼营阴之征象，故宜凉血清火为要。盖凉血药如生地、玄参、丹皮、赤芍等既有滋养营阴的作用，又能清泄血分邪热；清火之药能杀炎威之邪热，火清则阴液自回。王孟英主张此证当用"晋三犀角地黄汤加玄参、花粉、紫草、金银花、丹参、莲子心、竹叶之类"，可备参考。

因此玉女煎加犀角、玄参、丹皮等，亦甚恰当。

（5）舌绛有白黄碎点：是心胃热毒炽盛，当生口疳之象，宜清胃热、泻心火、解热毒，宜用玉女煎加黄连、人中黄之类。

（6）舌绛有大红点：是热毒乘心之重证，急宜清心解毒为治，如黄连、金汁之类，亦可用犀角地黄汤合泻心汤、黄连解毒汤化裁。

（7）舌绛而枯痿：温邪深入下焦血分，真阴为之消烁，阴液大亏，故舌绛而不鲜，干枯而痿。与前条舌紫而干晦，略轻一筹，此则肾阴虽涸，但尚未达到竭绝的地步，如能积极抢救，仍有挽回败局之望，故叶氏告诫当急用阿胶、鸡子黄、麦冬等血肉有情之品峻填下焦真阴，缓则恐涸极而无救；彼则肝肾之阴已竭，真脏色败露，故属难治。此等处需要前后条文参看，相互比较，会加深理解。

【原文】其有舌独中心绛干者，此胃热心营受灼也，当于清胃方中，加入清心之品，否则延及于尖，为津干火盛也。舌尖绛独干，此心火上炎，用导赤散泻其腑。

【阐释】本条论述舌心、心尖绛干的主病和治疗方法。

中医学认为，人体是一个统一的整体，内脏与躯体、五官有着密切的联系。舌与脏腑息息相关，按舌诊的理论，舌的不同部位，所属脏腑亦不一样。在温病过程中，若见舌独中心干绛，因舌心是胃之分野，说明胃热旺盛，心营被其灼烁，所以治疗应清胃为主，加入清心之品，如白虎汤加生地、竹叶、黄连之属，较为合适。值得注意的是，这里所说的舌心干绛与前条所说的"色绛而中心干者"有所不同，此则舌干绛仅局限于舌心部分；彼则通舌绛而中心独干，所以在病机上有在胃、在心、在气、在营之异，不可不辨也。倘若不及时治疗，热势就会进一步扩展，舌干绛由舌心延及舌尖，则心胃邪热俱炽，津液势必大伤，此时治疗当心胃两清，用药较前更重一筹，宜白虎汤合犀角地黄汤化裁。再则，若"舌尖绛独干"，因舌尖是心之外候，说明心火旺盛上炎，治宜清泄心火为务。盖心与小肠相表里，用导赤散者，导热下行，泻小肠以清心火，即脏病治腑之意。

【原文】再舌苔白厚而干燥者，此胃燥气伤也，滋润药中加甘草，令甘守津还之意。舌白而薄者，外感风寒也，当疏散之。若白干薄者，肺津伤也，加麦冬、花露、芦根汁等轻清之品，为上者上之也。若白苔绛底者，湿遏热伏也，当先泄湿透热，防其就干也，勿忧之，再从里透于外，则变润矣。初病舌就干，神不昏者，急加养正透邪之药；若神已昏，此内匮矣，不可救药。

【阐释】本条论述白苔的几种类型及其临床意义和治疗方法等。

白苔是临床常见的舌苔之一，它可以在内伤杂病中出现，更多见于外感热病中。由于白苔有厚薄、润燥之分，更兼舌色、舌体有各种不同的表现，所以白苔的类型是多种多样的，其临床意义和治疗方法各不相同。本条主要论述以下几种。

（1）苔白厚而干燥：这是"胃燥气伤"的结果，亦即胃津亏而肺气伤的征象，章虚谷注释说"苔白而厚，本是浊邪，干燥伤津，则浊结不化"，指出这种舌苔既有湿浊内结，而胃中津气亦已耗伤，是本虚标实之象。正由于津气伤而气化不利，以致湿浊不化，而苔见白厚，所以治疗应扶正以达邪，宜滋润之品，生津益胃，并加甘草，取扶中益气，甘守津还之意，如是则胃中气液恢复，气化通利，则正能胜邪，湿浊可有化机，或随证续用宣化湿浊之品，因势利导，方可痊愈。如果不先扶持正气，徒用祛浊化浊之品，因这类药物多温燥，胃津势必愈加耗损，病必增剧。

（2）舌苔薄白：是邪在肺卫之象，但又要区别以下两种情况：一是舌苔薄白而润，边尖不红，若兼见头痛、体痛、恶风、恶寒、脉浮紧或浮缓等症状，为外感风寒，邪在卫表之证，治宜辛温疏散，当根据感邪轻重，选用荆防败毒散、加味羌活汤、麻黄汤之类；二是苔薄白而干，或舌边尖红，兼见头痛体疼、发热恶寒、口渴、脉浮数等症状，系温邪客表，肺津受伤之证，治当辛凉轻解。因其津液已伤，故需配入适当的滋润之品以养肺津，但又必须考虑邪尚在肺卫，滋阴药宜择用清润灵动之品，俾滋而不腻，以免留邪为害，麦冬、花露、芦根汁等较为妥帖。所谓"上者上之"，指病在上焦肺卫，当以清轻宣透之品，上达以解上焦之邪。

（3）白苔绛底：即舌面罩有白腻之苔，舌质红绛，多系营分有热，气分有湿，为"湿遏热伏"之证。湿为重浊黏腻之邪，热为湿阻，若不开泄其湿，则热终不透也，若徒清其热，寒凉之剂使湿邪益加阻遏，病反难解，故治疗当先开泄湿邪，湿开则热可透达，或随证再予辛凉轻透之剂，促使邪热外透，如是则湿热分消，病乃告愈。这里值得注意的是，泄湿之品多偏温燥，不无耗津之弊，故当防舌苔变干，但亦勿必过分担扰，因为湿去热逐，津液自可敷布，纵然舌苔暂时偏干，也会很快转润的，正如章虚谷所说："湿遏热伏，必先用辛开苦降，以泄其湿，湿开热透，故防舌干，再用苦辛甘凉，从里面而透于外，则胃气化而津液输布，舌即变润，自能作汗，而热邪亦可随汗而解。"吴锡璜注释说："按白苔绛底或黄苔绛底，秋后伏热证多见之，乃营分之热受膈间湿邪蒙闭也。见此舌询之，无不脘闷。此证滋液则助痰，运湿则益热，用升提则神昏，久服玄参、生地、二冬等类则动中宫之湿，痰升气浮，气道不利，阴霾蔽天，往往气逆眼吊，肢冷神呆而死。温热病虽宜育阴，独于此证则宜慎。"对此种舌苔的成因、症状、治疗注意点等阐发甚详，说理透彻，很有参考价值。

（4）初病舌干：温病初起舌即呈干燥，说明其人阴液素亏，感邪之后，化燥迅速，此时必须参合其他症状，做全面分析，以确定治法和判断预后。若其人神志清晰，表明正气虽虚，病邪尚未内陷心包，宜急投扶正透邪之药，如加减葳蕤汤之类，并不难治，但又要注意"有初起舌干而脉滑脘闷者，乃痰阻于中而液不上潮，未可率投补益也"（王孟英语）。若兼见神志昏迷，则意味正气内匮，病邪陷入心包，正不胜邪，而成内闭外脱之危证，病已至此，救治非易，亟须用生脉饮送服人参至宝丹之类，或有挽救之望。"不可救药"句，必须活看。

【原文】又不拘何色，舌上生芒刺者，皆是上焦热极也，当用青布拭冷薄荷水揩之，即去者轻，旋即生者险矣。

【阐释】在温病过程中舌见芒刺，苔多焦黄或黑，多系气分热毒极盛之候，或胃腑实热之证，叶氏所说的"皆是上焦热极"，必须活看，不能片面理解为邪在上焦肺卫。为了判断病情之轻重，叶氏指出除了肉眼观察舌苔外，还应该用青布蘸冷薄荷水擦拭舌面，如果擦后芒刺立即消失的，说明病情较轻；若擦后芒刺暂去，很快就会重新出现的，则提示病情深重，锢结难解。从这里，更可见叶氏察舌之细致、全面。

对于舌生芒刺的治疗，各家多有发挥，章虚谷主张用凉膈散；赵绍琴教授等经验为"若属上焦火热者，凉膈散治之；若属气分热结，阳明腑实的，大承气汤治之；若属气营两燔，神昏便秘的，牛黄承气汤治之；若属气分热极，津亏便秘的，增液承气汤治之"。在急性热病过程中出现舌苔焦黄或黑而起刺，确是邪热炽盛，津液被其消烁之象，尤以气分腑实之证为多见，治疗当根据热结之轻重，津亏之程度，选用凉膈散、三承气汤、增液承气汤之类以攻下实热为务，不可犹豫，否则，待其舌苔焦黑起刺，舌体坚敛苍老，为热结津枯，正不胜邪之候，病必危殆。

此外，舌生芒刺有见于其他证候者，如秦皇士指出"凡渴不消水，脉滑不数，亦有舌苔生刺者，多是表邪夹食，用保和丸加竹沥、莱菔汁，或栀豉加枳实并效。若以寒凉抑郁，则谵语发狂愈甚，甚则口噤不语矣"。其证治与热极所致者迥然有别，临床当参合其他证候，做出鉴别。

【原文】 舌苔不燥，自觉闷极者，属脾湿盛也。或有伤痕血迹者，必问曾经搔挖否，不可以有血而便为枯证，仍从湿治可也。再有神情清爽，舌胀大不能出口者，此脾湿胃热，郁极化风，而毒延口也，用大黄磨入当用剂内，则舌胀自消矣。

【阐释】 本条论述白苔属于脾胃湿热的证治。

白苔一般提示邪在卫表，又是湿邪内阻的重要标志。白苔有厚薄之分，润燥之异，其临床意义各不相同，应当细辨，不可一概而论。前已述及，苔薄白而润，多为外感风寒；苔薄白而舌边尖色红，多属外感温热之邪；若薄白而干，邪虽在卫表，津液已伤。至于湿邪中阻，亦可出现白苔，但大多白而腻浊，湿愈甚而苔愈厚，本条所说的"舌苔干燥"，即"属脾湿盛也"，当是指白腻之苔，且自觉脘中痞闷，更是湿邪中阻、气机被遏之明证。当然脾湿内盛，除了上述舌苔白腻、脘部痞闷之症状外，患者或兼有纳呆、便溏、口中黏腻等症，临床不难辨别。治疗宜宣化湿浊以通达气机，药如藿香正气散、藿朴夏苓汤、甘露消毒丹之类，切不可误投苦寒，使脾阳被遏，反致湿不能运，浊不能化。诚如章虚谷氏所说："三焦升降之气，由脾鼓运，中焦和则上下气顺，脾气弱则湿自内生，湿盛而脾不健运，浊壅不行，自觉闷极，虽有热邪，其内湿盛而舌苔不燥，当先开泄其湿而后清热，不可投寒凉以闭其湿也。"

这里需要注意的一个问题是，个别患者由于搔挖舌面，以致白腻苔中带有伤痕血迹，定要询问清楚，不为假象所惑，切勿见血就认为是阴血枯涸之证而造成误治，仍应从湿论治。

另外，脾胃湿热熏蒸，热郁化风，毒延至口，可致舌体肿大不能出口，而患者神识尚清，说明邪热在气而不在心营，只要于清化脾胃湿热的方药中磨入大黄清泄热毒，则舌胀自然消除。何报之补充说"邪在脾胃，唇亦必肿"，指出此证不仅舌胀，而且唇亦肿大，值得参考。

【原文】再舌上白苔黏腻，吐出浊厚涎沫，口必甜味也，为脾瘅病，乃湿热气聚与谷气相搏，土有余也，盈满则上泛，当用省头草芳香辛散以逐之则退。若舌上苔如碱者，胃中宿滞夹浊秽郁伏，当急急开泄，否则闭结中焦，不能从膜原出矣。

【阐释】本条讨论脾瘅病和胃中宿滞夹秽浊郁伏的舌苔表现及其证治。

脾瘅病的临床表现是舌苔白而黏腻，不时吐出厚浊涎沫，口味感觉发甜。其病机是脾失健运，湿浊中阻，湿蕴化热，湿热停聚与谷气相互搏结而成。叶氏根据《黄帝内经》"治之以兰，除陈气也"，取功擅芳化湿浊的省头草（佩兰）为主药以治之，恰到好处。赵绍琴教授等提出还可配入藿香、豆豉之类，以增强疗效，甚属妥帖。

证之临床，雷少逸的芳香化浊法（藿香、佩兰叶、陈皮、制半夏、大腹皮、厚朴、鲜荷叶）亦可随证选用。

对于本病的辨证和治疗，章虚谷阐发说："脾瘅而浊泛口甜者，更当视其舌本，如红赤者为热，当辛通苦降以泄浊。如色淡不红，由脾虚不能摄涎而上泛，当健脾以降浊也。"王孟英亦说："浊气上泛者，涎沫厚浊，小溲黄赤；脾虚不摄者，涎沫稀黏，小溲清白，见证迥异。虚证宜温中摄液，如理中或四君加益智之类可也。"以上两家对脾瘅吐涎沫之证，分虚、实两端进行辨治，颇有卓见，并补充"小溲黄赤""舌红赤"也是脾瘅病（实证）的主要证候，很有参考价值。

若舌上苔白如碱者，是胃中宿有积滞夹秽浊之邪郁伏，温疫邪伏膜原恒多见之，治当急急开泄，用辛开苦降以透达膜原，宣化湿浊，如吴氏达原饮等即是；否则，邪气不能从膜原透达，势必闭结中焦而病情转重。

【原文】若舌无苔而有如烟煤隐隐者，不渴肢寒，知夹阴病。如口渴烦热，平时胃燥舌也，不可攻之。若燥者，甘寒益胃；若润者，甘温扶中。此何故，外露而里无也。

【阐释】本条论述黑苔的临床意义和治疗要点。

黑苔有寒热虚实之分，临床必须根据舌苔之润燥，舌质之色泽荣枯，兼参其他症状，做出鉴别，尤其当疾病出现假象时，如虚寒之证而见黑苔，更当细心体测，以别真假，否则"虚实不辨，死生反掌耳"（章虚谷语）。本条所说的黑苔有以下两种情况。

（1）舌如烟煤隐隐而无苔垢润而不燥：除了这种舌苔表现外，同时患者还兼有不渴及肢寒等症，这是中阳虚衰，胃中有寒之象，治当甘温扶中，如理中汤之类。章虚谷补充说"舌色必润而不紫赤，识此最为秘诀"，确为辨识之关键。

（2）舌如烟煤隐隐而质地干燥：说明其人中阳素旺，胃燥津亏，故外露此种舌苔。从病理上来说，仅是阳盛津亏而出现燥热之证，胃中尚未到达实热内结的程度，因此其临床表现，见之于舌，只是如烟煤隐隐的舌色；见之于症，仅口渴烦热，大便虽然干燥，然腹部无满痛拒按之感，这与阳明腑实之舌苔焦黑起刺，大便秘结，腹胀痛拒按，甚或潮热、谵语，显有区别。所以在治疗上，用甘寒益胃如沙参麦门冬汤、益胃汤之类即可，不任承气之苦寒下夺。所谓"不可攻也"，即是斯意。说明黑苔属热证者，亦有微甚之异，此又不可不辨也。

【原文】若舌黑而滑者，水来克火，为阴证，当温之，若见短缩，此肾气竭也，为难治，欲救之，加人参、五味子勉希万一。舌黑而干者，津枯火炽，急急泻南补北。若燥而中心厚者，土燥水竭，急以咸苦下之。

【阐释】本条承上文进一步说明黑苔的主病和治疗。

本条所述的黑苔，与上条舌色如烟煤隐隐，在程度上有轻重之别。纵然本条的黑苔程度较重，但仍应从舌之润燥等情况来辨别寒热虚实之属性、病变部位之深浅和预后之善恶，作为治疗立法之依据。

（1）舌黑而滑润，其或舌体短缩：这是阳虚阴盛，水来克火之象，故属阴寒之证，但较之上条舌色如烟煤隐隐而质地不燥者，虚寒之程度和病变之部位显有区别。彼则中焦阳气不足，宜理中汤之类温补胃阳；此则下焦肾阳虚衰，寒水上泛，治当温肾祛寒，所谓"益火之源以消阴翳"，如四逆汤、真武汤等。正因为此种黑舌属肾阳衰微，水来克火，必兼有四肢厥冷、下利清谷，或肢体浮肿、脉微细等证候表现。如果在上述舌苔变化的基础上出现舌体短缩，则为肾气已竭，证属危笃，故预后恶劣，叶氏指出"为难治"，当非不治之证，必须积极予以抢救，在用药上于温肾祛寒方中加入人参、五味子之类以敛补元气，力挽厥脱。

（2）舌黑而干：在温病的病变过程中出现黑苔，多系热盛津亏，火极似水所致。但此类黑舌质地必干燥，甚或枯萎，这是辨证的着眼点。本条"舌黑而干"，其病机是肾水大亏而心火独亢，多见于温病的中、后期阶段，其临床表现除舌苔的上述变化外，兼有心烦不寐、口干咽燥、身热夜甚、小溲短赤、脉细数等症状，治当大滋肾阴，急泻心火，所谓"泻南补北"之法，方如黄连阿胶汤。

（3）黑苔干燥，中心又厚：这是胃肠燥热过甚，下劫肾阴，所谓"土燥水竭"，证属阳明腑实，治宜急下存阴，药用硝、黄之咸苦攻下，或取增液承气以增水行舟，权宜而施。

再则，暑热夹血和胸膈素有伏痰者亦可出现黑苔。如何报之说："暑热证夹血，多有中心黑润者，勿误作阴证治之。"茅雨人说："凡起病发热胸闷，遍舌黑色而润，外无险恶情状，此胸膈素有伏痰也。"诸如此类，临床亦必须注意鉴别。

此外，今人陈泽霖发现当精神处于高度紧张状态时，也会出现黑苔。曾遇到一些怀疑自己生癌的"恐癌症"患者，没有几天舌苔就黑了，舌根部苔很厚，甚至像毛发那样由后向前倾倒，等到检查后排除了癌肿，思想顾虑一旦解除，可以勿药而愈，黑苔自然消失。

【原文】色淡红无色者，或干而色不荣者，当是胃津伤而气无化液也，当用炙甘草汤，不可用寒凉药。

【阐释】正常人的舌质，应该是红润光泽，红色深浅适中。在温病过程中，如见舌色深红（绛），多系热盛而邪入营血；反之，若见淡红无色，或干燥而色泽不荣，则是气血两亏，气不化液之象，多见于温病后期，其人心脾素虚，邪退而胃中气液亏耗所致。临床见此等舌不能以舌干燥误认为热盛津伤而投寒凉之剂，也不可只认为是胃中津液耗损而专投滋润之品。叶氏提出用炙甘草汤，意在滋养阴血，培补气液，方中姜、桂虽属辛温之品，但与地、麦、阿胶等滋阴药物相配，取通阳化气，阳生阴长之义，如是则气能化痰，津液得以输布矣。若余热尚未尽退，可效《温病条辨》加减复脉之法，不宜径用姜、桂也。

【原文】若舌白如粉而滑，四边舌色紫绛者，温疫病初入膜原，未归胃腑，急急透解，莫待传陷而入，为险恶之病，且见此舌者，病必见凶，须要小心。

【阐释】本条论述舌苔白如粉的主病和治法。

温疫之为病，传变迅速，病情险恶为其主要特点。临床大体分湿热疫和暑燥疫两大类。湿热疫有其特殊的舌苔变化，初期往往苔白厚如积粉，舌底紫绛。苔白如积粉，说明湿热秽浊闭阻；舌底紫绛，说明邪热郁伏，但本病秽浊特甚，邪热锢结，与一般湿热病之湿遏热伏显有区别。吴又可《温疫论》对本病病因病机、临床表现和治疗方法论述甚详，提出"邪客膜原"之说，治疗上主张初起宜宣达膜原，创制达原饮为主方随证加减；当邪

増补温病
名著精华

入胃腑，强调通里攻下以顿挫病势，对大黄之作用推崇备至。叶氏继承吴氏经验，对湿热疫初起邪伏膜原而苔白如积粉滑润者，主张急急透解，即用宣透膜原之剂，使伏邪内溃，由里达表，不致内陷而成险恶之证，并告诫说"见此等舌者，须要小心"，当引为警惕。吴坤安注释说："凡伤寒初起，苔形粉白而厚，四边红绛者，此温疫证也，邪在膜原，其势最雄，顷刻传变，诊家不可轻视。吴又可用达原饮加引经表药，透之达之，如兼太阳加羌活，阳明加葛根，少阳加柴胡。如舌变黄燥色，乃疫邪入胃，加大黄下之。如变黑色，入里尤深，用承气下之。疫势甚者，其舌一日三变，由白变黄，由黄变黑，当数下之。"他深得吴又可温疫之要旨，并以此阐发叶氏的观点，诚为精当。

辨斑疹

【原文】凡斑疹初见，须用纸撚照看胸背两胁，点大而在皮肤之上者为斑，或云头隐隐，或琐碎小粒者为疹，又宜见而不宜见多。按方书谓斑色红者属胃热，紫者热极黑者胃烂，然亦必看外证所合，方可断之。

【阐释】本条论述斑疹在形态上的区别和临床意义。

在温病过程中，当热入营血或邪有外达之机时，可出现斑疹，一般分布在胸背及两胁部位，观察斑疹的形态、色泽，对于温病临床的辨证治疗和推测病情发展趋向、判断预后至关重要，所以，叶氏指出当患者出现斑疹时，应在明亮的光线下仔细观察。斑与疹的病因病机，章虚谷曾说："热闭营中，故多成斑疹，斑从肌肉而出，属胃；疹从血络而出，属经。其或斑疹齐见，经胃皆热。"由是观之，斑乃阳明热毒，迫入血分所致；疹系肺经邪热。两者在病机病位上，有轻重深浅之异。临床意义亦有不同，于是首先必须对两者的形态做出鉴别，叶氏对此做了扼要分析。结合后世医者的发挥，可以认为，斑为点大成片，平摊于皮肤，压之不褪色，抚之不碍手；疹是细小点碎，形如粟米，高出皮肤，抚之碍手，且斑消退后一般不脱屑，疹则反之，以此为辨。

斑疹的出现，常提示邪热有外达之机，是好的转归，所以叶氏说"宜见"；但这种好的转归，在斑疹的分布上应有一个前提，即"不宜见多"，若斑疹过于稠密，说明热毒旺盛，病情沉重。再从色泽来说，应以红活为善，方书说"斑色红者属胃热，紫者热极，黑者胃烂"，因为发斑的病机是阳明热毒内迫血分所致，所以有红、紫、黑三种不同色泽，实则反映阳明邪热的轻重和血分热毒的深浅，故有胃热、胃热极、胃烂之分。明此，可得察斑（疹）辨证之要领，对临床很有参考价值。当然，要做出正确的诊断，还必须综合分析其他症状，方称全面，此即叶氏所谓"必看外证所合，方可断之"之意。

综上所述，斑疹是温病过程中的重要证候表现之一，它对温病的辨证治疗、预后判断等有着重要的意义，因此临床务必注意观察。其诊察要点是辨别形态、观察色泽、注意分布、结合脉证。后世医家在叶氏的基础上，对这四个方面做了很多阐发，论述很详，这里恕不多述。

【原文】然而春夏之间，湿病俱发疹为甚，且其色要辨。如淡红色，四肢清冷，口不甚渴，脉不洪数，非虚斑即阴斑。或胸微见数点，面赤足冷，或下利清谷，此阴盛格阳于上而见，当温之。

【阐释】斑疹有寒热之分，虚实之异，实热者属阳斑（疹），虚寒者属阴斑（疹）。在温病过程中固然以实热的阳斑（疹）为多，但亦需要与虚寒的阴斑（疹）做出鉴别，倘若阴阳不辨而误治，死生立判。本条即是从阴斑（疹）的病因病机、临床症状等方面论述与阳斑（疹）的区别，并指出阴证发斑（疹）的治疗原则。

（1）阴斑（疹）的病因病机：斑疹的成因，多因火郁内迫营血所致，所谓"火不郁不成斑疹"（章虚谷语）；但"火"有实火、虚火之分，实火者多因热毒炽盛，虚火者乃因阴寒内盛，格拒其阳，即叶氏所谓"阴盛格阳于上"。章虚谷阐发尤精，"此（指阴斑）阴寒盛，格拒其阳于外，内真寒，外假热，郁而成斑，故直名为阴斑也"，可见阴斑系真寒假热之象，与温病实热之发斑，迥然有别。

（2）阴斑的临床表现：阴斑既属虚寒之证，所以必有虚寒之征象可资辨别。叶氏说"其色要辨"，即是指要注意辨别斑疹的色泽。一般来说，阴斑的色泽呈"淡红色"，其分布情况大多"胸微见数点"，陈光淞补充说"按阴证发斑，状如蚊迹，多出胸背手足间，但稀少而淡红"，堪称阅历有得之见。同时还应结合全身证候表现分析，方能诊断无误。如患者可见四肢清冷，口淡不渴，精神疲惫，脉象虚数或沉弱无力，舌淡胖而滑润，甚则面赤足冷，虚烦，下利清谷。

（3）治疗方法：阴斑总的治疗原则是"当温之"，即用温阳祛寒或引火归原的方法，如阴盛格阳者，又当遵《黄帝内经》"甚者从之"的原则，采取热药凉服，或于温热药中反佐寒凉之品，以防药物格拒不受，具体方药当视病情轻重而定，如十四味建中汤、四逆汤、白通加猪胆汁汤等。章虚谷根据叶氏之意，告诫阴斑"误投凉药即死""实火误补亦死"，阴阳对峙，寒热有别，岂可误治！陈光淞对章氏"实火误补亦死"句，大加赞赏，谓其"足补此篇之阙"，认为温病发斑，亦有类似阴斑者，"盖毒火夹秽浊郁火之证，欲透不透，往往胸见微点，面赤足冷"，这些颇似阴寒之象，"但大便必结，或协热自利，臭秽腥浊"等则属实热之据。此等真热假寒之证，"若用温补，未有不闭郁喘满而死者。"可见对于阴斑的辨证，临床务必细致，切勿掉以轻心。

【原文】若斑色紫，小点者，心包热也；点大而紫，胃中热也。黑斑而光亮者，热胜毒盛，虽属不治，若其人气血充者，或依法治之，尚可救；若黑而晦者必死；若黑而隐隐，四旁赤色，火郁内伏，大用清凉透发，间有转红成可救者。若夹斑带疹，皆是邪之不一，各随其部而泄。然斑属血者恒多，疹属气者不少，斑疹皆是邪气外露之象，发出宜神情清爽，为外解里和之意，如斑疹出而昏者，正不胜邪，内陷为患，或胃津内涸之故。

【阐释】本条进一步论述斑疹的临床意义，主要有以下三个方面。

1. 有关斑疹的色泽、形态和分布及其临床意义

（1）色紫而点小：这是温病邪扰营分，心包热甚之象。章虚谷注释说"点小即是从血络而出之疹，故热在心包"，可见疹虽属太阴风热内及营分，其病变部位主要在肺，这是一般的病机，但疹亦有因心包热甚而发者，亦应注意。此证当用清营汤为主。

（2）色紫而点大：所谓"点大"，当属于斑，非疹也。斑的成因乃阳明邪热内迫血分所致，故其病变部位主要在胃。今斑色紫，"紫者热极"，必须急用清热凉血化斑，方用化斑汤加大青叶、紫草之类。

（3）黑斑而光亮："黑者胃烂"，一般提示胃热鸱张，血分邪毒深重，病情多属危笃。所幸者，斑虽黑而色泽尚光亮，表明其人气血尚充，正气有抗邪之力，如能积极而合理地进行治疗，犹有挽救之望。

（4）斑色黑而晦暗：斑色黑正是热毒深重之象，更见色泽晦暗，说明气血告竭，正不胜邪，故预后恶劣。

（5）斑色黑而隐隐，四旁赤色："黑而隐隐"，乃阳明热毒郁伏血分，不易透泄；"四旁色赤"，说明气血尚活，凉血解毒，并佐宣透之品，方如化斑汤加金银花、连翘、葛根之属，俾郁伏

之邪得以透泄，斑色转红而可救矣。

（6）斑疹互见：在温病过程中亦可斑疹兼见，即叶氏所说的"夹斑带疹"。由于斑疹在发病机制、病变部位上有所不同，两者兼见，所以在治疗上亦必须根据矛盾主次，采取相应的方法。赵绍琴教授等认为"斑疹相兼，一般以治斑为主"，若"疹多于斑，重在治疹，宜宣透凉营为要；斑多于疹，重在治斑，清气凉血解毒"。此即叶氏"皆是邪之不一，各随其部而泄"之意。

2. 有关斑疹的发病机制

叶氏认为"斑属血者恒多，疹属气者不少"，指出斑与疹在发病机制和病变部位上有所不同。前已述及，斑乃阳明热毒内迫血分，外溢肌肉而成，病偏血分；疹为太阳风热内及营分，由血络外发所致，病偏气分。由于病位病情轻重深浅之不同，故临床治疗斑以凉血解毒为主；疹宜清营宣透为要。

3. 有关斑疹的预后判断

斑疹的出现，是营血之热毒得以外泄，表明邪有出路，一般是好的征象，故斑疹发出之后，全身情况也应随之改善，如热势渐降，神情趋向清爽，脉转和缓，这才是"外解里和"之佳兆。反之，若斑疹发出之后，神志昏迷，或热势不降，甚或更高，脉反疾数，这是正不胜邪，邪热进一步内陷的险象，或因胃中津液枯涸，邪火独亢，预后多属不良。

综观上述，结合后世医家有关斑疹的论述，扼要言之，温病出现斑疹，一般是热毒外透、邪有出路的征象。但斑疹宜见而不宜多见，其色泽以红而活，荣而润为顺，分布宜松浮均匀，而斑疹透出之后，热势随之下降，神情爽慧，脉转和缓，这才是表解里和、病情向愈之佳兆；若色泽紫赤，甚或晦黑不泽，且分布稠密，根脚很深，如履透针，如矢贯的，或斑疹刚出即隐，或既出之后，热势不减，反或上升，神识烦躁昏沉，脉来疾数，这些都是热毒深重，正气衰竭，乃正不胜邪的表现，预后大多不良。因此，对斑疹与病情转归和预后的关系，必须根据其色泽、形态和分布情况，再参合全身其他状况，进行全面分析，方能做出正确的结论。绝不能一见发斑（疹），就认为是邪毒已经外透，病情趋向好转而掉以轻心。

辨白㾦

【原文】再有一种白㾦小粒，如水晶色者，此湿热伤肺，邪虽出而气液枯也，必得甘药补之。或未至久延，伤及气液，乃湿郁卫分，汗出不彻之故，当理气分之邪。或白如枯骨者多凶，为气液竭也。

【阐释】本条论述白㾦的形态、形成机制、临床意义、治疗原则。

（1）白㾦的形态：在温病过程中，特别是湿温证中，皮肤可出现一种白色小颗粒，内含浆液，状如水晶，称为"白㾦"，多见于颈项与胸腹部，有时延及背部、头面，但四肢很少出现，往往发一次热，出一次汗，即发出一批白㾦，不止一次地发出，甚至有连发三五次者。

（2）白㾦的成因：叶氏指出"此湿热伤肺……乃湿郁卫分，汗出不彻之故"。证诸临床，白㾦多因湿热之邪留恋气分，欲从肺而外达皮毛，但因肺气为湿热阻遏，郁而不宣，以致汗出不彻，湿郁皮腠而成。王孟英说："湿热之邪，郁于气分，失于轻清开泄，幸不传及它经，而从卫分发白㾦。"何廉臣亦说："温热发㾦，每见于夏秋湿温伏暑之证，春冬风温兼湿证亦间有之。初由湿郁皮肤，汗出不彻之故。"王、何两氏对白㾦的成因、好发季节和常见于何种病证等，阐发精当，是对本条很好的注释。

（3）白㾦的治疗原则：白㾦既是气分湿热欲从肺而外达皮毛，因此治疗宜因势利导，宣展肺气以清泄气分湿热，叶氏

"当理气分之邪"，即是斯意，方如《温病条辨》薏苡竹叶汤之类。白㾦几经透发，邪气虽得以外解，而气液未免伤损，此时当以"甘药补之"，即用甘平清养之剂以补益气液，如沙参、麦冬、玉竹、石斛、芦根之属，以防气液进一步耗竭。

（4）白㾦与疾病预后的关系：观察白㾦色泽的荣枯等变化，有助于推测病情之转归和预后之善恶。一般来说，白㾦晶莹饱绽，颗粒清楚，说明其人正气充足，正能胜邪，预后良好；若色如枯骨，或浆液干瘪，甚或空壳无浆，提示气液告竭，预后恶劣。当然还必须参合全身情况，进行综合分析，才能判断无误。

叶氏对白㾦的论述，确发前人之所未发。汪曰桢评价说"白㾦前人未尝细论，此条之功不小"，洵非过誉。

验齿

【原文】再温热之病，看舌之后，亦须验齿。齿为肾之余，龈为胃之络，热邪不燥胃津，必耗肾液，且二经之血，皆走其地，病深动血，结瓣于上。阳血者，色必紫，紫如干漆；阴血者，色必黄，黄如酱瓣。阳血若见，安胃为主；阴血若见，救肾为要。然豆瓣色者多险，若证还不逆者尚可治，否则难治矣。何以故邪，盖阴下竭阳上厥也。

【阐释】本条指出验齿在温病诊断中的重要作用，主要论述齿上结瓣的临床意义。

（1）验齿的诊断原理：从人体的生理功能来说，肾主骨，齿为骨之余，牙龈又是阳明经脉循行之地，所以牙齿和牙龈与肾和胃有着内在的联系。在温病过程中，邪热最易耗伤胃津，甚则消烁肾液，因此通过观察牙齿和牙龈的动态变化，可以帮助推测邪热之轻重深浅和津液之盈亏存亡，对临床诊断和辨证是很有意义的，这就是验齿的诊断原理所在。

（2）结瓣的分类和临床意义：何为结瓣？是牙齿和齿龈上

结有如花生衣瓣样的物质，且能撕剥下来，名为结瓣。它的形成原理是温邪深入，侵犯血分，血随经络游溢而结于齿与龈之间，所以叶氏说"病深动血，结瓣于上"。由于结瓣的色泽、形状不同，其临床意义亦有差异，主要可分为两种。

一是紫如干漆：多属阳明热盛动血，胃津耗伤。常兼有烦躁、口渴、便秘、舌绛、苔黄燥等症，一般偏于实热之证，故称为"阳血"，治疗可清可泻，亦可投以甘寒养胃之品，如白虎汤、承气汤、玉女煎之类，随证选用，此即"安胃"之意。

二是黄如酱瓣：多为少阴热盛动血，肾阴被灼，常伴有心烦不寐，甚或神昏痉厥，舌干绛少苔，甚则舌质枯萎等症，一般偏于虚热之证，故称为"阴血"；治疗宜清营凉血滋填肾阴为要，如犀角地黄汤、清营汤、加减复脉汤之类，随证而施，此即"救肾"之意。

从上可见，黄如酱色之结瓣，较之紫如干漆者，病邪较深，病情较重，所以叶氏告诫说"豆瓣色者多险"，但还必须参合其他症状，方可对预后做出正确的判断。若全身情况尚可，无败象显露者，犹可救治；反之，若躁扰神昏，面赤足冷，舌枯痿，脉象虚数无根，则为"阴下竭阳上厥"的阴阳离决之象，预后恶劣。

【原文】齿若光燥如石者，胃热甚也。若无汗恶寒，卫偏胜也，辛凉泄卫，透汗为要。若如枯骨色者，肾液枯也，为难治。若上半截润，水不上承，心火上炎也，急急清心救火，俟枯处转润为妥。

【阐释】如上条所述，牙齿与胃和肾有着内在的联系，所以牙齿的干燥与否，亦可反映胃津肾液的消长存亡情况，与辨证治疗关系极为密切。本条在辨齿之润燥方面，主要指出以下几种类型。

（1）光燥如石：一般是属于胃热旺盛的表现，当以清胃生津为主，但并非皆然。临床上有因表邪外束，阳热内郁，卫气不通，津液不能敷布所引起，此即叶氏所说的"卫偏胜"的病理变化，陈光淞阐发说："按无汗恶寒，唇干齿燥，外感多有之，所谓卫气偏胜，邪热熏蒸肺胃所致，非胃津干也。"在临床上，当邪在肺卫时，有些患者除见发热恶寒、身疼无汗等一般表证外，亦可兼见牙齿光燥如石之征象。由于这种齿燥是"卫气偏胜"所致，并非胃热之故，所以，治疗上宜辛凉泄卫，清透外邪，俾表开热散，卫气通达，则津液周布而齿燥自然转润矣。

（2）齿如枯骨：齿燥而无光泽，如枯骨之色，表明肾液已涸，病情危笃，故称"难治"，诚如章虚谷所说："齿燥有光者，胃津虽干，肾气未竭也；如枯骨者，肾亦败矣，故难治也。"但"难治"不等于"不治"，若能积极而合理的抢救，犹可转危为安。吴锡璜指出"按白如枯骨，大剂养肝肾之阴，亦有愈者"。

（3）上半截润（下半截燥）：章虚谷注释说"上半截润，胃津养之；下半截燥，由肾水不能上滋其根，而心火燔灼"。由是观之，肾阴下亏，水不济火，以致心火上亢是形成这种齿燥的原因。图治之法，当急泻南补北（滋肾水而泻心火），俾肾水复，心火降，则齿燥部分即可转润。

【原文】若咬牙啮齿者，湿热化风，痉病；但咬牙者，胃热气走其络也。若咬牙而脉证皆衰者，胃虚无谷以内荣，亦咬牙也，何以故耶？虚则喜实也。舌本不缩而硬，而牙关咬定难开者，此非风痰阻络，即欲作痉证，因酸物擦之即开，木来泄土故也。

【阐释】本条论述咬牙啮齿的临床意义。

咬牙啮齿在温病过程中时有所见。咬牙与啮齿是两种不同的证候表现，并且有虚实之分，临床必须结合脉证，细加辨别。

（1）咬牙啮齿并见：是邪热炽盛，引动肝风（热极生风），以致筋脉挛急，发为痉证的表现。临床上不仅湿热病可见到，其他温病，如风温、暑温等亦可出现，所以对条文中"湿热化风"，未可局限。一般来说，咬牙啮齿并见者以热盛动风的实证居多，但肝肾阴亏，虚风内动而发为痉病，出现此类症状者，间亦有之。前者宜清热息风为主，如羚角钩藤汤之类；后者滋阴息风，如大、小定风珠之类。

（2）咬牙而无啮齿：亦有虚实之分。实证为胃热之气走窜经络而引起，治宜清泄胃热为主。若阳明经热，当用白虎汤、玉女煎清胃泻热；阳明腑实，则宜承气诸方通腑逐热。两者皆可随证加入羚羊、钩藤、桑叶、菊花之属以清热息风而宁脉络。虚证系胃虚水谷精微不足以荣养筋脉，这种咬牙是中虚欲求谷以充实之假象（虚而反见实象），所谓"虚则喜实"即是斯意。治宜益胃为主。胃气弱者，四君、六君之类宜用；胃阴亏者，沙参麦冬、益胃汤之属当选。

（3）牙关咬定难开，舌体不缩而硬：这种征象多见于风痰阻滞经络，或热盛动风，欲作痉证。治疗除根据证情施以祛风涤痰或清热息风方药外，还可局部配合酸味药物（通常用乌梅）擦牙龈，促使牙关得开，因酸属木，胃（土）脉络于齿龈，所以叶氏称这种治疗方法为"木来泄土"，临床可以试用。

【原文】若齿垢如灰糕样者，胃气无权，津亡湿浊用事，多死。而初病齿缝流清血，痛者，胃火冲激也；不痛者，龙火内燔也。齿焦无垢者，死；齿焦有垢者，肾热胃劫也，当微下之，或玉女煎清胃救肾可也。

【阐释】本条是论述齿垢和齿缝流血的临床意义。

齿垢是邪热熏蒸胃中浊气所结，亦与肾、胃两个脏器的病变关系最为密切。临床根据齿垢的不同色泽和形状，为辨证和治疗提供依据。常见的齿垢有以下几种表现。

（1）齿垢如灰糕样者：是胃中气津俱竭，唯有湿浊用事，正不胜邪之象，故预后不良。

（2）齿焦无垢者：齿焦，为肾阴枯涸；无垢，乃胃液竭绝，胃肾俱败，病必危殆。

（3）齿焦有垢者：肾水虽因胃热劫烁而消耗殆尽，但胃中气液未竭，病虽重而未至不治，当微予攻下，使胃热得泄而肾水可复，亦属"急下存阴"之计，如系阳明气热消灼肾液，而无腑实见证，宜用玉女煎清胃热而救肾水。

再则，齿缝流血亦有虚实之分，在胃在肾之辨。

（1）齿缝流血且痛：因胃脉络于龈，胃火冲激其间故痛；火热迫血外溢，故齿缝流血，治宜甘寒清胃，玉女煎最为合拍。

（2）齿缝流血而不痛：多由肾水下亏，龙火上腾，冲激牙根，迫血外溢而引起。盖此火非实火，乃下焦虚火，故宜滋肾降火，方用知柏地黄汤之类。

妇人温病

【原文】再妇人病温与男子同，但多胎前产后，以及经水适来适断。大凡胎前病，古人皆以四物加减用之，谓护胎为要，恐来害妊，如热极用井底泥、蓝布浸冷、覆盖腹上等，皆是保护之意，但亦要看其邪之可解处。如血腻之药不灵，又省察，不可认板法。然须步步保护胎元，恐损正邪陷也。

【阐释】本条指出胎前病温的治法要点。

妇人罹患温病，其治疗原则与男子基本相同，但由于女子在生理上有月经、胎孕和产后等特殊性，故治疗上必须考虑这些情况，适当处理。古人对胎前病温，为了保护胎元，常以四物汤加减治之，取四物养血安胎之意。若热势旺盛，有用井底泥或浸冷的蓝布覆盖腹上，以防邪热伤胎。这种处理方法，未必尽然。因为温病的初中期，往往"邪热"是主要矛盾，祛邪即所以安胎，若不祛其病邪，片面强调护胎而用滋腻补养之药，实则舍本求末，反会招致邪气恋滞，于胎元更为不利。《黄帝内经》中"有故无殒"，正谓此也。所以叶氏对四物之类护胎，告诫"不可认板法"，强调指出"亦要看其邪之可解处"，即根据邪热之轻重，病位之浅深，以及病情之发展趋向，因势利导地采取祛邪的方法，如邪在表的，当解表透邪；邪在里的，随证投以清气、凉营，甚或通腑逐热等，清除碍胎的主要因素，则胎元自安，不可姑息容奸，养虎为患。对此，章虚谷阐发精详，"保护胎元者，勿使邪热入内伤胎也。如邪犹在表分，当从开达外解，倘执用四物之说，则反引邪入内，轻病变重矣，故必审其邪之深浅而治，为至要也。……若助气和气以达邪，犹可酌用，其补血腻药，恐反遏其邪也。……故要在辨证明析，用法得当，非区区四物所能保胎也"。但需要指出的是，在治疗过程中，也应该考虑到胎孕的特殊性，在具体用药时，注意祛邪不伤正，以免正气损伤，引起邪陷害胎之不良后果。叶氏所谓"然须步步保护胎元，恐损正邪陷也"，即是此意。

【原文】至于产后之法，按方书谓慎用苦寒，恐伤其已亡之阴也，然亦要辨其邪能从上中解者，稍从证用之，亦无妨也，不过勿犯下焦，且属虚体，当如虚怯人病邪而治。总之无犯实实虚虚之禁，况产后当气血沸腾之候，最多空窦，邪势必乘虚内陷，虚处受邪，为难治也。

【阐释】本条指出产后病温的治疗要点。

妇人产后阴血难免受到耗损，此时罹患温病，不少医生主张慎用苦寒药物，以免进一步损伤阴血，但叶氏认为不能拘泥此说，指出"亦要辨其邪能从上中解者，稍从证用之，亦无妨也"。也就是说根据病情，酌情应用苦寒药物，亦是有必要的。如邪热在上、中二焦，为防止病邪深入下焦，及时、果断地应用清热药物（包括某些苦寒之品），使邪热从速解除，至为要紧。但在具体用药时，必须仔细斟酌，注意到产后下元大多亏损的体质特点，不可过用寒凉，以防药过病所，使下焦肝肾阴血更受损耗。叶氏所说的"当如虚怯人病邪而治"，此句最值得细品，诚属产后病温治法之大旨。如果不考虑其虚，一味攻邪，易使正气更弱；反之，若单纯补虚，而忽视祛邪，亦易导致留邪为害，所以叶氏告诫"无犯虚虚实实之禁"，是很有指导意义的。

治疗产后温病，同样应遵循"辨证施治"的原则，有是证即用是药。前人有"胎前宜凉，产后宜温"之说，这仅是言其常，临床既要知其常，又要达其变，切勿胶柱鼓瑟。徐灵胎说："产后血脱，孤阳独旺，虽石膏、犀角对证亦不禁用。而世之庸医，误信产后宜温之说，不论病证，皆以辛热之药，戕其阴而益其火，无不立毙，我见甚多。"真知灼见，最宜深思。当然，鉴于产后的体质特点，临床亦应在辨证施治原则的前提下，适当照顾其虚，要之祛邪不伤正，补虚不恋邪，斟酌病情，合理用药。

【原文】如经水适来适断，邪将陷血室，少阳伤寒言之详悉，不必多赘。但数动与正伤寒不同，仲景立小柴胡汤，提出所陷热邪，参、枣扶胃气，以冲脉隶属阳明也，此与虚者为合治。若热邪陷入，与血相结者，当从陶氏小柴胡汤去参、枣加生地、桃仁、楂肉、丹皮或犀角等。若本经血结自甚，必少腹满痛，轻者刺期门，重者小柴胡去甘药加延胡、归尾、桃仁，夹寒加肉桂心，气滞者加香附、陈皮、枳壳等。然热陷血室之证，多有谵语如狂之象，防是阳明胃实，当辨之。血结者身体必重，非若阳明之轻旋便捷者，何以故耶？阴主重浊，络脉被阻，侧旁气痹，连胸背皆拘束不遂，故祛邪通络，正合其病，往往延久，上逆心包，胸中痛，即陶氏所谓血结胸也。王海藏出一桂枝红花汤加海蛤、桃仁，原是表里上下一齐尽解之理，看此方大有巧手，故录出以备学者之用。

【阐释】"邪入血室"，在伤寒与温病过程中均可见之。《伤寒论》对热入血室的病因、病机和治法有专条论述，章虚谷阐发说："仲景分浅深而立两法，其邪深者，云如结胸状，谵语者，刺期门，随其实而泻之，是从肝而泄其邪，亦即陶氏之所谓血结胸也；其邪浅者，云往来寒热如疟状且无谵语，用小柴胡汤，是从胆治也。盖往来寒热是少阳之证，故以小柴胡汤提少阳之邪，则血室之热亦可随之而外出，以肝胆为表里，故深者从肝，浅者从胆，以导泄血室之邪也。"叶氏继承了《伤寒论》和前人的经验，对温病热入血室之证有较大发挥。首先他指出温病热入血室，其脉大多"数动"，与伤寒邪入血室之弦细脉显有区别。又鉴于《伤寒论》治邪入血室之方法不够全面，且药力有所不逮，于温病热入血室往往不甚恰合，故叶氏予以补充，提出宜取陶氏小柴胡去参、枣之守补，并加生地、桃仁、丹皮、犀角等凉血祛瘀之品，使邪热得泄，瘀血得散，两者不相搏结，其病可解。至于本经（指冲任）血结较甚，而见少腹满痛等症，主张轻者刺期门，重者宜小柴胡去甘药，加活血祛瘀之品，并随证配合祛寒、理气药物。

再者，谵语如狂之象，热入血室之证恒多见之，叶氏强调指出必须与阳明腑实之谵语如狂做出鉴别。其辨别之点，在于身重与否，因血属阴，阴主重浊，血热既然瘀结，络脉因之被阻，气机不能通达，是以有身体沉重之症，而阳明腑实则无之。当然临床还必须参合其他证候表现，全面进行分析，未可据此一症为辨。至于文中所提到的"血结胸"，是属于结胸证的一种类型，乃邪热与血结聚胸脘部位，其主要临床表现为胸宇硬满疼痛拒按，兼见善忘，甚则谵语如狂，小便反利而口不渴、舌紫等症，叶氏引用王海藏桂枝红花汤（桂枝汤加红花）加味治之，似有病重药轻之嫌，临证宜加调整。

鉴于热入血室病情较为复杂，证型不一，临床必须抓住重点，掌握关键，至为必要。我们认为王孟英对本证的归类和治法颇得要领，"温邪热入血室有三证：如经水适来，因热邪陷入而搏结不行者，此宜破其血结；若经水适断，而邪乃乘血舍之空虚以袭之者，宜养营以清热；其邪热传营，逼血妄行，致经未当期而至者，宜清热以安营"。言简意赅，足资临床参考。

此外，对于"血室"究属何脏器问题，历代争论不休，见解不一。归纳起来，主要有三种看法：一是指子宫；二是指肝脏；三是指冲任。从人体的生理功能来说，子宫、肝脏和冲任，有着内在的联系。妇女以血为本，特别是月经，与上述几个脏器关系极为密切，这不仅体现在生理上，而病理上亦是如此。因此，"血室"的含义，未便印定某一个脏器，还宜根据临床症状，通过辨证确定其病位。若在谵妄如狂等症的同时，兼见胸胁硬痛者，病位当以肝脏为主；若兼见少腹硬痛者，则病位偏于子宫或冲任。

《陈平伯外感温病篇》

精华探讨

《陈平伯外感温病篇》（以下简称《外感温病篇》）相传为清代医家陈平伯（祖恭）所撰。陈氏生平不详。本篇曾收载于王孟英《温热经纬》和吴子音《温热赘言》中，语虽不多，但对风温证的发病季节、病因病机、病邪传变、临床证候表现和治法用药等，均做了精要论述，很切临床实用。兹就其主要学术观点和成就，探讨如下。

一、揭示发病季节，阐明病邪属性

《外感温病篇》开宗明义指出"风温为病，春月与冬季居多"。又说"春月风邪用事，冬初气暖多风，故风温之病，多见于此"。由此可见，本篇所述之风温，多发生于春、冬季节，乃是感受风温病邪所引起的新感温病，这与《叶香岩三时伏气外感篇》中"风温者，初春阳气始升，厥阴行令，风夹温也"的观点颇相吻合。不过，多数医家将发于冬季的新感温病称为"冬温"，如叶天士云："冬令应寒，气候反温，应藏反泄，即能致病，名曰冬温。"其实，两者的病邪性质、临床证候表现和传变规律基本相同，陈氏以"风温"统之，也有一定的道理。

对于本病的病邪属性，陈氏明确指出"风邪属阳""风温为燥热之邪""可悟风温为燥热之病，燥则伤阴，热则伤津，泄热和阴，又为风温病一定之治法也，反此即为逆矣。"诚得本病的临床特征和治法要领很有指导意义。

二、指出病变重心，辨析证情传变

风温初起，其临床表现，"或恶风，或不恶风，必身热、咳嗽、烦渴"，陈氏谓"此风温证之提纲也"。风温证为什么会出现这些证候表现？而这些症状又何以为本病的辨证提纲？陈氏释之曰："人身之中，肺主卫，又胃为卫之本，是以风温外薄，肺胃内应，风温内袭，肺胃受病。其温邪之内外有异形，而肺胃之专司无二致，故恶风为或有之证，而热渴咳嗽为必有之证也。"又说："风温为燥热之邪，燥令从金化，燥热归阳明，故肺胃为温邪必犯之地。"从肺主卫，胃为卫之本，推论到肺胃为风温之邪必犯之地，既说明了风温的传变特点，又指出了病变重心。在临床上，本病初起，确以发热恶风、咳嗽、口微渴等肺卫证候表现最为常见。究其机制，盖因"温邪上受，首先犯肺"，肺既受伤，则卫气失调，清肃之令不行；肺卫之邪不解，多顺传于胃，而出现恶热而不恶寒，烦渴引饮等热盛阳明（胃）的证候表现。这些都是风温证初中期时常见病理征象。所以，陈氏将"恶风或不恶风，必身热咳嗽烦渴"作为本病的辨证提纲，是有实践依据的，对临床诊断确有裨益。

本篇论述风温的传变及其证情，归纳起来，大致有以下几种类型。

（1）邪在肺卫（卫分证）：身热畏恶风（或不恶风），头痛咳嗽，口渴，苔白，脉浮数。

（2）热在肺胃：身热咳嗽，自汗口渴，烦闷，脉数，苔微黄，或兼下利（肺胃之邪下迫大肠）。

（3）热盛动风：身灼热，口大渴，谵语，手足瘛疭，状若惊痫，脉弦数。

（4）气营两燔：身大热，口大渴，目赤唇肿，气粗烦躁，甚或神昏谵语，舌绛齿板。

（5）痰热闭阻心包：热渴烦闷，昏愦不知人，不语如尸厥，脉数。

值得指出的是，与其他新感温病一样，风温的一般传变规律也是由卫而气而营而血，其间卫气同病，气营两燔，逆传心包等，亦属常见。但本篇未载述邪入血分的证候，这并非风温证没有血分证，当与《叶香岩外感温热篇》互参。

此外，篇中还记述了风温的兼夹证，如夹湿、夹毒等，临床间可见之，必须注意辨别。

三、提示治疗大法，列举各证用药

如前所述，风温为燥热之邪，而风温证属燥热之病，所以陈氏对本病的治疗，总的大法是"泄热和阴"，即清泄邪热，护阴养液。在这一治疗原则的前提下，根据病邪浅深、病情轻重及兼夹证等，随证立法，以法遣药，治疗切中肯綮。如邪在肺卫，用薄荷、牛蒡子、连翘、竹叶、桔梗、前胡、杏仁等轻清宣透；阳明热盛，用石膏、知母、竹叶等辛凉泻热；气营两燔，用犀角、连翘、玄参、赤芍、丹皮、麦冬等清气凉营；热盛动风，用羚羊角、钩藤、连翘、麦冬之类清热息风；邪陷心包，用犀角、连翘、远志、石菖蒲、川贝、牛黄丸、至宝丹之属清心开窍。再者，风温夹毒上壅，而见头目胀大，面发疱疮，则用荆芥、薄荷、连翘、玄参、牛蒡子、马勃、青黛、金银花之类以疏风散邪，清热解毒；至于夹湿而兼胸闷、白㾦等症，用药似欠合辙，宜参《温病条辨》薏苡竹叶散等方以宣肺利气，清热利湿。最值得注意的是，陈氏治疗风温，护阴、养阴之法，一以贯之，护阴是指清热祛邪以保津；养阴是用甘寒（或咸寒）濡润之类药物，如麦冬、石斛、花粉、玄参等以增液生津。陈氏谓："泄热和阴，又为风温病一定之治法。"足见其对护阴、养阴之高度重视，此不独风温如斯，一切温病莫不皆然。

综观上述，《外感温病篇》对风温证的发病季节、病邪传变、证候类型及治疗方法等，均做了概括性的论述，这不仅对风温证的诊治有指导作用，而且对其他温病，特别是新感温病，也有重要的参考价值，值得熟读精研。

原著选释

辨证提纲

【原文】风温为病，春月与冬季居多，或恶风，或不恶风，必身热、咳嗽、烦渴，此风温证之提纲也。

【阐释】本条指出风温证的发病季节和初起的主要证候表现。

温病有新感、伏邪之分，发于春季的温病，有感受时令温邪而即发者；有冬伤于寒，邪伏体内，至春阳气升泄，或被时令温风触动，伏热自内达外而发者。前者为新感温病，后者为伏气温病。本条所述的风温，即属新感温病的范畴。风温为病，有一定的季节性。一般发于春季，是由于感受时令风温之邪而引起；亦有发于冬月者，乃因感受非时之暖而致（或称"冬温"），陈氏在自注中说"春月风邪用事，冬初气暖多风，故风温之病，多见于此"，殆即此意。明确本病的发病季节，对于临床诊断很有裨益。

风温的病变重心是在肺胃。盖肺主卫，外合皮毛，风温外袭，肺卫首当其冲，放风温初起，多见恶风、身热、咳嗽等肺卫失宣的证候表现。肺卫之邪不解，大多顺传于胃而出现壮热、汗多、口渴、舌黄等气分证候表现（少数可逆传心包）。所以，本病初、中期的病变部位，主要是在于肺胃。陈氏自注以"肺主卫，又胃为卫之本，是以风温外薄，肺胃内应，风温内袭，肺胃受病"，以及"风温为燥热之邪，燥令从金化，燥热归阳明，故肺胃为温邪必犯之地"来解释其病理机转，是有一定道理的。

风属阳邪，温乃热之渐，故风温为病，与其他温热病一样，伤津劫液是基本病理特点。本病初期除恶风、身热、咳嗽外，多兼口渴，且舌边尖偏红，表明热灼津伤的病理现象已露端倪，这与外感风寒有明显的不同。正因为如此，陈氏在自注中强调指出，"风温为燥热之病，燥则伤阴，热则伤津，泄热和阴，又为风温病一定之治法也"。善哉斯言！此不独风温为然，一切温病无不皆然也。

邪在肺卫

【原文】风温证，身热畏风，头痛咳嗽，口渴，脉浮数，舌苔白者，邪在表也。当用薄荷、前胡、杏仁、桔梗、桑叶、川贝之属，凉解表邪。

【阐释】本条指出风温证初起，邪在肺卫的证治。

肺主卫而合皮毛，风温外袭，内应于肺，是以肺卫受伤，身热畏风，头痛，乃邪客于表，卫气与邪相争所致；咳嗽，是邪热内应于肺，肺失宣降使然；风温为阳热之邪，未有不伤津液者，口渴是津液受伤之象，但与邪热入于气分之烦渴引饮，在津液耗伤的程度上显有轻重之别；脉浮数，苔白，是风温在表的明证。

叶天士认为"在卫汗之可也""在表初用辛凉轻剂"，指出温病初起邪在卫分的治疗大法，与风温证亦甚合辙。故本证宜辛凉轻解以宣泄肺卫之邪。药以薄荷、桑叶轻清宣透，杏仁、前胡、桔梗宣降肺气；惟川贝一味，长于润肺化痰止咳，阴虚内伤咳嗽多用之，风温初起，不若浙贝为佳。其他，如牛蒡子、瓜蒌等味，亦可加入。纵观用药，不外乎辛凉解表，清宣肺气，与桑菊饮、银翘散等方大法相同。陈氏自注"表未解者，当先解表，但不同于伤寒之麻桂耳"，是指风温与风寒大异，初起虽同属表证，但一则宜辛凉解表，一则宜辛温解表。本证若误用辛温之剂，势必助热灼津，变证蜂起，可不慎哉！

肺胃热盛

【原文】风温证，身热咳嗽，自汗口渴，烦闷脉数，舌苔微黄者，热在肺胃也。当用川贝、牛蒡、桑皮、连翘、橘皮、竹叶之属，凉泄里热。

【阐释】本条为邪热内传肺胃的证治。

本证与前证比较，虽同有身热、咳嗽、口渴等症，但此则身热而不恶风，舌苔由白转微黄，脉数而无浮象，且有汗泄、烦闷，表明表邪已解，里热渐盛，病变较前已深一层。热郁于肺，肺失宣降清肃之职，故咳嗽、烦闷；汗泄、口渴，是胃热蒸腾，津液受伤之象，然较大热、大汗、大渴、脉洪大之白虎汤证，尚轻一筹。所以，药用川贝、牛蒡子、桑皮、连翘、竹叶之属凉解里热，清宣肺气。惟橘皮性偏温燥，于本证似欠妥帖。若热势较甚，栀、芩、蒌、苇（芦根）等味，亦可择用，以增强清热护津之效。

【原文】风温证，身灼热，口大渴，咳嗽烦闷，谵语如梦语，脉弦数，干呕者，此热灼肺胃，风火内旋，当用羚羊角、川贝、连翘、麦冬、石斛、青蒿、知母、花粉之属，以泄热和阴。

【阐释】此条为肺胃热盛引动肝风的证治。

身灼热，口大渴，较前证身热、口渴为重，表明邪热愈盛，津伤愈甚；咳嗽胸闷，是热壅于肺，肺失肃降所致。热盛动风，风火内旋，上干心神，是以谵语如梦语；中犯胃分，胃失和降，故令干呕；脉弦数，显属热盛风动之候。本证与温邪侵犯厥阴，心营被扰，肝风内动所不同者，一则邪尚在气分，以肺胃热盛而津液受伤为主，故以身灼热，口大渴，脉弦数为主症；二则邪入营分，以心神被扰，肝风煽动为主，当以神识昏谵，抽搐痉厥，脉细数为主症。且验之于舌，前者苔黄而干燥，后者舌绛而少津。病位有浅深之殊，病情有轻重之异，必须加以辨别。

本证的治疗，以泄热和阴为主。泄热者，以羚羊角、连翘、知母、青蒿之属清肺胃之热而凉肝息风；和阴者，取麦冬、石斛、花粉等味甘凉濡润以生津复液。复加川贝以肃肺化痰而止咳嗽。王孟英注曰："嗽且闷，麦冬未可即授，嫌其滋也。以为大渴耶，已有知母、花粉足胜其任矣。木火上冲而干呕，则青蒿虽清少阳而嫌乎升矣。宜去此二味，加以栀子、竹茹、枇杷叶则妙矣。"评释允称至当，所易药物亦甚熨帖，足资参考。近人也有主张加石膏以清泄肺胃之热，可备一格。紫雪丹虽属清心开窍之剂，然清热息风之力尤胜，亦可随证加入，以增强疗效，未必待邪入营血，方可使用。

【原文】风温证，身热咳嗽，口渴下利，苔黄谵语，胸痞，脉数。此温邪由肺胃下注大肠，当用黄芩、桔梗、煨葛、豆卷、甘草、橘皮之属，以升泄温邪。

【阐释】本条为肺胃之邪热下迫大肠的证治。

肺与大肠相表里，胃与肠道相连。在伤寒，有胃热移入大肠，与肠中燥矢相搏而成腑实，也有表证误下，使邪热内陷大肠，表犹未解而致协热下利（如葛根黄芩黄连汤证）；在温病，肺胃邪热不从外解，常下迫于大肠而出现下利。本证身热，咳嗽，口渴，谵语，苔黄脉数，皆是肺胃热盛之候，下利即是邪热下注于大肠使然。图治之法，当以清热止利为务，药用葛根、黄芩、甘草，是取葛根黄芩黄连汤之意急以清热止利；桔梗宣肺利气；因兼胸痞，并有热中夹湿，故用豆卷、橘皮以宣化湿邪。王孟英认为葛根、豆卷、桔梗均为升提之品，不宜于本证，当易以黄连、桑叶、金银花。本证之下利，是邪热从肠道外泄之象，治疗固然宜顺应病情之发展趋势，不可见利止利而妄投升提固涩之品，但葛根、豆卷清轻宣透，清热解肌，桔梗宣泄肺气，有开肺气而利大肠之效，故本证用之，尚属合辙，当无升提之弊。至于所易之药，均具清泄肺胃邪热之功，能增强疗效。

【原文】风温证，身热自汗，面赤神迷，身重难转侧，多眠睡，鼻鼾，语难出，脉数者，温邪内逼阳明，精液劫夺，神机不运，用石膏、知母、麦冬、半夏、竹叶、甘草之属，泄热救津。

【阐释】本条为胃热极盛，气阴两伤，神机不运的证治。

胃为水谷之海，人之气阴，依胃为养。今风温之邪侵犯气分，胃热灼盛，迫液外泄，故身热自汗；盖阳明之脉荣于面而起于鼻之交頞中，邪热怫郁胃经，是以面赤鼻鼾；热邪易伤津液，又善耗气，气阴既伤，则宗筋失濡，神机不运，以致身重难转侧、神迷、多眠睡、语难出。其脉必洪数无力，其舌必红赤而少津，或罩黄燥之苔。药用石膏、知母、竹叶清泄胃热；复加麦冬、甘草补益气阴；配半夏之化痰和胃，以防痰与热闭，又免麦冬滋腻恋邪之弊。纵观用药，实取白虎、竹叶石膏汤之意。王孟英谓："宜加西洋参、百合、竹沥。"西洋参益气生津有殊功，竹沥清化痰热有奇效，可杜痰热内闭之变，两药加之，甚为合拍。

风温夹湿

【原文】风温证，热久不愈，咳嗽唇肿，口渴胸闷，不知饥，身发白疹如寒粟状，自汗，脉数者，此风邪夹太阴脾湿，发为风疹，用牛蒡、荆芥、防风、连翘、橘皮、甘草之属凉解之。

【阐释】本条为风温夹湿流连气分，热蕴肺胃的证治。

本证咳嗽，口渴，脉数，表明风温之邪，尚蕴结肺胃。盖唇为胃所主，唇肿是胃热之据。温邪夹湿，热蕴湿中，湿处热外，两邪相搏，如油入面，黏缠难解，故发热不随汗出而退，这是湿热流连气分的征象。白疹，又称白瘔，湿热证中每多见之，多因气分湿热蕴蒸，欲从外解，由肌肉达于皮毛而成。本条虽未言及舌苔，但据证推测，当是薄黄而腻，或黄腻，舌质偏红。图治之法，陈氏用荆芥、防风以祛风散邪，连翘、牛蒡子清热宣肺，橘皮理气化湿，甘草调和诸药。然与证较之，似欠合拍。尤其荆、防之辛温发散，殊不相宜。王孟英谓："白疹即白瘔也，虽夹湿邪久不愈而从热化，且汗渴脉数，似非荆、防之可再表，宜易滑石、苇茎、通草，斯合凉解之法矣。"根据临床经验，当从清泄肺胃、宣化湿热之法，俾邪从气分而解，药用金银花、连翘、竹叶、牛蒡子、杏仁、芦根、苡仁、滑石、通草之属，乃效法吴鞠通银翘散、薏苡竹叶散之意。至于白瘔与病情转归、预后善恶的关系及其治法，《叶香岩外感温热篇》论之甚详，可以互参。

风温夹毒

【原文】风温证，身热咳嗽，口渴胸痞，头目胀大，面发泡疮者，风毒上壅阳络。当用荆芥、薄荷、连翘、玄参、牛蒡、马勃、青黛、银花之属，以清热散邪。

【阐释】本条为风温夹热毒上壅头目，发为大头瘟的证治。

身热咳嗽，口渴胸痞，是邪热壅肺，肺失宣降之候，此乃风温之本征。唯有头目胀大、面发疱疮是夹温毒之邪上扰清空之地，络气为之壅遏，俗称大头瘟是也，是本病之兼证。故治疗既要清泄风温，又需兼解温毒，药用荆芥、薄荷、牛蒡子轻清宣透之品以疏散风热，清宣肺气；复加金银花、连翘、玄参、马勃、青黛之属，是取普济消毒饮之意，以清热解毒消肿，为治大头瘟而设。然板蓝根、蝉衣、僵蚕、桔梗、生甘草等味亦可加入，以增强清热散风、解毒消肿之效。不用芩、连者，恐苦寒沉降之品，阻遏邪毒而不利透泄。

气营两燔

【原文】风温证，身大热，口大渴，目赤唇肿，气粗烦躁，舌绛，齿板，痰咳，甚至神昏谵语，下利黄水者，风温热毒，深入阳明营分，最为危候。用犀角、连翘、葛根、玄参、赤芍、丹皮、麦冬、紫草、川贝、人中黄，解毒提斑，间有生者。

【阐释】本条为风温证气营两燔的证治。

身大热，口大渴，目赤唇肿，气粗烦躁，是气分邪热炽盛之象；痰咳，乃肺中痰热未清，清肃之令未复使然，舌绛、神昏谵语，是邪热入营，神明被扰之据。叶天士说："其热传营，舌色必绛。"可见，绛舌是营分证的主要标志。然气热未清，绛舌必兼黄燥之苔。叶氏又说："齿为肾之余，龈为胃之络，热邪不燥胃津，必耗肾液。"气营热炽而见齿板，显系胃津肾液耗损而不上润于齿所致。至于下利黄水，为肺胃之热，下迫大肠之故。纵观本证，是属气营两燔，热邪充斥三焦之候。若治不及时，最易引起气津两枯而痰热堵塞心窍，出现内闭外脱之危候。故亟须大清气营热毒，兼以清肺化痰，药用犀角、连翘、丹皮、紫草、赤芍、人中黄清营解毒，玄参、麦冬养阴增液，配川贝以清化肺家痰热。唯有用葛根一味，意在清肠止利，并有透斑之功。然本证之下利为次要症状，且不一定邪热从斑而解，故葛根似可省去，当加入石膏、知母，以增强清热保津之效。证之临床，本证若采用余师愚的清瘟败毒饮，其效益佳。

热毒壅遏

【原文】风温毒邪，始得之，便身热口渴、目赤咽痛，卧起不安，手足厥冷，泄泻，脉伏者，热毒内壅，络气阻遏，当用升麻、黄芩、犀角、银花、甘草、豆卷之属，升散热毒。

【阐释】此条为热毒壅盛阳明气分的证治。

风温证初起，邪多在肺卫，而见发热、微恶风寒、咳嗽、口渴等症；本证则不然，初起即现身热口渴、目赤咽痛，显系热毒壅盛之候，病变重心在于阳明气分。卧起不安，乃烦躁不得眠之状，亦为阳明热盛之征象。唯有手足厥冷、泄泻、脉伏，最当辨识。一般来说，此类症状多见于阳虚阴盛之虚寒证，如伤寒之少阴寒化证。但本证之厥逆、泄泻、脉伏与口渴、目赤、咽痛等症并见，当知不属虚寒。究其病机，乃热毒壅盛于内，气机阻遏不畅，阳气不能布达肢末，是以手足厥冷而脉伏，此为"热厥"，而非"寒厥"，所谓"热深厥亦深，热微厥亦微"，即指此类证候而言；吴又可《温疫论》所记述的"脉厥"（指脉伏不现）、"体厥"（指身体冰冷），其性质与此相似，均属邪热内闭，气机阻遏的真热假寒之证，可以互参。至于泄泻，必定泄利秽浊臭水，且伴肛门灼热，绝非下利清谷之寒泻可比。再则，本证之舌苔，条文中虽未指出，以证推之，必舌质红赤而苔黄少津。所以，治用黄芩、犀角、金银花、甘草之属以清热解毒；复加升麻、豆卷升散之品，提透气分之热毒从外而解，不至深陷营血，且升麻又具有解毒之功。但杨素园注释说"凡涉咽痛者，一用升麻，则邪入肺络，必喘吼而声如拽锯"，意指升麻具有升提之性，温毒而致咽痛等症状，用之能引邪入肺，有喘吼之变。考古代方书，用升麻以解毒，屡见不鲜，如《金匮要略》治阳毒之升麻鳖甲汤，以及东垣治大头瘟之普济消毒饮等方，均取升麻解毒之功。因此，只要配伍恰当，如本条之升麻配犀角、黄芩、金银花等味，其清热解毒的作用，相得益彰，而无升提热毒之弊。

热盛动风

【原文】风温证，身热痰咳，口渴神迷，手足瘈疭，状若惊痫，脉弦数者，此热劫津液，金囚木旺。当用羚羊、川贝、青蒿、连翘、知母、麦冬、钩藤之属，以息风清热。

【阐释】本条为肺胃热盛，引动肝风的证治。

身热，口渴，是肺胃热炽，津液受劫之候；痰咳乃肺中痰热未清，肃降之令失司之故；手足瘛疭，状若惊痫，与《伤寒论》所载的风温误治变证"剧则如惊痫，时瘛疭"颇相类似。究其成因，是由热灼津伤，木失涵养，肝风因而煽动，走窜筋脉所致。所谓"热极生风"，殆指此类证候而言。至于神迷，乃热盛神昏使然，与邪陷心包或痰热蒙闭心窍而见昏愦不知人，不语如尸厥，病机显有区别，证情轻重亦异。本证因病变重心在于热盛动风，故用羚羊角、钩藤凉肝息风；麦冬增液生津，以涵养肝木；配合连翘、知母清肺胃之热；复加川贝以肃肺化痰。青蒿一味，虽有清泄肝热之功，不若易桑叶为妙。又本证之治，俞根初羚角钩藤汤亦甚合辙，可以参用。

邪陷心包

【原文】风温证，热渴烦闷，昏愦不知人，不语如尸厥，脉数者，此热邪内蕴，走窜心包络，当用犀角、连翘、焦远志、鲜石菖蒲、麦冬、川贝、牛黄、至宝之属，泄热通络。

【阐释】本条为痰热内闭心包的证治。

风温证出现身热、口渴、昏愦不知人、不语如尸厥等症状，究其病机可有两种转归：其一是温邪逆传心包，即叶天士所说的"温邪上受，首先犯肺，逆传心包"。这类患者，初起往往有恶寒（或恶风）发热、头痛咳嗽等肺卫证候，但病邪不经气分阶段，迅即出现神昏谵妄、舌謇肢厥等邪陷心包、神明被扰的证候。造成"逆传"的原因，常与病邪性质、感邪轻重及患者体质有关，这点在《叶香岩外感温热篇》有关条文中做了阐释，兹不赘言。其二是气分邪热传入营分。因为心主血属营，故营分证亦可出现神昏谵语等神志异常症状，且身热以夜为甚，斑疹隐隐，舌绛少津而无苔垢，脉来细数。总之，逆传心包证和营分证，从病位上看，虽同属心营，但前者常以痰热内闭心包为主要矛盾，故以神识异常为主症；后者以热扰营分，营阴受灼为主要矛盾，故常以身热夜甚、斑疹隐隐、舌绛少津为主症，当然神昏谵语亦可见之。所以，二者在病机、证候表现上同中有异，注意辨别。从本条所述证候表现来看，似属逆传心包证，故治以清热化痰、清心开窍为主，药用犀角、麦冬、连翘清心泄热，川贝、远志清化痰热，菖蒲芳香开窍，复加牛黄丸、至宝丹之类以增强清心开窍之效。倘若营分证而见神昏，治当清营泄热为主，佐以清心开窍，以清营汤为主方，配合牛黄丸、至宝丹之类。

《薛生白湿热病篇》

精华探讨

《薛生白湿热病篇》（以下简称《湿热病篇》）为薛雪所作。薛雪（1681—1770），字生白，号一瓢，晚年自称牧牛老朽，江苏吴县人，为清代著名医学家。《湿热病篇》原书未见，有关内容首刊于舒松摩《医师秘籍》中，名为《湿热条辨》。嗣后，《陈修园医书七十二种》、章虚谷《医门棒喝》、吴子音《温热赘言》、宋佑甫《南病别鉴》等均有收录。王孟英亦将其辑入《温热经纬》中，更名为《薛生白湿热病篇》，流传最为广泛。上述各本，虽内容略有出入，但基本精神是一致的。该书继承了前人的有关理论和治疗经验，对湿热病的辨证论治有很大的发挥，丰富并充实了温病学的内容，对温病学的发展做出了重要贡献。兹就其主要学术观点和成就探讨如下。

一、阐发湿热病的病因病机

（一）发病因素

一般认为，湿热病的病因是既受湿又感暑，或湿郁化热所致，特别是东南沿海一带，地处卑湿，气候温热，所以湿热为患较多。薛氏对湿热病的发病因素，不但注重外邪的侵袭，更强调机体的内在因素，指出"太阴内伤，湿饮停聚，客邪再至，内外相引，故病湿热""或有先因于湿，再因饥劳而病者，亦属内伤夹湿，标本同病"。这种"内外相引""标本同病"的观点，清楚地阐明了湿热病的发病是内外因联合作用的结果，而内因则往往起主导作用。在临床上，脾胃内伤，素有伏湿者，确易罹患湿热病，尤其是夏秋季节，气候溽暑，人体脾胃功能多较呆滞，内湿易聚，在此情况下，外界湿热之邪往往乘虚侵入而发病，所以此时湿热病的发病较多，这也说明薛氏对本病发病因素的认识是符合临床实际的。

（二）感染途径

薛氏在长期的临床实践中，观察到湿热为患，其感染途径不同于一般外感，尤与伤寒大异。他认为"风寒必自表入"，而"湿热之邪，从表伤者，十之一二，由口鼻入者，十之八九"，又谓"邪由上受，直趋中道，故病多归膜原"；并进一步解释说"膜原者，外通肌肉，内近胃腑，即三焦之门户，实一身之半表半里也"。正因为邪归膜原，所以发病之后，既可出现寒热如疟的半表半里证（即邪阻膜原证），邪气又可发散于表而见湿热表证，更易内溃于里而见脾胃湿热的气分证等。这一理论为阐明湿热病的发病机制和证候类型提供了有力依据。

（三）病变重心

湿热病的病变重心究在何处？薛氏于此阐发极为精辟，"湿热证属阳明太阴经者居多，中气实则病在阳明，中气虚则病在太阴"，指出了脾胃为湿热病变之中心，也是本病的病理特点。脾胃同居中焦，职司运化。又脾为阴土，喜燥恶湿，胃为阳土，喜润恶燥，两者互为表里，对湿热之邪各有其亲和性。当湿热侵入人体后，其病邪转化和证候类型，常与患者的体质，特别是脾胃的功能状态有密切关系。章虚谷阐发说："外邪伤人，必随人身之气而变，……人身阳气旺则随火化而归阳明，阳气虚则随湿化而归太阴。"凡素体中阳偏旺者，湿邪易于化燥而为热重于湿，病偏于胃；素禀中阳不足者，则邪从湿化而为湿重于热，病多在脾。以脾胃为中心的湿热病理论，乃薛氏临证所得，认识和掌握这一理论，对于指导湿热病的辨证和治疗很有意义。

（四）湿热合邪的特点

薛氏说："热为天之气，湿为地之气，热得湿而愈炽，湿得热而愈横。"王孟英注释说："热得湿则郁遏而不宣，故愈炽；湿得热则蒸腾而上熏，故愈横。两邪相合，为病最多。"说明湿热合邪，在病情上较之单纯湿邪或热邪为患更为复杂、严重。在临床上，湿热病往往病情缠绵、锢结难解，非若湿邪燥之能化，热邪清之能解。前人尝以如油入面，难分难解来形容其病情之顽固性。薛氏有鉴于此，故指出"湿热两分，其病轻而缓；湿热两合，其病重而速"，提示治疗应"分消湿热"，使两邪不相搏结，如是则邪势孤立，病易解也，这与叶天士所说的"或渗湿于热下，不与热相搏，势必孤矣"，含义实同。

二、明辨湿热病与伤寒、温病之异

湿热病的发病因素、感染途径、病变部位已如上述，这与伤寒（狭义）感受风寒之邪，自表而入，首伤太阳的病因病机有明显的不同，也与温病伏热内发，"少阴不藏，木火内燔，风邪外袭，表里相应""少阴太阳同病"的发病机制迥然有别，所以薛氏指出"湿热之病，不独与伤寒不同，且与温病大异"。薛氏所说的"伤寒"当指狭义伤寒；"温病"乃指伏气温病，如春温之类。临床上湿热病易与伤寒（狭义）和其他温病混淆，因为湿为阴邪，湿偏重者，症状有似伤寒；热为阳邪，热偏重者，症状有似温病。若不仔细辨别，极易误诊而造成误治，如见寒便投辛温发散，使热邪更炽；见热就处苦寒清热，使湿邪益阻，皆医之咎也。薛氏从寒、温、湿三气伤人的病变特点上，对湿热病、伤寒、温病三者做出区别，确有指导临床的意义。浙江省中医研究所已故所长史沛棠老中医，从薛氏的论述中得到启发，认为临床上与湿温（湿热）病类似的病症有七，应加鉴别，录之以供参考。

（一）与风温鉴别

风温初起，也有恶寒、发热、头痛等症，与湿温相似。但风为阳邪，多在春令或十月小阳春天气。风温头痛，并不昏重，虽有恶寒，亦甚轻微，并见恶风多汗。发热每多口渴恣饮，或有喉痛、咳嗽，鼻气不利，甚则胸闷胁痛，舌苔多薄白不腻，舌尖多绛，脉象多浮数。

（二）与温病鉴别

《黄帝内经》谓先夏至日为病温，春季热病渴饮的，多为春温。如冬令雨雪少，天时过暖，亦能发生冬温。温病初起，略有微寒头痛，旋即热度增高，恶热烦躁，胸闷面赤，口渴欲饮，绝不恶寒头痛。特别是舌白少津，易转黄燥苔。脉象洪数，身轻有力，与湿温肢软脉缓大异。

（三）与暑温鉴别

暑为阳邪，每多夹湿，所见症状，亦与湿温相似。但暑热症热多湿微，其势急速，初起时虽有微恶寒，而躯体已见壮热，头痛昏重，口渴恣冷饮，面赤烦躁。特别是汗多面垢，舌白带腻，或见黄浊，脉象多洪大而数。

（四）与瘅疟鉴别

瘅疟是夏秋较多，开始并无形寒恶风等症。每天上午或下午发高热，但热有定时，每天发一次，或间日发一次。每次发热可能长约八小时，甚至十二小时始退。在发热中，伴有胸闷烦躁，口渴引饮；或有呕吐，全身不舒，汗出则热退。舌苔白腻，或夹灰黄，脉象多弦数。

（五）与秋燥鉴别

秋燥是秋天新凉之邪，亦可称为次寒。燥气从口鼻吸受，先伤上焦，初起必头疼身痛，恶寒发热，特别是唇口发干，咳嗽不爽，舌苔薄白不腻，脉象浮紧不缓。

（六）与夏秋伤风鉴别

伤风即一般感冒，初起形寒发热，恶风头疼身痛，特别是鼻塞流涕，舌苔薄白，脉象浮缓或浮紧，可以一汗而解。

（七）与一般湿病鉴别

湿为黏腻有形的阴邪，如不化热，称为湿病。虽有头重脚酸，肢软无力，脘腹不舒，饮食懒纳，舌苔白腻，脉象沉缓症状，但无口渴思饮、发热胸闷等症。

三、湿热病辨证论治之要领

（一）立辨证之提纲

湿热病证情复杂，变化多端，但初起必有其特有的症状，可资识别。薛氏通过细致观察总结出几个主要症状、体征，作为本病辨证的依据。如篇中第一条云："湿热证，始恶寒，后但热不寒，汗出，胸痞，舌白，口渴不引饮。"薛氏自称"此乃湿热证之提纲也"。所谓"提纲"，是指这些症状最能反映湿热病的特点，最有代表性，医者明乎此，便能在错综复杂的病情变化中抓住疾病的本质，确立诊断。湿热病何以会出现上述症状，而这些症状又为何作为辨证的提纲？薛氏对此做了详尽解释，"始恶寒者，阳为湿遏而恶寒，终非若寒伤于表之恶寒，后但热不寒，则郁而成热，反恶热矣。热盛阳明则汗出，湿蔽清阳则胸痞，湿邪内盛则舌白，湿热交蒸则舌黄，热则液不升而口渴，湿则饮内留而不引饮"，要皆湿热阻遏，脾胃运化失职之变。临床上确以上述几个症征为主要表现，薛氏将其作为辨证提纲，颇有见地。

（二）辨病位之浅深

如前所述，湿热侵入人体之后，邪归膜原，及其发也，或外散于表，或内溃于里，或壅塞上焦，或郁滞中焦，或深入下焦，病位有深浅之不同，证情有轻重之差异。概括薛氏的论述，主要有以下几种临床类型。

1. 湿热伤表

所谓"表"，是指肌腠、关节、经络等，湿热侵犯此等部位，一般出现表证，如湿热浸淫肌表，卫气被遏，可见恶寒无汗、身重头痛等症，治宜宣透，药如藿香、香薷、苍术、薄荷、牛蒡子，"头痛必夹风邪，故加羌活，不独胜湿，且以祛风"；暑湿郁闭肌腠，症见胸痞发热，肌肉微疼，始终无汗者，当清透暑热，药用六一散、薄荷叶，泡汤调下；湿热伤于肌肉，流注关节，出现恶寒发热，身重关节疼痛，宜滑石、大豆黄卷、茯苓皮、苍术皮、藿香叶、鲜荷叶、白通草、桔梗等味清透渗利并用，俾湿热得以外泄。湿热夹风侵入经脉，则为口噤，四肢牵引拘急，甚则角弓反张，与湿热化燥伤阴，内风鼓动而发痉者，大有区别，宜用鲜地龙、秦艽、威灵仙、滑石、苍耳子、丝瓜藤、海风藤、酒炒黄连等，祛其外邪，舒利筋脉。

　　湿热伤表，病邪较浅，本应发汗透邪，但前贤有湿病忌发汗之告诫。薛氏根据自己的经验，对此有独到的看法，认为"湿病发汗，昔贤有禁。此不微汗之，病必不除。盖既有不可汗之大戒，复有得汗始解之治法，临证者知所变通矣"。诚属阅历有得之见。

　　2. 邪阻膜原

　　膜原为半表半里之地，湿热阻遏其间，则营卫气争，而出现寒热如疟等症，宜柴胡、厚朴、槟榔、草果、藿香、苍术、半夏、干菖蒲、六一散等味燥湿化浊、开达膜原，使半表半里之邪从枢而解。

　　3. 邪滞三焦

　　邪在上焦者，因肺气不舒，心神受扰，可见壮热口渴，脘闷懊憹，眼欲闭，时谵语，宜用枳壳、桔梗、淡豆豉、生山栀等清开上焦气分，使气化则湿亦易化，无汗者可加葛根；邪在中焦者，多见发热，汗出胸痞，口渴舌白，宜用藿梗、蔻仁、杏仁、枳壳、桔梗、玉金、苍术、厚朴、草果、半夏、干菖蒲、佩兰叶、六一散等辛开之品以宣通气机。若余邪留滞中焦，胃气未醒，则见中脘微闷，知饥不食，宜藿香、薄荷叶、鲜荷叶、枇杷叶、芦尖、冬瓜仁等轻清芳化，醒胃悦脾；湿热夹秽浊阻闭中、上二焦，初起即胸闷不知人，瞀乱大叫痛，急宜辛开理气化湿，芳香辟秽解毒，药取草果、槟榔、鲜菖蒲、芫荽、六一散，或加皂角、地浆水煎；湿热流注下焦，而见自利、溺赤、口渴，宜滑石、猪苓、萆薢、通草等味清利湿热。

　　4. 邪犯脏腑

　　暑湿之邪入于肺络，肺失清肃，症见咳嗽昼夜不安，甚至喘不得眠者，宜葶苈、枇杷叶、六一散等味泻肺降逆，清利暑湿；阳明实热，上则熏蒸于胸膈，下则闭结于肠胃而为发痉，神昏笑妄，大便数日不通，脉洪数有力，此非邪陷手足厥阴，故至宝丹、石菖蒲等芳开之品，不能取效，宜通腑泄热，釜底抽薪，用凉膈或仿承气微下之，所谓"阳明之邪，仍假阳明为出路也"。胃腑热结甚重，津液被劫，热熏心包，肝风内动，出现发痉撮空，神昏笑妄，舌苔干黄起刺或转黑色，大便不通者，亟须急下存阴，宜用承气汤；邪热在胃，上逆于肺，肺不受邪，还归于胃，出现呕恶不止，昼夜不差，甚则欲死的"肺胃不和"证，宜川连、苏叶两味煎汤呷下，清湿热而和肺胃；木火素旺者而病湿热，胆火夹邪热上冲，胃液受劫，症见口大渴，胸闷欲绝，干呕不止，脉细数，舌光如镜，宜西瓜汁、金汁、鲜生地汁、甘蔗汁磨服郁金、木香、香附、乌药等味，刚柔并用，以养胃阴而疏肝胆之气；素有痰饮而罹患湿热，又兼木火上逆，遂见呕吐清水或痰多，宜温胆汤加瓜蒌、碧玉散以化痰饮、利湿热、平肝降逆；再者湿热化燥，营阴大亏，厥阴（肝）风火上升，则为汗出热不除，或痉，忽头痛不止，宜羚羊角、蔓荆子、钩藤、玄参、生地、女贞子等滋阴潜阳、凉肝息风。值得指出的是，邪犯脏腑，见证多端，为病种种，以上仅择其要者录之，读者当参阅原著选释。

5. 邪入营血

湿热病，热毒燔灼血分，内陷厥阴，肝风煽动，则舌焦红或缩，斑疹，胸痞，自利，神昏痉厥，宜大剂犀角、羚羊角、生地、玄参、金银花露、紫草、方诸水、金汁、鲜菖蒲等凉血解毒，开窍息风；亦有上下失血或汗血者，乃毒邪深入营分，走窜欲泄，宜大剂犀角、生地、赤芍、丹皮、连翘、紫草、茜根、金银花等以清营凉血解毒为治；更有妇人经水适来，邪陷营分，症见壮热口渴，谵语神昏，胸腹痛，或舌无苔，脉滑数，亦宜大剂犀角、紫草、茜根、贯众、连翘、鲜菖蒲、金银花露等凉血解毒，清泄血分郁热。

6. 邪入少、厥二阴

湿热病，病久不解，气钝血滞，邪入厥阴，络脉瘀阻，灵机不运，症见口不渴，声不出，与饮食也不却，默默不语，神识昏迷，直仿吴又可三甲散、醉地鳖虫、醋炒鳖甲、土炒穿山甲、生僵蚕、柴胡、桃仁泥等入肝以搜邪，通血脉以灵动心机；邪入少阴者，因湿热化燥，肾水匮乏，阴虚则火浮，是以下利或咽痛，口渴心烦，尺脉数，宜仿猪肤汤法，滋润肾阴，以清虚火。

（三）分湿与热之轻重

湿热为患，湿与热之孰轻孰重，常反映出不同的病变部位，产生不同的证候类型，与治法关系极大。所以，薛氏十分重视辨别湿与热之轻重，细绎其义。具体可分以下三种类型。

1. 湿重于热

如邪阻膜原，主证"寒热如疟，舌苔白腻"；湿伏中焦，主证为"汗出胸痞，口渴（乃湿邪阻遏，津不上升所致），舌白"；以及湿滞阳明，而见"舌体遍白，口渴"等，均系湿邪偏重之证，故用药偏于辛开或苦温化湿，如草果、厚朴、苍术、藿梗、半夏、石菖蒲等。

2. 热重于湿

如湿热郁滞肠道，夹肝经邪热为患，"左关弦数，腹时痛，时圊血，肛门灼热"，显系热邪偏重，故用白头翁法清热为主，化湿为辅；又太阴阳明同病，症见"壮热口渴、自汗、身重、胸痞、脉洪大而长"，亦为热邪偏重，用白虎加苍术汤清热而兼祛湿。

3. 湿热并重

如湿热参半之证，表现为"舌根白，舌尖红"（当兼有胸闷、口渴、尿黄等症），则用蔻仁、半夏、干菖蒲、大豆黄卷、绿豆衣、六一散等，清热化湿并重。

（四）度邪正之虚实

《黄帝内经》云："邪气盛则实，精气夺则虚。"在湿热病的过程中，由于正邪双方的激烈斗争，至后期阶段，随着正气的不断耗损，往往出现虚证或虚中夹实之证，临床需要权衡虚实而治。薛氏于此颇具经验，如本病经过开泄下夺，恶候皆平，唯有神思不清、倦语不思食、溺数、唇齿干，此为胃气不输，肺气不布，元神大亏之候，宜人参、麦冬、石斛、生甘草、生谷芽、鲜莲子等补养肺胃津气；有中气亏损，升降悖逆，以致吐泻一时并至，宜生谷芽、莲心、扁豆、米仁、半夏、甘草、茯苓等味，甚则用理中法补益中气而调升降；暑伤元气，肺气虚馁，以致倦怠乏力，口渴多汗，气短而咳，宜人参、麦冬、五味子等益气敛阴；湿热伤气，四肢困倦，精神减少，身热气高，心烦溺黄，口渴自汗，脉虚，为气阴两虚，湿热留滞之候，用东垣清暑益气汤扶正兼以祛邪；再有津枯风动，热结犹存，而见口渴苔黄起刺，脉弦缓，囊缩舌硬，谵语昏不知人，两手撮搦，为虚多实少之证，若不泻之，则热结不除，津液益耗；若用苦寒下夺，又恐津枯难任，故用鲜生地、芦根、生首乌、鲜稻根等甘凉润下以清泄邪热，并复胃津。薛氏指出"若脉有力，大便不通，大黄亦可加入"。脉有力，说明正气虽虚而不甚，故宜补泻兼施之法。举凡这些足证薛氏辨别虚实极为细致，用药丝丝入扣，值得师法。

（五）重余邪之清理

湿热病后期阶段，其病理特点往往是正气已虚，余邪未尽，此时若治不合法，极易引起复发。薛氏有鉴于此，既重视养正，更不忽视清理余邪。如湿热证，火势已退，有口渴汗出、骨节痛、余邪留滞经络时，治用元米汤泡于术，隔一宿，去术煎饮，一以养阴，一以祛湿，寓祛邪于扶正之中。又如湿热证，按法治之，诸证皆退，唯有目瞑则惊悸梦惕，余邪内留，胆气未舒，药用酒浸郁李仁、猪胆皮清泄肝胆余邪，姜汁炒枣仁，养肝安神，标本兼顾，如是则正复邪却，不留后患。

四、诊断和治疗上的几个特色

（一）重视察舌

温热学家重视察舌，以叶天士为最，而薛生白亦不逊色。他对湿热病的辨治，常以舌苔为主要依据，谓"验舌以投剂，为临证时要诀"。如认为"舌白"或"舌遍体白"，多系湿未化热或湿重热轻之证，可用辛开之品（如草果、厚朴、半夏、苍术等）；"舌根白，舌尖红"乃"湿渐化热""宜辛泄佐清热"；"舌焦红或缩"为热入营血，宜大剂清营凉血；"苔黄起刺"或"舌苔干黄起刺或转黑色"系"热邪闭结胃腑"，当权衡津液之存亡情况，投以苦寒下夺，或甘凉润下；"舌光如镜"是胃液受劫，亟须甘寒滋养胃液。其辨证论治注重察舌，于此可见一斑。

（二）注意养阴护津

湿热化燥，易伤津液，而津液之盈亏存亡，与病情的转归和预后关系极为密切，故薛氏治疗湿热病，很注重养阴护津。观其治法或清热以保津，或急下以存阴，或养胃以复液（如西瓜汁、鲜生地汁、甘蔗汁之类），或滋肾以益阴（生地、玄参、女贞子之类）。其于顾护胃液，尤加重视，如说："救阳明之液为急务者，恐胃液不存，其人自焚而死也。"王孟英注释说："此治温热病之真论也。"为医者，可不记乎？

（三）用药特点

薛氏治疗湿热病，除了根据病邪的所在部位及湿与热的轻重多寡等情况，采取相应的治法外，在用药上还有以下特点。

1. 善用利气化湿

湿为重浊阴邪，最易阻遏人身阳气，使气机郁滞不通，而气机之郁滞，反过来又会加重湿邪之停积，两者在发病上往往互为因果。薛氏明乎此理，在湿热病的用药上，注重利气以化湿，如湿滞上焦多用杏仁、桔梗、枇杷叶之类以宣通肺气；湿滞中焦多取厚朴、半夏、草果之类以运中理气，或用藿香、佩兰、石菖蒲等芳化，以舒展气机，俾气化则湿亦易化。

2. 药以轻灵见长

薛氏处方用药，推崇"轻可去实"，以轻灵圆活见长，习用藿香叶、薄荷叶、枇杷叶、佩兰叶、芦尖、大豆黄卷、白通草等轻清芳透之品，宣化湿热；而对肺胃不和以致呕恶不止，采用川连三四分，苏叶二三分治之，王孟英谓其"轻药竟可以愈重病，所谓轻可去实也"。薛氏在用药上这一特点，为后世所师法。浙江清末民初名医金子久，对湿温病的治疗，每取法于薛氏，药以轻灵为主，举凡豆卷、藿佩叶、薄荷叶、姜皮、活水芦根、白通草、丝瓜络、鲜稻苗叶等，屡用不爽，效亦卓著。

纵观上述，《湿热病篇》对湿热病的病因病机、辨证治疗，做了详尽的论述和发挥，为后世诊治湿热病树立了楷模，影响甚巨。

原著选释

辨证提纲

【原文】湿热证，始恶寒，后但热不寒，汗出胸痞，舌白，口渴不引饮。

【阐释】本条提纲挈领地指出湿热病初起的典型证候表现，

也是本病辨证的要点。

湿热病是湿与热相兼为患，初起邪客肌表，卫阳被遏，故觉恶寒，此时每伴有身热不扬、头身疼重等湿邪困表的特有症状，与风寒束表之证显有不同。嗣后湿渐化热，病邪由卫及气，里热炽盛，则恶寒随之消失，但见发热之象。本病每见汗出，是因湿中蕴热，蒸腾于表所致；由于湿性黏滞，故发热常缠绵而不随汗衰。对于本病的病变重心，薛氏称"湿热病属阳明太阴经者居多，中气实则病在阳明，中气虚则病在太阴"。盖胃为水谷之海，脾为湿土之脏，湿热外受，同气相召，故病多归脾胃，所以本病多见脾胃失调的症状。即使初起邪在肌表，亦可出现胸脘痞闷、呕恶纳差等湿邪中阻，气失宣畅的证候表现。"舌白"，当指舌苔白腻，是湿邪内滞之明证，但随着湿从热化，舌苔也必由白逐渐转黄。至于口渴不引饮，亦是湿热为病的特有症状。里有蕴热，故口渴，又因湿邪阻遏于中，故虽渴而不引饮。

薛氏强调提出，"此条乃湿热证之提纲也"。所谓"提纲"是指这些症状最能反映湿热病的病理特点，最有代表性，医者明乎此，便能在错综复杂的病情变化中抓住疾病的关键，以利于确立诊断。

邪伤肌表

【原文】湿热证，恶寒无汗，身重头痛，湿在表分。宜藿香、香薷、羌活、苍术皮、薄荷、牛蒡子等味。头不痛者去羌活。

【阐释】本条为湿伤肌表的证治。

湿为阴邪，性近于寒，从本条所述症状和用药来看，显系湿邪伤表而尚未化热，故薛氏称其为"阴湿伤表之候"。恶寒无汗，是卫阳被湿所遏之象；湿性重着，最易阻碍气机，故令身重头痛。条文中虽未言及舌脉，但以证推之，舌苔必白腻而不燥，脉象多浮紧而不数。《黄帝内经》曰："其在皮者，汗而发之。"故用藿香、香薷、苍术皮芳香辛散之品，以透表化湿，复入羌活、薄荷、牛蒡子以祛风胜湿。此类药物，偏于辛温，善走肺经而达于肌表，故寒湿伤表，卫阳郁闭者宜之；若湿热在表，或湿已化热之证，则不可轻率用之。所以，对条文之首"湿热证"三字，应活看，不能死于句下。

本证与风寒束表的表实证颇相近似，但身重、舌苔偏腻是湿伤肌表的特有证候表现，可资鉴别。

【原文】湿热证，恶寒发热，身重关节疼痛，湿在肌肉，不为汗解，宜滑石、大豆黄卷、茯苓皮、苍术皮、藿香叶、鲜荷叶、白通草、桔梗等味。不恶寒者，去苍术皮。

【阐释】湿邪伤表，有寒湿与湿热之分，本条与上条比较，恶寒身重同，而发热、汗出、关节疼痛不同。究其病因病机，亦同中有异：同者，均为湿伤肌表；异者，上条为湿未化热，卫阳郁闭，此条为湿中蕴热，浸淫关节。正因为湿中蕴热，蒸腾于表，故发热汗出；又因湿性黏腻，所以虽汗出而邪热不解；湿邪浸淫关节，故关节疼痛。在治法上，与上条亦同中有异：因湿邪在表，故亦取藿香之芳香宣化以祛表湿；但湿已化热，则不宜香薷、羌活之辛温解表，而取滑石、苓皮、通草等淡渗之品以利湿泻热。更入豆卷、桔梗、苍术皮轻清宣透，善走肌表，助藿香以除表湿。试观吴鞠通《温病条辨》治上焦湿温之三仁汤（杏仁、滑石、通草、蔻仁、竹叶、厚朴、薏苡仁、半夏），其制方法度，与此颇相雷同，可以互参。

气分实热

【原文】湿热证，发痉，神昏笑妄，脉洪数有力，开泄不效者，湿热蕴结胸膈，宜仿凉膈散；若大便数日不通者，热邪闭结肠胃，宜仿承气微下之例。

增补温病
名著精华

【阐释】本条为湿热化燥而成阳明腑实的证治。

发痉，神昏笑妄，多见于邪入心营，神明被扰，肝风内动之证，但气分热盛，特别是阳明腑实，邪热波及厥阴，亦可见之。本证脉洪数有力，大便秘结，且开泄不效，显系实热蕴结气分，而非邪陷心包之证。条文中虽未言及舌苔，然以证推之，必黄燥或焦燥起刺，与邪入心营之舌绛无苔或少苔自有不同。由于气分实热，证有轻重，故凉膈、承气正为阳明腑实而设，旨在釜底抽薪，通腑泄热，诚如薛氏自注云："阳明之邪，仍假阳明为出路也。"

值得指出的是，湿热证用下法，昔贤有禁，如吴鞠通告诫说："下之则洞泄不止。"湿热壅滞脾胃，中焦气机不畅，升降失调，常可出现脘痞腹胀等类似腑实之证候表现，此时若误投苦寒攻下，势必导致中阳受损，脾气下陷，遂令洞泄不止，吴氏所以有禁下之设。但湿热化燥，胃腑结实，或湿热夹滞，胶结胃肠，又当及时攻下，不可姑息。观此条，足证"湿热禁下"之说，不可拘泥。

【原文】湿热证，发痉撮空，神昏笑妄，舌苔干黄起刺或转黑色，大便不通者，热邪闭结胃腑，宜用承气汤下之。

【阐释】本条为阳明腑实而致发痉、神昏的证治。

在湿热病的过程中，发痉、神昏大多见于邪入营血，病在厥阴，但气分实热亦可见之。本证发痉撮空，神昏笑妄，伴见大便秘结，且舌苔干黄起刺或转黑，乃实热蕴结胃腑明矣。阳明腑实出现神昏、发痉，病机是胃热上干心神，引动肝风，其病位在胃、肠，心、肝两脏仅是间接受到影响而已，与邪入营血，病在厥阴而引起的发痉、神昏显有不同。故用承气汤釜底抽薪，使胃肠实热得泄，则心、肝两脏不受影响，发痉、神昏自可平复矣。

【原文】湿热证，壮热口渴，自汗，身重，胸痞，脉洪大而长者，此太阴之湿与阳明之热相合，宜白虎加苍术汤。

【阐释】本条为阳明胃热与太阴脾湿相合的证治。

湿热证，热盛者，病多偏于阳明；湿胜者，病多偏于太阴。本证口渴、自汗，是阳明胃热炽盛之象；身重、胸闷，是太阴脾湿阻滞之候。脉洪大而长，热重于湿显然可知。故用白虎汤清阳明之热，加苍术理太阴之湿，乃辛寒与苦温合化之剂。此方治湿温，宋·许叔微《本事方》中就有记载，用治热偏重的湿温证，历验不爽。王孟英发挥说："治暑热炽盛，热渴汗泄而痞满气滞者，以白虎加厚朴极效。"此亦暑热与湿邪相合为患，苍术易厚朴者，以其不独湿阻，更兼气滞耳。

邪入营血

【原文】湿热证，壮热口渴，舌黄或焦红，发痉，神昏谵语或笑，邪灼心包，营血已耗，宜用犀角、羚羊角、连翘、生地、玄参、钩藤、银花露、鲜菖蒲、至宝丹等味。

【阐释】本条是湿热化燥，邪入心营，肝风内动的证治。

湿热留恋气分，如误治失治，势必化燥入营。是证壮热口渴，是热灼津伤，气分之邪尚未尽除；舌黄或焦红，为邪热由气入营，营阴耗损之明证；昏谵或笑，为邪陷心包，神明被扰所致；发痉，乃是厥阴肝风内动之象。纵观本证，其病机是湿热化燥伤阴，病邪由气入营，干扰心包，引动肝风。故药用生地、玄参凉营救阴，至宝丹、石菖蒲清心开窍，犀角、羚羊角、钩藤凉肝息风，复加连翘、金银花露清泄气热，合之共奏清营泄热、开窍息风之效。

孟澍江氏等认为"本证身热，渴饮较甚，石膏、知母等清热生津之品亦可加入"，确为经验之谈。

【原文】湿热证，经水适来，壮热口渴，谵语神昏，胸腹痛，或舌无苔，脉滑数，邪陷营分，宜大剂犀角、紫草、茜根、贯众、连翘、鲜菖蒲、银花露等味。

【阐释】本条为热入血室的证治。

妇女罹患湿热证，湿热化火，适值经水来潮，邪热乘虚陷入血室，出现营血之证。壮热口渴，是邪火炽盛、热灼津伤之象。心主血属营，为神明之脏，邪入营血，神明势必被扰，是以谵语神昏；舌无苔，当指舌绛而无苔垢，是邪离气分而内陷营血之明证；脉滑数，亦为邪热炽盛之象。血室既为邪热所侵，则热与血搏，以致瘀血内滞，而见胸胁少腹疼痛，其痛必兼胀满。故药以清营凉血、清热解毒为主，佐以开窍醒神。然瘀血内滞，当酌加桃仁、泽兰、红花、赤芍等活血散瘀之品，使瘀热不相搏结，热易透泄。

【原文】湿热证，上下失血或汗血，毒邪深入营分，走窜欲泄，宜大剂犀角、生地、赤芍、丹皮、连翘、紫草、茜根、银花等味。

【阐释】本条为邪入血分的证治。

温邪侵入血分，最易引起出血之证。究其机制，是因邪热损伤血络，迫血外溢，所谓"血热妄行"是也。阳络伤则血上溢而见吐血、衄血；阴络伤则血下溢而为便血、溺血；血从肌肤而出则为汗血（有称"肌衄"者）。此时除失血之证外，可兼神昏谵妄、斑疹密布等症，其舌必深绛，脉多细数。治用大剂犀角地黄汤加味，意在凉血解毒，且赤芍、丹皮、茜根凉血而兼活血，此与叶天士"入血就恐耗血动血，直须凉血散血"的治疗原则恰相吻合。若兼神昏发斑，可配合安宫牛黄丸、紫雪丹、至宝丹以清心开窍，神犀丹尤妙。

邪阻膜原

【原文】湿热证，寒热如疟，湿热阻遏膜原，宜柴胡、厚朴、槟榔、草果、藿香、苍术、半夏、干菖蒲、六一散等味。

【阐释】本条为湿热阻遏膜原的证治。

薛氏云："膜原者，外通肌肉，内近胃腑，即三焦之门户，实一身之半表半里也。邪由上受，直趋中道，故病多归膜原。"正因为膜原为半表半里之地，湿热阻遏于此，则枢机不利，营卫气争，故见寒热如疟，其舌苔必浊腻，脉多弦缓或濡缓，且兼胸闷、腹胀、呕恶等脾胃湿滞之征象。盖此证与伤寒少阳证相仿佛，但此则为热邪夹湿阻遏膜原而病涉中焦，彼则无形邪热客于少阳而病在胆经，故一以小柴胡汤和解少阳，清泄胆经为治；一以开达膜原，宣化湿浊为法。条文中所列药物，柴胡专入半表半里之地，以疏通邪热；厚朴、半夏、槟榔、草果、苍术苦辛开泄、宣达膜原湿浊；石菖蒲、藿香芳香化浊；六一散清利湿热。

湿伏中焦

【原文】湿热证，初起发热，汗出胸痞，口渴舌白，湿伏中焦，宜藿梗、蔻仁、杏仁、枳壳、桔梗、郁金、苍术、厚朴、草果、半夏、干菖蒲、佩兰叶、六一散等味。

【阐释】本条为湿热伏于中焦，湿重于热的证治。

湿热证的辨治，不仅要细辨病位，更应分清湿与热之孰轻孰重。本条言发热汗出而不恶寒，邪不在表可知；胸痞为湿邪内阻，气机不畅所致；口渴乃湿蕴于里，胃液不升使然；舌白，当指舌苔白腻而不黄，是脾胃湿滞，湿重热轻之明证。此外，还可兼见脘腹胀满、呕恶便溏等症，脉多濡缓，对于湿重热轻之证，治法应以苦辛燥湿为主，不可早用寒凉清热而阻遏湿邪透达，病反难解。故薛氏取藿香、佩兰、蔻仁、石菖蒲、郁金芳香化浊，苍术、厚朴、草果、半夏苦温燥湿，复加六一散以清利湿热。用杏仁、枳壳、桔梗者，取其宣肺而利气，盖气化则湿亦化也。

邪流下焦

【原文】湿热证，数日后自利、溺赤、口渴、湿流下焦，宜滑石、猪苓、茯苓、泽泻、萆薢、通草等味。

【阐释】本条为湿热流注下焦的证治。

湿热流注下焦，大肠传导因而失常，小肠不克分清别浊，则大便溏泄而小便色赤，《黄帝内经》所谓"湿胜则濡泻"是也。前贤有云："治湿不利小便，非其治也。"故药用滑石、猪苓、茯苓、泽泻、萆薢、通草等甘淡渗利之品，使湿邪从小便而出，湿去则热无所附，其病易解。若兼胸痞等肺气郁闭之象，可佐入宣肺利气之药，以启水之上源，达到通利小便的目的。吴鞠通《温病条辨·中焦篇》治疗湿温热蒸头胀、身痛呕逆、小便不通亦重视淡渗利湿之法，茯苓皮汤（茯苓皮、生苡仁、猪苓、大腹皮、白通草、淡竹叶）为其代表方剂，值得互参。

湿热并重

【原文】湿热证，舌根白，舌尖红，湿渐化热，余湿犹滞，宜辛泄佐清热，如蔻仁、半夏、干菖蒲、大豆黄卷、连翘、绿豆衣、六一散等味。

【阐释】本条为湿渐化热而成湿热并重的证治。

如前所述，湿热证的辨治，重点应分清湿与热之孰轻孰重。舌根白，是湿邪内阻之象；舌尖红，为湿已化热之候。此条以验舌作为辨证的主要依据，当然临床还须四诊合参，全面分析。薛氏自注说："此湿热参半之证。"既属湿热并重，临床当兼有胸闷脘痞，腹胀便溏，口苦而黏，小便黄赤等症。故治法以化湿清热并施，药用蔻仁、半夏、石菖蒲、豆卷苦辛开泄，合清轻宣透以化湿浊，复加连翘、绿豆衣清湿中蕴热，更入六一散清利湿热。湿既化热，易伤津液，此时不可专事苦温燥湿，但余湿未尽，又不宜轻投滋阴养液，惟化湿兼以清热，既能祛邪，又保津液，诚如薛氏所说："燥湿之中，即佐清热者，亦所以存阳明之液也。"

阴亏气逆

【原文】湿热证，四五日，口大渴，胸闷欲绝，干呕不止，脉细数，舌光如镜，胃液受劫，胆火上冲，宜西瓜汁、金汁、鲜生地汁、甘蔗汁，磨服郁金、木香、香附、乌药等味。

【阐释】本条为胃液受劫、肝胆气逆证治。

湿热证，四五日，湿已化热，热灼津伤，胃液大耗，故口大渴、舌光如镜、脉细数，加之肝胆之气乘胃液之虚而上逆，胃失和降，故胸闷欲绝，干呕不止。药用诸汁甘寒清热，滋养胃阴，复加郁金、木香、香附、乌药疏泄肝胆以降逆气。以汁磨药，不用煎者，取其气全耳。综观上述用药，寓辛香理气于甘寒滋润之中，有阴阳相须、刚柔相济之妙，吴锡璜谓其"养阴而不滞邪，调气又不枯阴"，王孟英认为"凡治阴虚气滞者，可以仿此用药"。特别是以汁磨药的独特投药方法，很值得效法。

肺胃不和

【原文】湿热证，呕恶不止，昼夜不差欲死者，肺胃不和，胃热移肺，肺不受邪也。宜用川连三四分，苏叶二三分，两味煎汤，呷下即止。

【阐释】本条为湿热中阻，胃气上逆而致肺胃不和的证治。

胃气以下行为顺，叶天士所谓"胃宜降则和"。今湿热阻滞于胃，使胃气失通降之职，势必上逆犯肺，肺不受邪，还归于胃，而致呕恶不止，昼夜不差欲死。看似病情危重，实则邪轻病浅，故仅用黄连、苏叶两味，药少量轻，取"轻可去实"之意，颇具巧思。对其作用，王孟英释之甚详，谓："气贵流通，而邪气扰之则周身窒滞，失其清虚灵通之机，反觉实矣。惟剂以轻清，则正气宣布，邪气潜消，而窒滞者自通；设投重药，不但已过病所，病不能去，而无病之地，反先遭其克伐。川连不但治湿热，乃苦以降胃火之上冲，苏叶味甘辛而气芳香，通降顺气，独擅其长，然性温散，故虽与黄连并驾，尚减用分许而节制之，可谓方成知约矣。"分析入微，足资启发。

阴虚风动

【原文】湿热证，数日后，汗出热不除，或痉，忽头痛不止者，营液大亏，厥阴风火上升，宜羚羊角、蔓荆子、钩藤、玄参、生地、女贞子等味。

【阐释】本条为热灼阴伤，肝风煽动的证治。

湿热化燥，热盛于里，蒸腾于表，故汗出而热不除。汗出既多，热又不退，是以营阴大伤。阴亏则水不涵木，肝阳化风而肆逆。风阳走窜经络则发痉，上扰颠顶则头痛。药用羚羊角、蔓荆、钩藤凉肝息风以治其标；玄参、生地、女贞滋水涵木以固其本。王孟英认为"蔓荆不若以菊花、桑叶易之"，汪曰桢主张"枸杞子亦可用"，二说甚是。因此俞根初羚角钩藤汤，与本证颇为贴切，临床亦可采用。

湿热酿痢

【原文】湿热证，十余日后，左关弦数，腹时痛，时圊血，肛门热痛，血液内燥，热邪传入厥阴之证，宜仿白头翁法。

【阐释】本条为湿热壅阻肠道，酿而为痢的证治。

湿热蕴结肠道，气机阻滞不畅，故腹时痛；热伤血络，血败为脓，则下利脓血；肛门热痛，乃邪热熏灼肠道之象。本证实为湿热所致的痢疾，临床除腹痛、下痢脓血等症外，常兼身热、里急后重等，舌苔多黄腻，舌质偏红，脉弦数或滑数，多发于夏秋季节。白头翁汤为《伤寒论》治厥阴热痢的名方，有清热祛湿、凉血止痢的作用，用治本证，甚为合辙。若夹有食滞而腹胀痛较甚者，可加枳实、大黄、山楂、槟榔之类以消食导滞。

湿邪伤阳

【原文】 湿热证，身冷脉细，汗泄胸痞，口渴舌白，湿中少阴之阳，宜人参、白术、附子、茯苓、益智等味。

【阐释】 本条为湿伤少阴阳气的证治。

湿为阴邪，其中人也，易伤阳气，若平素脾肾阳亏，感受邪之后，湿从寒化，更宜出现阳虚湿滞之证。本条所述身冷、脉细、汗泄，显系脾肾阳衰，有外亡之象；口渴为阳虚而气不化津，加之寒湿内阻，津液艰于周布所致。条文虽冠以"湿热证"三字，实属湿邪伤阳之证，乃湿热证之变局。对其治法，薛氏自注称"扶阳逐湿"，故药用参、苓、术、附、益智温补脾肾以振奋阳气，旨在治本为主。章虚谷认为"当加厚朴、半夏或干姜"，既增强了祛湿之力，又防参、术壅滞之弊，值得临床参考。

【原文】 暑月病，初起但恶寒，面黄，口不渴，神倦四肢懒，脉沉弱，腹痛下利，湿困太阴之阳，宜仿缩脾饮，甚则大顺散、来复丹等法。

【阐释】 本条为湿伤脾阳的证治。

夏月天气炎热，人多贪凉饮冷，或喜食瓜果，以致脾阳受伐，寒湿内生。但恶寒而不发热，口不渴，脉沉弱，是阳虚阴胜之候；脾主四肢，今脾气受损，是以四肢倦怠；寒湿内滞，气机不畅，故腹痛；脾为湿困而运化失职，水湿下渍于肠道，则大便溏泄。条文中虽未言及舌苔之表现，但以证推之，舌苔必白腻而滑润，舌质淡。图治之法，薛氏主张"宜温宜散"，方用缩脾饮、大顺散、来复丹之类，温脾阳，祛寒湿，阳复湿除，则诸症可解。

邪陷络闭

【原文】 湿热证，七八日，口不渴，声不出，与饮食亦不却，默默不语，神识昏迷，进辛香凉泄，芳香逐秽俱不效，此邪入厥阴，主客浑受，宜仿吴又可三甲散、醉地鳖虫、醋炒鳖甲、土炒穿山甲、生僵蚕、柴胡、桃仁泥等味。

【阐释】 本条为久病邪陷经络，气钝血滞，而致神机不运的证治。

湿热久羁不解，正虚邪陷经络，与营血交结（即"主客浑受"之意），以致络脉瘀阻，灵机不运，而出现神识异常的征象。患者口不渴，声不出，与饮食亦不却，默默不语，实为神志呆钝的表现，文中所说"神识昏迷"，亦指神志呆滞，反应迟钝而言，与湿邪内陷心包，神明被扰之神昏谵语有别；与秽浊蒙闭心窍，神明被遏之神识昏蒙亦异，临床当注意鉴别。

正因为本证之神识异常非热陷心包或秽浊蒙闭心窍所致，故用辛香凉泄（如牛黄丸、至宝丹、紫雪丹之类）、芳香逐秽（如苏合香丸之类）俱不获效。因其邪陷经络，气钝血滞，灵机不运而致神识呆滞，故治仿吴氏三甲散，取虫类搜剔之药，合柴胡、桃仁以行血通络，入阴透邪。邪陷得泄，则神机运而神识自可复常。

气阴两伤

【原文】 湿热证，湿热伤气，四肢困倦，精神减少，身热气高，心烦溺黄，口渴自汗，脉虚者，东垣用清暑益气汤主治。

【阐释】 本条为暑热损伤气津而余邪未净的证治。

湿热证，发于炎夏季节，多为暑热夹湿之证。暑为阳邪，不仅易伤津液，又易损伤元气，而形成气津两伤的病理征象。本证四肢困倦，精神减少，自汗，呼吸短促，脉虚，是脾肺之气虚弱的表现；口渴，乃津液不足之象；身热、心烦、溺黄，则为暑湿之邪留滞气分所致。总之，此条属气津两伤，余邪未净，邪少虚多之候。东垣清暑益气汤由黄芪、苍术、人参、白术、陈皮、升麻、神曲、麦冬、当归、黄柏、青皮、葛根、五味子、泽泻、炙甘草组成，有清暑益气、保肺生津、健脾燥湿的作用，但因其药味庞杂，于本证不甚贴切，王孟英谓其"有清暑之名而无清暑之实"，并采用西洋参、石斛、麦冬、黄连、竹叶、荷杆、知母、甘草、粳米、西瓜翠衣等以清暑热而益元气，较东垣之方，更切实用，临床屡有效验。

善后调理

【原文】湿热证，数日后，脘中微闷，知饥不食，湿邪蒙绕三焦，宜藿香叶、薄荷叶、鲜荷叶、枇杷叶、佩兰叶、芦尖、冬瓜仁等味。

【阐释】本条为湿热未清，余邪困胃的证治。

湿热证数日后，大势已平，惟余邪尚未廓清，蒙绕三焦，逗留胃分，以致胃气受困，气机不舒而见脘中微闷，知饥不食。此类患者，舌苔必薄腻，或身有微热。薛氏以五叶轻清芳化，芦根用尖，取其轻扬宣畅之意，故有清理余邪，疏瀹气机，醒胃悦脾之效，用于湿热证之恢复期，余邪未尽者，甚为合拍。

【原文】湿热证，十余日，大势已退，惟口渴，汗出，骨节痛，余邪留滞经络，宜元米汤泡于术，隔一宿，去术煎饮。

【阐释】本条为病后湿邪留滞经络，阴液已伤的证治。

湿热证，大势已退，说明病情已趋恢复阶段，但余湿留滞经络，营卫不和，以致骨节疼痛，汗出。病中津液已伤，是以口渴。此时，养阴则助湿，治湿则劫阴，故用元米汤泡于术，祛邪扶正，相互兼顾，有祛湿而不伤阴，养阴而不助湿之妙。更耐人寻味的是，投剂仿仲景麻沸汤之法（如泻心汤用麻沸汤泡渍），取气而不取味，亦寓轻可去实之意。

【原文】湿热证，曾开泄下夺，恶候皆平，独神思不清，倦语不思食，溺数，唇齿干，胃气不输，肺气不布，元神大亏，宜人参、麦冬、石斛、木瓜、生甘草、生谷芽、鲜莲子等味。

【阐释】本条为病后邪退正衰，肺胃气津两虚的证治。

湿热证，在其邪实之时，曾用开泄下夺等法，邪气已经顿挫，险恶的证候已平，但由于原来邪盛症重，正气难免受伤，所以至恢复期呈现邪退正衰之象。神思不清，当指精神萎靡而不爽慧，并非神识昏愦，加之倦语，为元气虚惫之候；不思食，系胃气未醒，运化不健所致；溺数，乃气虚不能摄津使然；唇齿干燥，是津液不足之象。纵观本证，为病后气津两亏，脾运未健。故以人参、麦冬、石斛益气生津，木瓜与甘草相配，取酸甘化阴之意；更入生谷芽、鲜莲子健脾醒胃，以助运化。

《薛生白湿热病篇》

《温病条辨》

精华探讨

《温病条辨》为吴瑭所著。吴瑭，字鞠通，江苏淮阴人，生活于清乾隆至道光年间（1758—1836），是我国清代著名的温病学家。

吴鞠通十九岁时，其父因病而亡，他感叹曰："以为父病不知医，尚复何颜立天地间！"遂慨然弃举子业，专事方术。四年之后，他的侄子患温热病，因被时医误治而死于喉痹发黄。后来又遇到温疫流行，死者不可胜数，因而"有志采辑历代名贤著述，去其驳杂，取其精微，间附己意"，写成了《温病条辨》一书（以下简称《条辨》）。全书凡六卷，立法二百三十六，处方一百九十八，是理、法、方、药方面较为系统、完备的温病学专著，对后世影响极为深远。兹就其学术渊源、主要学术思想和成就等探讨如下。

一、学术渊源探析

（一）秉于《黄帝内经》，发岐黄之术

《黄帝内经》是我国现存最早的一部较完整的医学巨著，它是中医学形成与发展的"开山鼻祖"。吴鞠通《条辨》的学术渊源也可追溯到《黄帝内经》，他在《医医病书》中写道，"按

《黄帝内经》以明理为要，方止有七"，而"医必以明理为要"。他吃透医经之奥旨，领会其精神实质，并参以己见，有所发挥。

《条辨》首卷原病篇中，从《黄帝内经》六元正纪、阴阳应象、金匮真言、热论、刺志、生气通天、论疾诊尺、热病、刺热、平人气象等篇中引用了十九条经文，分别论说温热病的病因病机、辨证施治及预防等大法，这些都是他阐发温病学之大纲。

《素问·六元正纪大论》指出了温病的发病与气运密切关系，故《条辨》上焦篇首条论述各类温病时，就有按季节及气候特点划分而命名的。《素问·热论》曰："先夏至日者为温病，后夏至日者为病暑。"这是《黄帝内经》对春温和暑温的划分原则。吴氏发挥说"后夏至温盛为热，热盛则湿动，热与湿搏而为暑也"，揭示了暑邪为病，每多夹湿的特点。又《素问·刺志论》曰："气虚身热，得之伤暑。"故吴氏治疗暑温很注意益气与清暑并用，如清暑益气汤、生脉散、白虎加人参汤等，较为常用。在热病的诊断中，《灵枢·论疾诊尺》曰："尺肤热甚，脉盛躁者，病温也。"《素问·平人气象论》曰："人一呼，脉三动；一吸，脉三动而躁，尺热曰病温。"吴氏在辨上焦风温证时指出，"脉不缓不紧而动数，或两寸独大，尺肤热"，即本于此。

在温病治法上，《黄帝内经》曾指出"风淫于内，治以辛凉"，这是治疗外感风邪的一个原则，吴氏据此创立了银翘散之类辛凉方剂，为后人所采用。《灵枢·热病篇》说："热病三日而气口静，人迎躁者，取之诸阳五十九刺，以泻其热而出其汗，实其阴以补其不足者。"吴氏按云："热病三日，而气口静，人迎躁者，邪机尚浅，在上焦，故取之诸阳，以泄其阳邪。"又云："阳盛则阴衰，泻阳则阴得安其位，故曰实其阴，泻阳之有余，即所以补阴之不足，故曰补其不足也。"因此，吴氏在治疗温病时高度重视清热和养阴之法。

举凡这些，说明《黄帝内经》关于温热病的论述，是吴氏撰写《条辨》的理论基础和学术渊薮。

（二）承于《伤寒论》，扬仲景之学

汉代名医张仲景的《伤寒论》是我国第一部论述外感热病的名著，一直为后世医家所信奉。

《伤寒论》对吴氏学术思想的影响是极为深刻的。即就吴氏所创立的三焦辨证纲领来说，是受仲景六经分证理论和方法的启示而发展来的。因为六经分证是表示外感热病过程中病邪由表入里，正气由实转虚的不同发展阶段，从而为临床辨证和治疗提供依据；而《条辨》的三焦辨证，同样是表明温邪由浅入深，正气由盛转虚的传变规律，其目的也是为临床辨证和治疗提供依据。从这种意义上来说，两者的基本精神是一致的。

在温病的治疗方法上，《条辨》采用了《伤寒论》中许多方剂。如用于风温在上焦气分之大热、大渴、大汗、脉浮洪之白虎汤；温热之邪留于上焦气分之烦懊欲呕之栀子豉汤；暑温气阴两伤之用白虎加人参汤；疟邪痞结于心下或疟伤胃阳而气逆之泻心汤等。更可贵的是，吴氏还加减变化了不少《伤寒论》的方剂，使之更切合温病的治疗。如《条辨》中增液承气汤、宣白承气汤、牛黄承气汤、护胃承气汤、导赤承气汤等，就是由《伤寒论》承气汤化裁而来；其他如下焦篇之诸复脉汤，亦是从仲景炙甘草汤脱胎而出，从而扩大和丰富了经方的应用范围。

仅据上述几点，就不难看出，吴氏对仲景学术思想研讨之细，领会之深，发挥之妙，因此说吴氏在温病学上的成就是对仲景学术思想一个新的补充和发展，正如他在书中所说的"虽为温病而设，实可羽翼伤寒"。清代朱彬在《增补评注温病条辨》序中曰："仲景为轩岐之功臣，鞠通亦仲景之功臣也。"如此评价，确非过誉。

（三）导于叶桂，兴温病学说

吴氏温病学理论，应该说受叶桂的影响最大、最直接。《临证指南医案》是吴鞠通治温学术思想的主要来源。他将散在叶案中的有关理、法、方、药和经验，列成条文的形式，并且加上方论，汇入《条辨》之中。据有人不完全统计，《条辨》从《临证指南医案》中继承下来的就有一百余条，九十多方。例如，桑菊饮、清宫汤、三香汤、椒梅汤等方剂，概由叶案化裁而来，足见其受叶氏影响之深。

更值得指出的是，《条辨》中有不少重要论点是受叶氏启迪而产生的。如《临证指南医案》云："吸入温邪，鼻通肺络，逆传心包。"《叶香岩外感温热篇》也说："温邪上受，首先犯肺，逆传心包。"吴氏有鉴于此，提出"肺病逆传，则为心包""手太阴病不解，本有必传手厥阴心包之理"，还指出"邪入心包，舌謇肢厥"。这些都是对叶天士学说的继承和发挥。

吴氏的三焦辨证是其一大创新。他对三焦的运用是引申叶氏"仲景伤寒先分六经，河间温热须究三焦"之意，其精神实质与卫气营血一样，也是作为临床上辨证施治准则。事实证明，在温病临床上，卫、气、营、血与三焦辨证，一纵一横，两者有机结合起来，才可相得益彰。

以上所述，只是吴氏学术渊源的三个主要方面，其他如李东垣、刘河间、王安道、吴又可等医家的有关理论，都曾被吴氏所采纳、吸收和运用，使其学术思想更趋完备。

二、明辨温病与伤寒之殊途异辙

吴氏首先从阴阳、寒热、水火角度，分析伤寒与温病的不同性质、特征。阴阳、寒热、水火是辨伤寒与温病之纲领，从而推断出温病发病之病因病机。

《条辨》曰："温为阳邪。"所谓"阳"者，具有向上、向外、温热等特性，阳气最易发散、外泄，阳盛必伤于阴。又曰："寒为阴邪。""阴"者，具有向下、向内、寒冷等性质，阴邪善主收引，阴盛则必郁遏阳气。《条辨》接着进一步指出，伤寒与温病分属水与火之气。"温者火之气，为火之病也"，伤寒"为水之病也"。火之为病，偏温、偏热；水之为病，偏清、偏寒。所以，吴氏在论温病之病因时，明确提出"寒病之原于水，温病之原于火也"。

从阴阳、水火两大法门看伤寒与温病的区别，使两者泾渭分明，不致混淆。兹归纳吴氏对温病与伤寒的区别如下。

（1）病因方面：伤寒主要是感受寒邪；温病感受温热之邪。

（2）感染途径：伤寒由皮肤毛窍而入；温病由口鼻而入。

（3）发病部位：伤寒属阴邪，为水之气，故病始于足太阳膀胱经；温病属阳邪，为火之气，火克金，太阴金也；又鼻通于肺，温病从口鼻而入，所以始于手太阴肺经。

（4）传变途径：温病自上而下，从三焦而传，手太阴肺经属上焦，上焦不治则传入中焦，终于下焦；伤寒"自下而上"，由表入里，以六经次传为法。

（5）病理特征：伤寒初起多见寒证为主，头痛、发热、恶寒、脉浮紧等，其机制是：寒为阴邪，阴盛伤阳，寒主收引，故首遏太阳之阳气。温病初起发热、微恶寒或不恶寒、口渴、汗出、头痛、脉浮而动数等，其病理机制：温为阳邪，最善发泄，必伤阴气。

（6）治疗原则：伤寒为水之病，病清病寒，宜"温之热之"，初起当用"辛温发表之法"；温病为火之病，病温病热，"最善伤阴"，故应"凉之寒之""温病忌汗，汗之不惟不解，反生他患"。

总之，从阴阳、寒热等方面来区分伤寒与温病，这就明确了两者之间有质的不同，从而抓住了辨别的关键，同时也为确立三焦辨证、清热养阴治疗大法提供了有力的根据。虽然伤寒与温病有明显的区别，但两者在发病过程中，能出现某些相似的病理现象，治疗上也有类同之处，因为它们都属于外感病，都有一个从初期到极期的发展过程，这是它们的共性。因此，吴氏在治疗温病中，运用了不少《伤寒论》方。《条辨》用辨证的观点看温病与伤寒，把两者既统一又矛盾的关系阐述得比较清楚，这不能不说是吴氏的一大贡献。

三、创立三焦辨证体系

"三焦"之名出自《黄帝内经》。《灵枢·营卫生会篇》谓："上焦出于胃上口，并咽以上，贯膈而布胸中，……中焦亦并胃中，出上焦之后，此所受气者，泌糟粕，蒸津液，化其精微，上注于肺脉，乃化而为血，以奉生身……下焦者，别回肠，注于膀胱而渗入焉，故水谷者，并居于胃中，成糟粕而俱下于大肠，而成下焦。"它概述了上、中、下三焦的部位，生理功能。吴氏的三焦辨证是借《黄帝内经》三焦之名，实则寓温病发展过程中病位浅深之意。《温病条辨》曰："温病由口鼻而入，鼻气通于肺，口气通于胃，肺病逆传则为心包。上焦病不治，则传中焦，胃与脾也；中焦病不治，即传下焦，肝与肾也。始上焦，终下焦。"这清楚地阐明了温病发展过程中，病变自上及下、由浅入深的传变规律。简言之，三焦的划分，不仅代表各个不同的证候群，而且还用以说明温病传变过程中病位浅深和病情轻重之不同阶段，从而为治疗立法提供依据。

（一）三焦辨证概要

上焦：内含心、肺，是手太阴肺、手少阴心、手厥阴心包所属部位。因此，它主要反映心、肺及卫分的病变。其主证为

"脉不缓不紧而动数，或两寸独大，尺肤热，头痛，微恶风寒，身热自汗，口渴或不渴而咳，午后热甚"。

上焦温病既有轻症，亦有一定程度的重症（如逆传心包）。当然，上焦属于三焦之始，部位为上，首当其冲，一般如病情按正常发展的话，它是整个温病的早期阶段，故阴津多未受伤或伤而不重。

中焦内含脾和胃，主要为足阳明胃、足太阴脾所属。它所表现的病变以脾、胃两脏腑为中心。邪在胃者，因阳明胃土主燥，故以燥热为主；邪在脾者，因脾土属湿，故以湿热居多。中焦温病的主证为"面目俱赤，语声重浊，呼吸俱粗，大便闭，小便涩，舌苔老黄，甚则黑有芒刺，但恶热，不恶寒，日晡益甚"。

中焦温病是温病的中期和极期阶段，它以热盛为主要特征。此时，津液耗伤已较明显。一般来说，这个阶段病情发展较快，治疗务必及时，如有疏忽，即会导致向纵深发展，益趋危重。

下焦：是肝、肾所属之领地，主藏阴精。温病发展至下焦，已为病变之后期阶段。此时正气已衰，特别是阴精耗损十分突出，临床表现多以肝肾阴虚，邪少虚多为主要特征。其主证为"身热面赤，口干舌燥，甚则齿黑唇裂，……手足心热甚于手足背"，以及"舌干齿黑，手指但觉蠕动""热深厥甚，脉细促，心中憺憺大动"等。

以上是三焦辨证的大略。由此可见，温病由上焦而中焦而下焦，是病邪由浅入深，病情由轻到重的发展过程。临床以此作为辨证方法，会收到执简驭繁、提纲挈领的效果，从而明确病变的发展趋向，掌握治疗上的主动权。

（二）三焦论治大法

《温病条辨·杂说·治病法论》指出，"治上焦如羽（非轻不举）；治中焦如衡（非平不安）；治下焦如权（非重不沉）"。

这是吴氏三焦论治的总原则。

1. 治上焦如羽，非轻不举

上焦为心、肺两脏所居。病情单纯则以肺经病变为主。肺主气，外合皮毛，宣发营卫之气，性喜肃降，且又为娇脏，喜洁净而恶浊，肺与口鼻相通，外邪首先侵入肺脏，而有发热、恶寒、咳嗽、头痛、口微渴等表卫症状。

吴氏宗《黄帝内经》"其在皮者，汗而发之"以及叶天士"在卫汗之可也"之旨，治上焦温病立辛凉解表之法，以冀温邪透达外散。根据这一原则，药物多取质地轻浮而易升散如金银花、桑叶、桔梗等，以其味辛、气薄而能入上焦肺经。《黄帝内经》有云："辛走气，……其气走于上焦。"同时他还主张用药剂量宜轻，煎药时间宜短，如《温病条辨》桑菊饮论后说："轻药不可重用，重用必过病所。"还说："勿过煮，肺药取轻清，过煮则味厚而入中焦矣。"现代药理研究也证明了解表药主要含有易挥发之成分，过煎则有效成分散失反而减低其药物的疗效。吴氏以清轻治上焦温病，深合病机。在此基础上，他创制了辛凉轻剂桑菊饮和辛凉平剂银翘散，以及新加香薷饮、桑杏汤等。这些治上焦温病的方剂均是根据"治上焦如羽，非轻不举"的原则而确立的，大多以质地轻、药味薄、性辛凉的药物所组成。

吴氏还谆谆告诫，"病初起未至中焦不得先用里药"，深恐诛伐无过，引邪入里，足见其三焦用药之严谨、精细。

2. 治中焦如衡，非平不安

吴氏在"中焦篇"三十七条中曰："风温、温热、温疫、温毒、冬温之在中焦，阳明病居多；湿温之在中焦，太阴病居多；暑温则各半也。"由此可见，中焦温病主要包括两个方面的病性：一是燥热，以阳明胃经病变为主；二是湿热，以太阴脾经病变为主。前者以清阳明胃热为务，药用大剂白虎汤，"以白虎之金飙以退烦热"。若大肠为有形热结而见腑实证候，治宜苦寒攻下，釜底抽薪，药用诸承气汤，吴氏曰："承气者，承胃气也。盖胃之为腑，体阳而用阴，若在无病时，本系自然下降，今为邪气盘踞于中，阻其下降之气，胃虽自欲下降而不能，非药力助之不可，故承气汤通胃结，救胃阴，仍系承胃腑本来下降之气，……故汤名承气。"吴氏根据不同证情，制定了五种加减承气汤，旨在调和中焦脾胃升降，恢复其平衡。

中焦温病以湿热为主者，包括湿温、暑湿（暑多夹湿），必有湿阻中焦，气机郁滞的症状，如身重、呕恶、脘腹胀满、便溏、舌苔滑腻、脉濡数等。吴氏根据治中焦温病之大法，结合湿热为病的特点，设五加减正气散，以祛湿为主，佐以清热；白虎加苍术汤及三石汤，以清热为主，佐以除湿；杏仁滑石汤及黄芩滑石汤，清热祛湿并重。由于湿热相和，热居湿中，湿处热外，难解难分，只有清热化湿并施，才能使热去湿除，脾胃升降功能得以恢复平衡。

纵观吴氏治疗中焦温病，始终抓住一个"衡"字，无论是清热泻火，或攻下热结，或护养胃阴，或清热化湿，都是为达到脾胃升降平衡、斡旋运化的目的。

3. 治下焦如权，非重不沉

肾为水脏，藏精气，肝与肾为"乙癸同源"。温病后期，病邪深入下焦，每易耗伤肝肾之阴，以致邪少虚多。肾阴受灼，君相火亢，而成虚火内扰，症见身热面赤、口燥、咽干、心烦、盗汗等；肝阴被耗，筋失所养则可出现抽搐、瘛疭等虚风内动之症。因此，治下焦以滋、潜、镇为主。《黄帝内经》云："补下治下治以急，……急则气味厚。"宜乎直取下焦之剂，故需"如权"重坠之品。一般说，滋补阴精，息风潜阳大多为血肉有情之品，其气厚味浓，如鳖甲、龙骨、牡蛎等。王好古说："酸苦咸地之阴……阴则沉。"因此，治疗下焦温病也多用酸咸之品，酸入肝，咸入肾，如龟板、乌梅等。下焦证虽以阴虚精耗为主，但并非邪气悉除，而是邪正相争至最后阶段，临床必须辨明邪正进退而随证立法。吴氏曰："壮火尚盛者，不得用定风珠、复脉；邪少虚多者，不得用黄连阿胶汤。"可以认为，吴氏治疗下焦温病，并不一味追求填补，而是根据邪正消长情况，区别用药。实火尚盛时，不莽用镇摄，余邪未尽者，不妄投滋填，以免敛邪遗患。

值得指出的是，吴氏对上、中、下三焦提出轻、平、重三种用药法则，是根据三焦的不同病理特点而加以形象化的说明，是对三焦不同治疗方法的概括。但在实际应用时，不能固执不化，而应根据证情，灵活掌握。如治上焦温病的"逆传心包"证，辛凉轻剂即非所宜，必须用清心开窍之品。治中焦温病的药物，也有轻的或重的；治下焦温病也有用轻药者。总之，轻、平、重是相对而言的，不可将它绝对化、公式化。

四、温病治疗学上的突出成就

（一）温病"始终以救阴精为主"

吴氏曰："温为阳邪……最善发泄，阳盛必伤阴""温病最善伤阴"。最易伤阴——这是温病的重要病理特点。在温病的发展过程中，几乎都存在着不同程度的伤阴现象，而阴精乃是人体赖以生存的物质基础，故吴鞠通云："若留得一分津液，便有一分生理。"可见阴精重要如斯，因此，吴氏认为温病存阴，最为紧要，并将顾护阴精，贯穿于治疗温病的始终。

归纳《条辨》救阴的法则和方药，大致可分为护阴保津和养阴增液两大类。护阴保津，即采取措施来消除伤阴的原因，从而达到保护阴液不受其伤的目的；养阴增液，就是直接用药物来滋养阴津，补其所耗。

1. 护阴保津

（1）辛凉甘润法：温邪初犯人体，肺卫表证为主要症状。虽在于表，也可出现口渴、咽燥等伤阴之象。吴氏对于温病初期的治疗，创立了银翘散、桑菊饮、桑杏汤等辛凉甘润法。综观这些方剂，除辛凉宣透的药物外，大多佐以甘润之品，如芦根、沙参、梨皮等，但总的意图还是以宣透外邪为主，甘润之药则是起护阴生津作用。因为，初期阶段伤阴的程度轻微，或无明显伤阴之象，所以不宜滋腻之品，而以甘润药物稍稍佐之。

（2）清热保阴法：热邪传入中焦气分，热势增高，出现大汗、大渴、大热等热盛阴伤的征象。此时，津液虽已损伤，但温邪仍炽，故吴氏取法于仲景白虎汤类，以辛凉重剂清热保津；当热邪继续深入，气血两燔时，在上述方药中加入甘寒之品，兼以养阴。

（3）急下存阴法：温病发展至极期，阳明热结，津液耗灼，大有劫损肾阴之势，此当急急顾护阴津，但热结不除，津液难复，唯有用承气汤类通腑泄热，保护阴液。吴氏在继承仲景之法的基础上，又大胆创新。如采用增液承气汤，一方面攻泄热势；另一方面滋养阴液，体现了温病应用下法的特点。

此外，为了防止误伤津液，吴氏还提出温病三忌的观点，即忌汗、忌利小便、忌苦寒太过。如说"太阴温病，不可发汗，发汗而汗不出者，必发斑疹，汗出过多者，必神昏谵语""温病小便不利者，淡渗不可与也，忌五苓、八正辈""温病燥热欲解，燥者，先滋其干，不可纯用苦寒也，服之反燥甚"。吴氏处处注意护阴保津，于此可见一斑。

2. 养阴增液

吴氏根据温病不同阶段的伤阴情况，提出了不同的养阴方法，归纳起来，可分甘寒生津、咸寒养液、酸甘化阴及苦甘合化等几个方面。

（1）甘寒生津：此法主要适用于温病初、中期，邪在上、中焦阶段，肺胃津液耗伤之证。常用药物如沙参、麦冬、生地、梨汁等甘寒之品，代表方如沙参麦冬汤、五汁饮、益胃汤等。此类方药，清养肺胃之阴，但又不碍胃，从而获得热减阴复的效果。

（2）咸寒甘润：当邪热深入肝肾，灼伤阴精，真阴亏耗之时，甘寒濡润已不能胜任，惟咸寒滋填之品，如玄参、阿胶、地黄、龟板等，始能收到养阴复液，壮水制火之效，代表方为加减复脉汤。肾水枯竭，肝失涵养，而出现肝风内动、手足瘛疭之证，此时"邪气已去八九，真阴仅存一二"，亟须填补真阴、息风潜阳，大、小定风珠即是代表方剂。其他如黄连阿胶汤，为咸寒之中加入苦甘，以治真阴亏耗而心中烦不得卧虚实相杂之证。青蒿鳖甲汤是咸寒辛凉之剂，温病后期热伏阴分，需透热外出，入阴搜邪，故宜于此方，临床上治虚热广为应用。

（3）酸甘化阴：此法与上二法不同，是用酸敛药物收敛阴气，不使阴气散脱，同样起到保阴作用。主要方剂是生脉散，常用于温病特别是暑温津气耗伤之证。吴氏说："生脉散能酸甘化阴，守阴所以留阳，阳留汗自止也。"其他还有连梅汤，此方为酸甘化阴兼酸苦泄热，用于暑邪深入厥、少二阴，水亏火旺之证。人参连梅汤为"久痢之后阴液太伤，热病液涸，急以救阴"之方；地黄余粮汤治久痢，阴伤气陷，取熟地、五味子酸甘化阴，合禹余粮固涩下焦。疟伤胃阴，不饥不饱，不便，潮热，得食则烦热愈加，津液不复者，则用麦冬麻仁汤，酸甘以复胃阴。肝肾之阴久伤，乙癸源竭，则用专翕大生膏，酸甘之药合血肉有情之品，滋填下焦真阴，安其专翕之性。

（4）苦甘合化：将苦寒药与甘寒之品配合运用，取苦甘之性以化阴气，苦寒又能泄热。但此法中苦寒所占的比重不多，以防苦寒太过反伤阴气，冬地三黄汤是一个代表方。热病小便不利，阴气又伤，此方确为对证之治。又春温内陷下痢，阴精欲脱，立法以救阴为主。育阴坚阴为救阴之两大法门，故吴氏化裁仲景之黄连阿胶汤，而成加减黄连阿胶汤，以黄连、黄芩苦寒坚阴泻热；阿胶、生地、白芍甘寒育阴，而救厥脱。

以上四方面是吴氏养阴的主要手段，但四者未可截然分开，临床可根据证情，相互配合应用。

（二）对神昏痉厥危重症的救治有新发展

神昏痉厥是温病过程中常见的危重证候。《条辨》继承和发展了叶天士诸家的治疗经验，比较系统地论述了温病昏厥的证治。如"下焦篇"十八条注云："痉厥神昏，舌謇烦躁，统而言之曰厥阴证。然有手经足经之分：在上焦以清邪为主，清邪之后，必继以存阴；在下焦以存阴为主，存阴之先，若邪尚有余，必先以搜邪。"这是吴氏从三焦论治温病昏厥的大法。

上焦温病误汗而致神昏谵语，用清宫汤以清心中之火为主，亦可用牛黄丸、紫雪丹、至宝丹。如果邪入心包，出现舌謇肢厥重症时，急用牛黄丸、紫雪丹。上焦暑温内闭心窍，出现"清神不了了，时时谵语"，安宫牛黄丸主之，紫雪丹亦主之。湿温在手太阴不解，邪入心包，蒙蔽心窍，清宫汤去莲心、麦冬，加金银花、赤小豆皮，煎送至宝丹，或紫雪丹亦可。温邪入于中焦，而成腑实，易致神昏谵语，急当通腑泻实，如说"阳明温病，面目俱赤，肢厥，甚至通体皆厥，不瘛疭，但神昏，不大便，七八日以外，小便赤，脉沉伏，或并脉亦厥，胸腹满坚，甚至拒按，喜凉饮者，大承气汤主之""阳明温病，下利谵语，阳明脉实，或滑疾者，小承气汤主之"。热结泄去，神脏自安。

温邪深入下焦，阴精耗竭，津液干涸，虚风内动，时时欲脱，痉厥乃成。吴氏一般采用复脉汤和大、小定风珠，此类方药旨在育阴潜阳息风。由于温病发展至后期，肝肾之阴亏耗，极易出现痉厥瘛疭神昏，因此，吴氏在下焦温病治疗中时时注意虚脱痉厥之变。

此外，热入血室，瘀热在里，而有"神气忽清忽乱"者，虽在下焦，但当攻其瘀热，用桃仁承气汤。

值得指出的是，吴氏在救治温病神昏痉厥危重证候时，常常运用安宫牛黄丸、紫雪丹、至宝丹。安宫牛黄丸为他所创制，功在"芳香化秽浊而利诸窍，咸寒保肾水而安心体，苦寒通火腑而泻心"，于温病神昏痉厥治疗中应用较广；紫雪丹首见《千金翼方》，至宝丹出自《和剂局方》，两者与牛黄丸功效略同，但吴氏谓"安宫牛黄丸最凉，紫雪次之，至宝又次之，……而各有所长，临用对证斟酌可也"。

对于"三宝"的应用经验，吴氏为抢救温病重症做出了重要的贡献。

（三）治疗湿温，注重气化

湿温是温病中的一大类型。吴氏从三焦分证的角度出发，论述了湿温病的上、中、下三焦各个阶段的主要症状、病理机制和辨证施治。吴氏治疗湿温病的一个重要特点，就是强调宣化气机，所谓"气化则湿化"，即是斯意。

湿温初期，邪在上焦，吴氏以三仁汤治之。盖三仁汤之主药为杏仁，其意在"轻开上焦肺气，盖肺主一身之气，气化则湿亦化也"。

邪入中焦，是湿温病的重要阶段，吴氏云："湿温较诸温，病势虽缓而实重，上焦最少，病势不甚显张，中焦病最多。"所以，在"中焦篇"中，吴氏制定了不少治疗湿温行之有效的方剂。其中比较突出的是五加减正气散方，主要是治湿温郁于中焦，脾胃受困，升降失司，气机不宣之证，故"以升降中焦为定法"。虽然五个加减正气散方各有所重，但均以宣展中焦气化为要。湿温病有热重于湿、湿重于热、湿热并重之不同类别，治疗法则也不尽相同。湿重于热者，宜五加减正气散；热重于湿者，宜三石汤、杏仁石膏汤；湿热并重者，宜黄芩滑石汤。纵然各有所长，但从这些方剂的组成来看，都有宣通气机之药，如杏仁、白蔻仁等，说明吴氏治疗湿温，紧紧抓住"气化"二字，对临床很有指导意义。

最后还需要指出的是，《温病条辨》在继承前人经验的基础上，创制了不少治疗温病的新方，诸如银翘散、桑菊饮、化斑汤、清宫汤、沙参麦冬汤、安宫牛黄丸、三仁汤、茯苓皮汤、清营汤、增液汤、五汁饮、二甲复脉汤、三甲复脉汤、大定风珠、小定风珠等，大都是行之有效的经世名方，为临床广为采用。

综上所述，吴鞠通的《温病条辨》是一部理、法、方、药较为完备的温病学著作，它对温病学的发展做出了重要贡献，影响深远，后世称其"羽翼长沙，而为长沙之功臣"，堪为中肯之评，值得深入探讨和研究。

原著选释

上焦篇

风温、温热、温疫、温毒、冬温

【原文】凡病温者，始于上焦，在手太阴。

【阐释】手太阴肺为华盖之脏，主皮毛而开窍于鼻，温邪上受，首先犯肺，故温病初起，多为上焦肺卫受病。《温病条辨》云"温病起手太阴论"，对此做了专题论述，理明义晰，可作此条不注之注。然此仅温病发生的形式之一，不能视为必然规律或唯一途径。王孟英尝谓："伏气自内而发，则病起于下者有之；

胃为藏垢纳污之所，湿温、疫毒起于中者有之。"正如孟澍江教授所说："由于病因不同，感染途径有别，起病可以出现多种形式。如果专从始于上焦，在手太阴，只谈肺卫见证，而忽略其他方面，则似欠全面。"确为经验之谈。

【原文】 太阴之为病，脉不缓不紧而动数，或两寸独大，尺肤热，头痛，微恶风寒，身热自汗，口渴，或不渴而咳，午后热甚者，名曰温病。

【阐释】 此条乃太阴温病初起脉证之提纲，其"微恶风寒"四字不可轻易读过。盖伤寒、温病初起多见恶寒，但寒为阴邪，故初起恶寒重而发热轻，且恶寒为必具之证，即仲景所谓"必恶寒"；温为阳邪，故初起以发热为主，虽有恶寒也是很轻的。故鞠通指出"微恶风寒"，可作为伤寒与温病鉴别点之一。

【原文】 太阴风温、温热、温疫、冬温，初起恶风寒者，桂枝汤主之；但热不恶寒而渴者，辛凉平剂银翘散主之。

【阐释】 吴氏用桂枝汤治温病初起之恶风寒，大遭后人非议。王孟英援引叶天士、尤在泾的观点，认为温病恶风寒乃"气窒不化，外寒似战栗""气不肯降，形寒内热，乃膹郁之象"，主张辛凉解表。孟澍江教授亦指出，"吴氏以恶寒与不恶寒作为使用桂枝汤与银翘散之依据，显然是不够妥当的"。但是，也有人认为吴氏此举自有深刻用意。如已故名医金寿山教授说："吴氏在详论温病异于伤寒的同时，不把两者对立起来，无门户之见，温病初起有桂枝证便使用桂枝方，这正是吴鞠通的高明之处，可贵之处。"温病初起兼夹外寒者有之，伏温由外感风寒诱发者亦有之，先予疏解表寒固属必要，但用药不宜过于辛温，当辛温辛凉并用为善，如葱豉桔梗汤之类较为合辙。至于桂枝汤，恐有助热劫津，易生变端之虑，自当慎用或忌用。

银翘散为辛凉解表的经世名方，纯然清肃上焦，不犯中下，无开门揖盗之弊，有轻以去实之功。对其服法，吴氏指出，一要勿过煎，"过煎则味厚而入中焦矣"。二要根据病情的轻重缓急来决定服药的间隔时间，"病重者，约二时一服，日三服，夜一服；轻者三时一服，日二服，夜一服；病不解者，作再服"。这种服法很有道理，使药物浓度在体内保持一定的持续性，利于取效。

【原文】太阴风温，但咳，身不甚热，微渴者，辛凉轻剂桑菊饮主之。

【阐释】风温犯肺，宣降失司，气道不利而为咳嗽。此方微辛以宣通，微苦以清降，是"恐病轻药重"而专立。此方与银翘散同为辛凉宣肺解表之剂，但银翘散偏重于清热疏表，宜用于发热为主的温邪犯卫；桑菊饮偏重于清肺宣上，宜用于咳嗽为主的温邪客上，以此为辨。

【原文】太阴温病，脉浮洪，舌黄，渴甚，大汗，面赤，恶热者，辛凉重剂白虎汤主之。

【阐释】气分温病，邪正相争激烈而现"四大症"。吴氏自注云："脉洪大，邪在肺经气分也；舌黄，热已深；渴甚，津已伤也；大汗，热逼津液也；面赤，火炎上也；恶热，邪欲出而未遂也。"多数医家认为"热在气分以但发热不恶寒、口渴、苔黄为基本特征"。但对于白虎汤证的舌苔，金寿山教授则认为"实际上用白虎汤的舌象更多见的是白苔，或黄白相兼，但不管舌苔为何色，必须见干燥少津"。他提出了以舌质的燥润为辨白虎汤证的重要指征之一，可作为此条的补充。

【原文】白虎本为达热出表，若其人脉浮弦而细者，不可与也；脉沉者，不可与也；不渴者，不可与也；汗不出者，不可与也。常须识此，勿令误也。

【阐释】按白虎慓悍，邪重非其力不举。用之得当，原有立竿见影之妙；若用之不当，祸不旋踵，懦者多不敢用，未免坐误事机；孟浪者，不问其脉证之若何，一概用之，甚至石膏用至斤余之多，应手而效者固多，应手而毙者亦复不少，皆未真知灼见其所以然之故，故手下无准的也。针对这种情况，吴氏提出"白虎四禁"，对正确使用本方起了积极的影响。

白虎汤有达热出表的作用，方中知母为苦寒沉降之品，石膏是辛寒清透之药，两者相配，有达热出表之妙。

脉浮弦而细，不渴，汗不出，皆为热不甚之象。脉沉者，邪热入里无外发之势，故均不用白虎汤。当然，热炽气分，邪蕴不达，虽大热而不汗出者，时有见之，此时白虎仍属可用，不可因"汗不出者，不可与也"而贻误时机。孟澍江教授指出，"证诸临床实际，若见具有大热、大渴、脉洪大'三大'主证而属于阳明气分热盛者，即使无汗，亦可径投白虎汤，往往透汗而解，显见该方有透热达表之效"，对应用本方有参考价值。

【原文】太阴温病，气血两燔者，玉女煎去牛膝加玄参主之。

【阐释】气血（营）两燔，既有气分热盛之证，又有邪入营血的表现。"气血两燔，不可专治一边"，吴氏巧妙地化裁景岳玉女煎，移杂病之方于温病，用意深刻，足见其善于学习，敢于创新。最值得玩味的是，本方去牛膝之趋下，以防引邪深入；改熟地为细生地，取其轻而不重，凉而不温之义；且加元参以增强壮水制火之力。一方药味之进退出入，用心良苦，可师可法。

【原文】太阴温病，血从上溢者，犀角地黄汤合银翘散主之。其中焦病者，以中焦法治之。若吐粉红血水者，死不治；血从上溢，脉七、八至以上，面反黑者，死不治，可用清络育阴法。

【阐释】太阴温病，邪入上焦血分，热迫血行，而见衄血、吐血、咯血等。犀角地黄汤清火凉血，是血分温病的名方；而银翘散为辛凉解表之剂，两方合用，主要适用于卫血（营）同病。如人体感受温邪的数量较多，毒力较强，卫分未罢，迅速传入营血分。再如伏气温病在外感温邪的诱导下，一发病即见卫营同病。银翘散与犀角地黄汤配合后，既可在凉血的同时疏卫，又发挥了解毒作用，有一箭双雕之妙。

温病出血，若为粉红血水者，为血与液交迫而出，有燎原之势；若血从上溢，而脉七八至以上，面反黑，为下焦津液亏极，不能上济君火，火极似水之象，皆为危笃之候。清络育阴法当指犀角地黄、加减复脉之属。

值得指出的是，吴氏在本条自注中对温病死候做了归纳，"上焦有二：一曰肺之化源绝者死；二曰心神内闭，内闭外脱者死。在中焦亦有二：一曰阳明太实，土克水者死；二曰脾郁发黄，黄极则诸窍为闭，秽浊塞窍者死。在下焦则无非热邪深入，消烁津液，涸尽而死也"。这对判断预后，很有参考价值。

【原文】太阴温病，不可发汗，发汗而汗不出者，必发斑疹，汗出过多者，心神昏谵语。发斑者，化斑汤主之；发疹者，银翘散去豆豉，加细生地、丹皮、大青叶、倍元参主之。禁升麻、柴胡、当归、防风、羌活、白芷、葛根、三春柳。神昏谵语者，清宫汤主之，牛黄丸、紫雪丹、局方至宝丹亦主之。

【阐释】本条指出两个重要问题：一是温病忌辛温发汗；二是误汗后斑疹、神昏的救治。

温病表证，一般来说宜用辛凉轻解。吴氏此处所说的"不可发汗"，是指辛温发汗。温为阳邪，最易伤阴，误用辛温，犯热热之戒，变证蜂起。"若其人热甚血燥，不能蒸汗，温邪郁于肌表血分，故必发斑疹"。斑为阳明胃毒，故以白虎汤加玄参、犀角清气凉血化斑。"疹为太阴风热"，故以银翘散去豆豉，加细生地、丹皮、大青叶、元参芳香透络，辛凉解肌，甘寒清血。"倍元参"可理解为重用元参。升麻、柴胡、当归、防风、羌活、白芷、葛根、三春柳等均为辛散香燥之品，唯恐动血劫液，故在禁例。然若适当配伍，亦有透疹达邪之功。故叶霖谓："监制得益，何妨收其臂助，安得便在禁例。"

汗为心液，汗出过多，心阴内耗，火热益炽，扰乱心神，故见神昏谵语等。清宫汤咸寒甘苦、清凉膻中，所谓"水能令人清也"。牛黄丸、至宝丹、紫雪丹亦可随证选用。此三药人称"三宝"，是通过开窍治疗热病神昏谵语等危重证候的重要方药，也是温病学的一大主要贡献，用之得当，每能药到神清。"三宝"之中，牛黄丸最凉，紫雪丹次之，至宝丹又次之。故牛黄丸偏于清热解毒，至宝丹擅于芳香辟秽，紫雪丹兼能息风。

【原文】温毒咽痛喉肿，耳前耳后肿，颊肿，面正赤，或喉不痛，但外肿，甚则耳聋，俗名大头瘟、虾蟆瘟者，普济消毒饮去柴胡、升麻主之，初起一二日，再去芩、连，三四日加之佳。

【阐释】大头瘟系感受温热邪毒而致，以头面红肿焮热为主要症状。全身证候变化较少，很少见到内陷营血证候，普济消毒饮是治疗大头瘟的经世名方。吴氏指出去升麻、柴胡，其实升柴与大剂清解药配伍，既能宣透，又能解毒，且使诸药上达头目，故一般不必去，但用量宜轻。

病起一二日，表未解，芩连凉遏，故不用为宜；若三四日表解，肺胃热炽，则须苦寒直折，故加之佳。

暑温

【原文】形似伤寒，但右脉洪大而数，左脉反小于右，口渴甚，面赤，汗大出者，名曰暑温，在手太阴，白虎汤主之；脉芤甚者，白虎加人参汤主之。

【阐释】"暑温"之名首见于《温病条辨》，乃发于夏秋季节的温热病。吴氏认为，暑温是湿热相兼而偏于热者，若纯热不兼湿者，仍归温热例，不得混入暑也。

暑温以易伤气津为重要临床特征，以肺、胃为病变中心。白虎汤辛寒清热，生津解暑，是暑温的常用效方。如脉象洪大带空虚（芤甚），是暑温伤气的表现，故加人参以益气扶正。金寿山教授对此颇为赞同，"'脉芤甚者，白虎加人参汤主之'，这是很有见地的，可谓是对《伤寒论》白虎汤证的很好注脚。概括《伤寒论》用白虎汤加人参，有两个共同点：一是用于汗、吐、下后，提示正气已损伤；二是见时时恶风，背微恶寒之证，提示阳虚之渐也。其时一方面因热当清；一方面又因虚当补。其补又宜用人参而不宜用附子。人参甘平，益气生津以扶阳，用之正合病情；附子温热，用之如火上添薪，于病不利"，分析入微，很有参考意义。

【原文】手太阴暑温，如上条证，但汗不出者，新加香薷饮主之。

【阐释】本证为暑月感寒，暑、湿、寒三气杂至，表里同病。寒束于表，卫气不通，皮毛闭塞，则发热恶寒，头痛无汗，身形拘急；暑湿内郁，则心烦不安，脘痞苔腻。大凡，温热在表皆有不同程度的汗出，唯有寒束肌表则多无汗，故"但汗不出者"，有其辨证价值。新加香薷饮以香薷辛温香透，疏表散寒，兼化暑湿，人称暑月麻黄；厚朴和中燥湿；银翘、扁豆衣清热解暑。"温病最忌辛温，暑病不忌者，以暑必兼湿，湿为阴邪，非温不解"。善哉斯言！

【原文】手太阴暑温，或已经发汗，或未发汗，而汗不止，烦渴而喘，脉洪大有力者，白虎汤主之；脉洪大而芤者，白虎加人参汤主之；身重者湿也，白虎加苍术汤主之；汗多脉散大，喘渴欲脱者，生脉散主之。

【阐释】白虎及白虎加参汤证已如上述。若身重者，为暑温夹湿较重，不能纯然清暑，而当两撤暑湿，否则，暑清湿恋，病终不解，此不可不知。

暑温夹湿之辨证着眼处，吴氏特指出"身重"二字，盖湿性重着黏滞，湿胜故身重。其他如肢体困倦、胸闷等，亦可见之，临证当综合分析。

暑温汗出过多，气津两伤，喘渴，脉散大，有外脱之势，当急以生脉散益气生津，扶正固脱，此与四逆汤治四肢厥冷为主的阳气虚脱重在救阳迥然不同，注意鉴别应用。

【原文】手太阴暑温，发汗后，暑证悉减，但头微胀，目不了了，余邪不解者，清络饮主之。邪不解而入中下焦者，以中下法治之。

【阐释】前言汗后暑证不解之种种证治，此言汗后暑证悉解，余邪未净之证治。但头微胀，目不了了，乃余邪留滞肺络，客于清窍，络脉不和之象。清络饮辛凉轻清，芳香涤暑，俾余暑得清，肺络得舒。吴氏自谓"既曰余邪，不可用重剂明矣，只以芳香轻药清肺络中余邪足矣"。临证体会，此方治伤暑初起肺经气分之轻证者，亦有较好疗效。

【原文】脉虚夜寐不安，烦渴舌赤，时有谵语，目常开不闭，或喜闭不开，暑入手厥阴也。手厥阴暑温，清营汤主之；舌白滑者，不可与也。

【阐释】此条论述暑入心营证治。暑为阳热之邪，传变最速。其传变也，不仅多径人气分，而且极易内陷心营，即所谓"暑易入心"。暑热入营，手厥阴受病。暑热扰神，故见谵语、烦躁、夜寐不安等；营热液损，是以脉虚，舌赤。清营汤能清营中暑热而保阴，且有透热转气之妙。若舌白滑者，不惟热重，湿亦重矣。湿重忌柔润药，当于湿温例中求之，故曰不可予清营汤也。

【原文】手厥阴暑温，身热不恶寒，清神不了了，时时谵语者，安宫牛黄丸主之，紫雪丹亦主之。

【阐释】本条可与前条互参。暑温入心，心神受扰，故以牛黄丸、紫雪丹清心开窍、醒神定志。临床经验，以清营汤送服之，较为合适。

【原文】暑温寒热，舌白不渴，吐血者，名曰暑瘵，为难治，清络饮加杏仁薏仁滑石汤主之。

【阐释】本证因暑温之邪侵犯肺脏，损伤肺络所致，临床每以咯血、咳嗽并见，故名暑瘵。吴氏自注曰："寒热，热伤于表也；舌白不渴，湿伤于里也；皆在气分，而又吐血，是表里气血俱病，岂非暑瘵重证乎？此证纯清则碍虚，纯补则碍邪，故以清络饮清血络中之热而不犯手，加杏仁利气，气为血帅故也；薏仁、滑石利在里之湿，冀邪退气宁，而血可止也。"因此暑瘵重证，病势急迫，不可等闲视之。吴氏论治，有病重药轻之嫌。张凤逵《伤暑全书》对此颇有见解，主张用黄连解毒汤、二陈汤、四物汤合方，去川芎、白芍、黄柏，半夏易为贝母，加桔梗以抑之，薄荷以散之，麦冬、五味以敛之，或加童便、藕节。他指出"盛暑之月，火能灼金，若不禁辛酒，脾火暴甚，有劳热躁扰，而火动于心肺者，令人咳嗽气喘，骤然吐血，头目不清，胸膈烦渴不宁，即童稚老夫，间一病此，昧者以为劳瘵，不知火在血上，非真阴亏损而虚劳者等也"，阐明了以清火凉血为治的原则，有一定的指导意义。

【原文】小儿暑温，身热，卒热痉厥，名曰暑痫，清营汤主之，亦可少与紫雪丹。

【原文】大人暑痫，亦同上法。热初入营，肝风内动，手足瘛疭，可于清营汤中加钩藤、丹皮、羚羊角。

【阐释】暑痫亦名暑风，为暑温炽盛，内引肝风。"小儿之阴，更虚于大人"（吴氏语），暑热内窜，极易陷入厥阴。经曰："阳气者，精则养神，柔则养筋。"暑热犯肝，阳和之气变为刚强之质。筋脉失濡而成痉厥之疾。清营汤"清营之热而保津液，使液充阳和"，内风自息。紫雪丹息风止痉之功胜于至宝丹、安宫牛黄丸，以清营汤送服紫雪丹，其效更优。

伏暑

【原文】长夏受暑，过夏而发者，名曰伏暑，霜未降而发者少轻，霜既降而发者则重，冬日发者尤重，子、午、丑、未之年为多也。

【阐释】伏气温病是指感受外邪，经过一个季节以后发病的一种温病。伏暑是伏气温病中的一种，是长夏受暑，过夏而发于秋冬。其病候特点：发病初期颇与感冒相似，继而形如疟疾，但寒热多不规则，以后但热不寒，入夜尤甚，天明得汗稍减，而胸腹灼热不除，大便多溏而不爽。暑热之邪伏于体内的时间越长，其发病则越重，故霜未降而发者较轻，霜降以后的较重。

伏暑何以在"子、午、丑、未之年为多"？吴氏解释说："子午君火司天，暑本于火也；丑未湿土司天，暑得湿则留也。"这里包含温病的流行性问题，值得注意。

【原文】太阴伏暑，舌白口渴，无汗者，银翘散去牛蒡、元参加杏仁、滑石主之。

【原文】太阴伏暑，舌赤口渴，无汗者，银翘散加生地、丹皮、赤芍、麦冬主之。

【阐释】伏暑发病，多因外感引动内邪所致，故初期每见表里同病。卫气同病者，舌苔多白，舌质不赤。因外有表邪，故多见头痛、全身酸痛、恶寒发热、无汗等；气分有暑湿，可见心烦口渴、小便短赤、脘痞、苔腻、脉濡数等。治当两撤表里，银翘散辛凉疏卫以解表，加杏仁、滑石宣肺利湿，俾暑湿随肺气而下达，且银翘散中银翘、竹叶、芦根等皆能清气分暑湿，有一箭双雕之妙。

卫营同病者，舌多红赤，口渴而无汗，脉浮细数，治当解表凉营，故以银翘散解表清暑，加丹皮、生地、赤芍、麦冬以清营分之伏暑。

【原文】太阴伏暑，舌白口渴，有汗或大汗不止者，银翘散去牛蒡子、元参、芥穗，加杏仁、石膏、黄芩主之；脉洪大，渴甚汗多者，仍用白虎法；脉虚大而芤者，仍用人参白虎法。

【阐释】《伤寒论》以有汗、无汗辨太阳病之表虚表实。吴氏师其意而扩其用，以有汗、无汗分伏暑之表虚表实，指出"此邪在气分而表虚之证也"。暑炽气分，迫液外泄，故以银翘散去辛散之品而加清热之药；脉洪大，渴甚汗多，乃暑热燔灼气分，与气分暑温无异，故"仍用白虎法"；脉虚大而芤者，过汗气津耗伤，仍用人参白虎汤清热益气生津。

【原文】太阴伏暑，舌赤口渴汗多，加减生脉散主之。

【阐释】吴氏自注云："此邪在血分而表虚之证也。"暑伏血分，故舌赤；邪热迫津外泄而阴液受伤，故口渴汗多。其时阴虚正损，邪正相争之势不及上条邪在气分激烈，故热势不甚，治法以生脉散益气生津，加生地、丹皮凉血滋阴。

伏暑、暑温、湿温的病因都是湿热之邪，只是发病的季节及湿与热的偏重有所不同，临床应互相参合，故吴氏指出"伏暑、暑温、湿温，证本一源，前后互参，不可偏执"。

湿温

【原文】头痛恶寒，身重疼痛，舌白不渴，脉弦细而濡，面色淡黄，胸闷不饥，午后身热，状若阴虚，病难速已，名曰湿温。汗之则神昏耳聋，甚则目瞑不欲言，下之则洞泄，润之则病深不解，长夏深秋冬日同法，三仁汤主之。

【阐释】本条论述湿温初起的证治及"三禁"。湿温是由湿热之邪引起的外感温病，多发于长夏雨湿较盛季节。"病难速已"，是本病的主要特点。盖湿为阴邪，其性重浊，黏着腻滞，湿热相合，如油入面，胶着难解，故其传变较之暑温、风温等稍为缓慢，病程亦较长，缠绵难愈。本病初起，湿热之蕴遏卫气，表现为头痛恶寒、舌白不渴、脉弦细而濡、面色淡黄、胸闷不饥等一系列卫气同病的证候表现。湿热中阻，清阳不升，浊阴不降，故头痛多以首重如裹为特征；午后湿热交蒸较甚，故湿温热型以午后热甚为特征。

湿温初起，治禁有汗、润、下三法。汗之不惟不解，且能助邪损正；下之则虚其中用，易致邪陷；润之则"二阴相合，同气相求，遂有锢结而不可解之势"。当然，对吴氏"湿温三禁"的观点，必须活看，因为湿温亦可出现阳明腑实证，也可化燥伤阴，只要对证，下法和润法用之未尝不可，所谓"有是证即用是药"。

三仁汤是湿温初起的代表方，杏仁开利肺气以化湿；朴、夏、蔻仁和中调胃以燥湿；竹叶、通草、薏仁、滑石渗湿泄热。本方轻开上焦肺气为主，盖肺主一身之气，气化则湿亦化也。

秋燥

【原文】秋感燥气，右脉数大，伤手太阴气分者，桑杏汤主之。

【原文】燥伤肺胃阴分，或热或咳者，沙参麦门冬汤主之。

【原文】燥气化火，清窍不利者，翘荷汤主之。

【原文】诸气膹郁，诸痿喘呕之因于燥者，喻氏清燥救肺汤主之。

【阐释】秋燥是秋季感受燥热病邪而引起的温病。经言"燥胜则干"，故秋燥主要表现为人体津液的干燥。燥热伤肺，手太阴受病，初起邪轻病浅者，以桑杏汤为治。继则邪稍深入而病情稍加而津伤较甚，则以喻嘉言清燥救肺汤为主。喻氏生平对燥伤肺颇有研究，所创清燥救肺汤一方，以石膏、麦冬甘寒清肺燥，润肺胃；桑叶、杏仁、炙杷叶宣肺化痰止咳；阿胶、麻仁养阴润燥；参、草益肺胃之气。诸药合用，甘寒养胃以滋金脏，清热除燥以保肺阴，组方严密，立意新颖，深为柯韵伯服膺，谓其"用药当，含意深，无余蕴"。若燥伤清窍，表现为耳鸣目赤，咽喉干痛者，则以翘荷汤专清上焦气分之燥热。若燥伤肺胃津液，邪少虚多，当以辛寒佐以甘寒，宜服沙参麦冬汤滋肺养胃。经言"燥者濡之"，可谓一言以蔽之也。

中焦篇

风温、温热、温疫、温毒、冬温

【原文】面目俱赤，语声重浊，呼吸俱粗，大便闭，小便涩，舌苔老黄，甚则黑有芒刺，但恶热，不恶寒，日晡益甚者，传至中焦，阳明温病也。脉浮洪躁甚者，白虎汤主之；脉沉数有力，甚则脉体反小而实者，大承气汤主之，暑温、湿温、温疟，不在此例。

【阐释】本条论述中焦阳明温病的证候表现与治疗。其对中焦阳明症状的描述，比《伤寒论》清楚、具体。阳明温病的病机是温邪燔灼中焦，阳明经腑热炽，邪正相争至极期阶段，《伤寒论》以痞、满、燥、实、坚和"四大症"来区别承气汤和白虎汤运用。吴氏则根据临床经验，以脉象为主要凭据，颇有意义。"脉浮洪躁甚"，为邪热炽盛，抗邪力外达之象，多见于阳明无形之热，故以白虎汤辛寒清泄；"脉沉数有力"，系抗邪力为邪热蕴遏不得外达之征，多见于阳明有形之热，故以承气汤苦寒攻下。

本条主要论述风温、春温、冬温、温毒等，而暑温、湿温、温疟因常夹湿为患，每忌下法，故不在此例。

许多医家认为，伤寒、温病一旦发展到阳明阶段，病机和治法相同，无甚区别，并以此来作为寒温统一的依据，不敢苟同。因为伤寒、温病的病因不同，在病变过程中，虽然有时会表现为

增补温病
名著精华

同一病机的同一证候，可用同一个方剂，所谓"异病同治"，但两者的本质是不同的。温病为温邪，其传入阳明后两阳相兼，热势较甚；伤寒为寒邪，化热传入阳明后热势相对较弱。温病热邪最易伤阴，故阳明病继续恶化每致阴竭而死；伤寒寒邪虽经化热，但发展趋势每多再度寒化而进入三阴。因此，有伤寒以救阳为主，温病以救阴为急的说法。

【原文】阳明温病，无汗，小便不利，谵语者，先与牛黄丸；不大便，再与调胃承气汤。

【阐释】《伤寒论》责谵语为阳明燥结，而每以承气下之，燥矢得行，谵语得除。在长期临床实践中，温病学家发现谵语常不因燥屎者，下之无益，创造性地选用"三宝"等清心开窍醒神，这可以说是中医外感热病史上一个重大突破。吴氏指出，"伤寒之谵语，舍燥屎无他证，一则寒邪不兼秽浊，二则自太阳而阳明；温病谵语，有因燥屎，有因邪陷心包，一则温邪多兼秽，二则自上焦心肺而来。学者常须察识，不可歧路亡羊也"，可谓分析入微。

本条之治法，吴氏拟分作两步，先考虑邪陷心包，以牛黄丸清心开窍；若不效，且不大便，则考虑为阳明燥实，改投调胃承气通腑泄热，足见其用药周密审慎，诚如曹炳章所评："温病谵语有燥屎及邪入心络之分，无汗小便不利，液未外渗，虑其邪入包络，故先用牛黄丸开窍，且亦有下便能力。若不下，则非邪入络，故用调胃承气汤，益见用药之慎。"

【原文】阳明温病，面目俱赤，肢厥，甚则通体皆厥，不瘛疭，但神昏，不大便，七八日以外，小便赤，脉沉伏，或并脉亦厥，胸腹满坚，甚则拒按，喜凉饮者，大承气汤主之。

【阐释】本条论述阳明温病，实热深结，阳气不得外达，表现为全身厥冷的真热假寒证的证治。对于此等证候的辨治，吴氏强调"须细辨其的是火极似水，热极而厥之证，方可用之"。

《伤寒直格》论此颇详，以为真热假寒比内外俱热更为危重。本条辨证关键是面目俱赤，小便赤，腹满坚，喜凉饮，乃实热壅结于内的明证。此条可与《疫疹一得》原著选释疫疹之症治举隅"周身如冰"一条互参。

【原文】温病三焦俱急，大热大渴，舌燥，脉不浮而躁甚，舌色金黄，痰涎壅甚，不可单行承气者，承气合小陷胸汤主之。

【阐释】中焦温病，一般是指中焦邪热为患。此条不仅有中焦证，且兼上、下二焦邪热病证，诚如吴氏自注："上焦未清，已入中焦阳明，大热大渴，脉躁苔焦，阳土燥烈，煎熬肾水，不下则阴液立见消亡，下则引上焦余邪陷入。"本条除阳明腑实见证外，且兼"痰涎壅盛"，显系兼夹痰热壅肺，非单纯腑实证可比。因此，在治疗上就"不可单行承气"，应当泻下与涤痰并举，上、中、下三焦兼顾，承气合陷胸，与病情甚为合拍。

【原文】阳明温病，无上焦证，数日不大便，当下之。若其人阴素虚，不可行承气者，增液汤主之。服增液汤已，周十二时观之，若大便不下者，合调胃承气汤微和之。

【阐释】阴虚之质病温，津液自易亏竭，若仍行承气，不仅燥屎不下，且有苦寒伤阴之弊。吴又可治此以承气养营汤，扶正与祛邪并举。吴氏以为又可此方有攻多补少之嫌，故创增液汤，甘寒微咸以润肠，"妙在寓泻于补，以补药之体，作泻药之用，既可攻实，又可防虚"。他以此方专治体虚温病及误伤津液不大便半虚半实之证，无不应手取效，确是可信的。朱武曹评曰："润剂即能通便，此法最稳最妙。"曹炳章亦盛赞其法："温病迁延既久，每见是症，如是治法，所谓万全无弊。"若服此方一昼夜仍不大便，当属邪实较甚，拟合调胃承气，补泻并施。

鞠通于阳明温病确立三种下法：热结液干用大承气，热结液不干用调胃承气，热结少液干多用增液汤，读者务宜细心体察。

【原文】阳明温病，下后汗出，当复其阴，益胃汤主之。

【阐释】吴氏自注曰："温热本伤阴之病，下后邪解汗出，汗亦津液之化，阴液受伤，不待言矣。故云当复其阴，此阴指胃阴而言。盖十二经皆禀气于胃，胃阴复而气降得食，则十二经之阴皆可复矣。欲复其阴，非甘凉不可，汤名益胃者，胃体阳而用阴，取益胃阴之义也。下后急议复阴者，恐将来液亏燥起，而成干咳身热之怯证也。"吴氏用益胃汤养胃阴，实受叶天士"阳明阳土，得阴自安"和"胃喜柔润"观点的影响，其用药亦兼承叶氏"甘凉濡润"之法。

【原文】阳明温病，下之不通，其证有五：应下失下，正虚不能运药，不运药者死，新加黄龙汤主之；喘促不宁，痰涎壅滞，右寸实大，肺气不降者，宣白承气汤主之；左尺牢坚，小便赤痛，时烦渴甚，导赤承气汤主之；邪闭心包，神昏舌短，内窍不通，饮不解渴者，牛黄承气汤主之；津液不足，无水舟停者，间服增液，再不下者，增液承气汤主之。

【阐释】阳明腑实，攻下而仍不得通，病情危笃，当细析其病机而治之。鞠通以为有五种情况：一是正虚不能运药，即邪实正虚，攻药入胃，无力运化，不能发挥效果，是以新加黄龙汤之辈攻补兼施，助正运药。二是肺气不降。盖肺主一身之气，职司宣发肃降，肺气的正常肃降，能助胃肠之气下行，肺与大肠相表里故也。肺气因病不降，胃肠之气亦逆而不下，纯然攻下，不宣其肺，亦属枉然。是以宣白承气宣肺气之痹，逐肠胃之垢，脏腑合治，始能奏效，这方面的理论容易被临床忽视，必须引起注意。三是小肠热盛，水道涩滞，火腑不通，以致大肠通行不利，是以导赤承气二腑合治，火腑得清，水道得利，大肠亦能通行。四是邪闭心包，内窍不通，上不得通则下不得行，当以牛黄丸清热开窍，大黄泻下邪热，此即牛黄承气法也。五是热少燥多，无水舟停，当投增液汤以补药之体，作泻药之用。观此五法，法法从实践中得来，当是治温高手也。

【原文】斑疹用升提则衄，或厥，或呛咳，或昏痉，用壅补则瞀乱。

【阐释】此条论述斑疹的用药禁忌。

斑疹是温病过程中的特征性表现。发斑多由热郁阳明，内迫营血，从肌肉外发而成；出疹系风热郁肺，内窜营分，从血络而出。故陆子贤谓："斑为阳明热毒，疹为太阴风热。"因此，在治疗上斑宜清化，疹宜透发。若不循大法，妄用升提壅补，必致变证丛生，诚如鞠通自注："若用柴胡、升麻辛温之品，直升少阳，使热血上循清道则衄；过升则下竭，下竭者必上厥。肺为华盖，受热毒之熏蒸则呛咳；心位正阳，受升提之摧迫则昏厥。至若壅补，使邪无出路，络道比经道最细，诸疮痛痒，皆属于心，既不得外出，其势必返而归之于心，不瞀乱得乎？"

暑温伏暑

【原文】阳明暑温，湿气已化，热结独存，口燥咽干，渴欲饮水，面目俱赤，舌燥黄，脉沉实者，小承气汤各等分下之。

【阐释】张凤逵《伤暑全书》提出治暑大法为"一味清内，得寒凉而解，苦酸而收，不必用下"。后世演变其法，立"初用辛凉，继用甘寒，终用甘酸敛津，不必用下"之说，这是言治暑之常。暑病之变多端，如此条"湿气已化，热结独存"是一例。暑温、伏暑至于热结，自当攻下逐邪，有是证即用是药，知常达变，方为医中高手。

【原文】暑温蔓延三焦，舌滑微黄，邪在气分者，三石汤主之；邪气久留，舌绛苔少，热搏血分者，加味清宫汤主之；神识不清，热闭内窍者，先与紫雪丹，再与清宫汤。

【阐释】此论暑温蔓延上、中、下三焦，暑湿夹杂而以暑为主者。舌滑微黄，邪在气分可知，三焦受邪，治以上焦为要领，方用三石汤清热宣肺而利膀胱，源清流自洁矣。暑湿久留，舌绛

增补温病
名著精华

苔少，乃邪搏血分之象，于清宫汤内加知母、金银花、竹沥之辈以涤暑清络。热闭神昏者，清宫汤又当与紫雪丹等"三宝"配伍而用，以增强疗效。

【原文】暑温伏暑，三焦均受，舌灰白，胸痞闷，潮热呕恶，烦渴自利，汗出溺短者，杏仁滑石汤主之。

【阐释】此论暑温伏暑蔓延三焦，暑湿夹杂而以湿为主者。杏仁滑石汤苦以燥湿，寒以清热，亦以开肺气而清肃上源为治。石芾南《医原》认为"启上闸，开支流，导湿下行以为出路"，此之谓也。

湿温

【原文】吸受秽湿，三焦分布，热蒸头胀，身痛呕逆，小便不通，神识昏迷，舌白，渴不多饮，先宜芳香通神利窍，安宫牛黄丸；继用淡渗分消浊湿，茯苓皮汤。

【阐释】本条所述为暑湿秽浊之邪，蔓延上下，内蒙心神，外阻经络，乃上中下表里俱病。吴氏自注云："按此证表里经络脏腑三焦，俱为湿热所困，最畏内闭外脱，故急以牛黄丸，宣窍清热而护神明。但牛黄丸不能利湿分消，故继以茯苓皮汤。"先标后本，先急后缓，次序井然。

【原文】三焦湿郁，升降失司，脘连腹胀，大便不爽，一加减正气散主之。

【原文】湿郁三焦，脘闷便溏，身痛舌白，脉象模糊，二加减正气散主之。

【原文】秽湿着里，舌黄脘闷，气机不宣，久则酿热，三加减正气散主之。

【原文】秽湿着里，邪阻气分，舌白滑，脉右缓，四加减正气散主之。

【原文】秽湿着里，脘闷便泄，五加减正气散主之。

【阐释】此论藿香正气散的五种变法。一加减正气散证主要是湿热蕴中，升降失司，故去原方之紫苏、白芷、桔梗、甘草发表提上之品，只以藿香化浊，厚朴、广陈皮、茯苓、腹皮和中燥湿，神曲、麦芽升降脾胃之气，加杏仁利肺与大肠之气，茵陈宣湿郁而动生发之气。二加减正气散证则兼有湿阻经络，故加防己、薏苡仁急宣经隧中湿郁；通草、豆卷利小便以实大便。三加减正气散证因邪从热化，故以杏仁利肺气，气化则湿热俱化；滑石、苓皮清热而利小便，使湿热从前阴而出；藿香、厚朴、广陈皮皆运中化湿之品。四和五则加减正气散证乃邪从寒化，故俱从寒湿论治而药偏温燥。

吴氏指出，"今人以藿香正气散统治四时感冒，试问四时止一气行令乎？抑各司一气，且有兼气乎？况受病之身躯脏腑又各有不等乎？历观前五法，均用正气散而加法各有不同，亦可知用药非丝丝入扣不能中病，彼泛论四时不正之气与统治一切诸病之方，皆未望见轩岐之堂室者也，乌可云医乎？"值得认真领会。

【原文】脉缓身痛，舌淡黄而滑，渴不多饮，或竟不渴，汗出热解，继而复热，内不能运水谷之湿，外复感时令之湿，发表攻里，两不可施，误认伤寒，必转坏证，徒清热则湿不退，徒祛湿则热愈炽，黄芩滑石汤主之。

【阐释】发热汗出而解，继而复热，脉缓身痛，渴不多饮或竟不渴，舌淡黄而滑，此为湿热蕴遏中焦气分，病起于"内不能运水谷之湿，外复感时令之湿"，内外合邪，湿热互蒸，发为湿温。盖湿与热合，如油入面，缠绵难解，病在中焦，发表自不可施，里未成实，攻里又不可用；纯然清热，寒凉之品不仅伤中败胃，且能冰伏已成之湿；一味祛湿，则香燥之辈又能助热伤阴。因此，吴鞠通提出四不相宜。当是之时，权宜之计在于化湿与清热并举，以黄芩滑石汤苦辛寒佐以淡渗，两分其邪。对其方义，吴氏自释说："湿热两伤，不可偏治，故以黄芩、滑石、茯苓皮清湿中之热；蔻仁、猪苓宣湿邪之正；再加腹皮、通草共成宣气利小便之功，气化则湿化，小便利则火腑通，而热自清矣。"今人多以此方治疗湿热并重之证。

秋燥

【原文】燥伤胃阴，五汁饮主之，玉竹麦门冬汤亦主之。

【原文】胃液干燥，外感已净者，牛乳饮主之。

【原文】燥证气血两燔者，玉女煎主之。

【阐释】秋燥在中焦，主要表现为胃阴不足。若燥胜而热不盛者，可以五汁饮、玉竹麦门冬汤、牛乳饮等甘寒多滋之品以滋干润燥；著燥胜而热炽者，每见气血两燔之证，当投玉女煎以清气凉营、救阴润燥。此权衡邪正双方的消长情况而确立相应治法，以免虚虚实实之弊。曹炳章阐发说："燥伤胃阴与燥伤肺阴同法，鞠论所谓救胃即所以救肺也。盖肺属金，阳明也为燥金，故用药无甚大异，不过治肺则引以清轻药，治胃则引以稍重药耳。"可谓得其治肺胃燥证用药之要领。

下焦篇

风温、温热、温疫、温毒、冬温

【原文】风温、温热、温疫、温毒、冬温，邪在阳明久羁，或已下，或未下，身热面赤，口干舌燥，甚则齿黑唇裂，脉沉实者，仍可下之；脉虚大，手足心热甚于手足背者，加减复脉汤主之。

【阐释】温邪久羁阳明，逐渐深入下焦。下焦温病是整个病变的末期阶段，阴液耗损转为矛盾的主要方面，其症可见身热面赤，口干舌燥，甚则齿黑唇裂。病虽已至末期，然脉沉实者，则是邪实尚未祛除，仍可下之，此与仲景少阴三急下同理。若脉虚大，手足心热甚于手足背者系肝肾阴液耗损之征，"再下其热，是竭其津而速其死也"。故以仲景炙甘草汤去参、桂、姜、枣之辛温，加白芍以敛阴，阴复则阳得制。虚实之别，判若天渊，不可不察。叶天士尝谓："顾阴液须投复脉。"吴氏继承了叶天士的成功经验，将此方运用于下焦温病的多种病证，或少阴耳聋，或劳倦内伤复感温邪，或温病不得汗下而解，六七日脉仍躁盛，或温病脉结代，或汗下后口燥咽干神倦欲眠，舌赤苔老，均以复脉辈为治，他说："热邪深入，或在少阴，或在厥阴，均宜复脉。"阐明了这类方剂的适应病位及病机。由此可见，加减复脉汤是治疗下焦温病肝肾阴虚的主方，用药纯取重镇厚味滋填之品，与上、中焦津液耗伤之用甘凉濡润之属有所不同，此即吴氏"治下焦如权，非重不沉"治疗原则的具体体现。

【原文】温病误表，津液被劫，心中震震，舌强神昏，宜复脉法复其津液，舌上津回则生。汗自出，中无所主者，救逆汤主之。

【阐释】温病误表，津液被劫，心主受伤，心气伤则心震，心液伤则舌謇，加之神明无宰，昏蒙由生。复脉汤甘咸滋润、存津生液，服后舌上津而润，是为津回液生之征。若汗自出，中无所主，乃伤之太甚，阴阳有离决之势，厥脱堪虑，故予复脉汤去麻仁之润滑，加龙牡以镇心敛神，摄纳浮阳，以挽厥脱，故名救逆汤。

温病救逆与伤寒迥然有别。伤寒病在阳亡，故以甘辛温热以回阳；温病病在阴竭，需以甘咸凉润以存阴。然阴阳互根，阴竭者阳无所依而外越。故温病救逆必须于救阴的基础上加龙牡之类镇潜以摄纳浮阳，以防阴阳离决而致不救。

【原文】少阴温病，真阴欲竭，壮火复炽，心中烦，不得卧者，黄连阿胶汤主之。

【阐释】少阴温病，真阴欲竭于下，壮火复炽于上，心肾不交，水火失济，"阴阳各自为道，不相交互，去死不远"，这与复脉汤证的邪少虚多自是有别。此方取"黄芩从黄连，外泻壮火而内坚真阴；以芍药从阿胶，内护真阴而外捍亢阳。……一刚以御外侮，一柔以护内主"；鸡子黄功能滋阴，合阿胶能预息内风。诸药合用，使肾水上蒸于心，心火下交于肾。寓泻南补北，壮水制火之义。

【原文】夜热早凉，热退无汗，热自阴来者，青蒿鳖甲汤主之。

【阐释】青蒿鳖甲汤是一首治疗温热余邪深伏阴分的著名效方。吴氏自注较为透彻，"夜行阴分而热，日行阳分而凉，邪气得伏阴分可知；热退无汗，邪不出表而仍归阴分，更可知矣。故曰热自阴分而来，非上中焦之阳热也。邪气深伏阴分混处气血之中，不能纯用养阴；又非壮火，更不得任用苦燥。故以鳖甲蠕动之物，入肝经至阴之分，既能养阴，又能入络搜邪；以青蒿芳香透络，从少阳领邪外出；细生地清阴络之热；丹皮泻血中之伏火；知母者，知病之母也，佐鳖甲、青蒿而成搜剔之功焉。再者此方有先入后出之妙，青蒿不能直入阴分，有鳖甲领之入也；鳖甲不能独出阳分，有青蒿领之出也"。本方对热病后期，血分余邪未清，阴液未复，症见低热缠绵、昼退夜作、舌红、脉细数等，有较好的疗效。

【原文】热邪深入下焦，脉沉数，舌干齿黑，手指但觉蠕动，急防痉厥，二甲复脉汤主之。

【原文】下焦温病，热深厥甚，脉细促，心中憺憺大动，甚则心中痛者，三甲复脉汤主之。

【阐释】温邪入于下焦，最虑阴不和阳，阳动风生。但觉手指蠕动，舌干齿黑，脉沉数，乃阴虚内风窜动之先兆，急以二甲复脉养阴潜阳，柔肝息风。"不必俟其已厥而后治也"。若肝风鸱张，尽吸西江之水者，二甲不胜其任，当再加生龟板以镇僭上之阳。"热深厥甚"之厥，当指痉厥而言。"心中憺憺大动"，乃水不济火，火扰心神所致。朱武曹评此颇有见地，"此心动与水停心下者相反，心为君火，所恶者客水，而所喜者真水，故心与肾并主少阴也。一则水不济火，若游鱼之失水而腾跃也"。比喻形象，说理明白，堪称评中妙笔。

【原文】既厥且哕，脉细而劲，小定风珠主之。

【原文】热邪久羁，吸炼真阴，或因误表，或因妄攻，神倦瘛疭，脉气虚弱，舌绛苔少，时时欲脱者，大定风珠主之。

【阐释】大、小定风珠亦为阴虚动风而设。小定风珠并见呃忒，呃忒为肝阴受灼、亢阳冲上之症。大定风珠证为阴虚动风，伴气阴将脱之重症，故在三甲复脉汤的基础上再加鸡子黄以息风，五味子以固脱。叶天士治肝肾阴虚之动风，谓"缓肝之急以息风，滋肾之液以祛热"，殆吴氏此方之所本耶？

综观上述，鞠通于下焦温病，以救阴为主。加减复脉以补阴为主，适于邪少虚多；黄连阿胶汤以滋阴泻火为主，适于邪盛虚多；青蒿鳖甲汤以滋阴透邪为主，适于邪伏阴分；三甲复脉、大定风珠以潜阳息风为主，而大定风珠更兼能敛阴固脱。故吴氏指出"壮火尚盛者不得用定风珠、复脉；邪少虚多者，不得用黄连阿胶汤；阴虚欲痉者，不得用青蒿鳖甲汤"，言简意赅，很切实用。

【原文】时欲漱口不欲咽，大便黑而易者，有瘀血也，犀角地黄汤主之。

【阐释】温邪深入下焦血分，不仅容易动风痉厥，且易动血而见出血症状，亦较常见，多因邪热迫血妄行所致。本条吴氏自注云："邪在血分，不欲饮水，热邪燥液口干，又欲求救于水，故但欲漱口不欲咽也。瘀血溢于肠间，血色久瘀则黑，血性柔润，故大便黑而易也。犀角味咸，入下焦血分以清热，地黄去积聚而补阴，白芍去恶血生新血，丹皮泻血中伏火，此蓄血自得下行，故用此轻剂以调之也。"据临床所见，时欲漱口不欲咽，确是温邪深入血分，特别是瘀热内阻的特征性表现之一。犀角地黄汤凉血散血并用，是温病下焦血分证的主方之一。此条当与《叶香岩外感温热篇》有关血分证的论述互参。

【原文】少腹坚满，小便自利，夜热昼凉，大便闭，脉沉实者，蓄血也，桃仁承气汤主之，甚则抵当汤。

【阐释】蓄血证《伤寒论》论之甚详。温病过程中，亦可出现蓄血的病理现象，其证其治，与伤寒之蓄血相仿。本条之桃仁承气汤，师法仲景桃核承气汤，去桂枝之辛温，加归、芍、丹皮凉血行瘀，更适合温病之蓄血证。若症重势急者，恐桃仁承气力所不逮，故以抵当汤峻下瘀血。

暑温伏暑

【原文】暑邪深入少阴，消渴者，连梅汤主之；入厥阴麻痹者，连梅汤主之；心热烦躁，神迷甚者，先与紫雪丹，再与连梅汤。

【阐释】暑邪深入下焦，肝肾受劫，治当遵"苦酸而收"之旨。足少阴之脉循喉咙夹舌本，肾水不足，津液不得上承，是以消渴。连梅汤酸甘化阴、酸苦泄热，热除阴生，则消渴自已。肝主筋，肝阴不足，筋络无所秉受，故麻痹，连梅汤消暑生津以柔肝养筋。若手少阴有邪，而兼心热烦躁，神识昏迷者，则又当予紫雪丹开窍清心，开暑邪之出路，径投连梅汤，恐有敛邪之弊。

湿温

【原文】湿温久羁，三焦弥漫，神昏窍阻，少腹硬满，大便不下，宣清导浊汤主之。

【阐释】此为湿温久羁下焦，气分闭塞不通的证治。一般来说，湿温病至下焦，多从燥化而伤阴，但也有从湿化而阻阳者。

此条少腹硬满，大便不下，非蓄血之象，乃肠腑湿郁气结所致。湿热三焦弥漫，神昏窍阻，当有膀胱水道不利。治法主以苦辛淡法为则，以大便通快为度，俾湿浊之邪从二便分消。

治病法论

【原文】治上焦如羽（非轻不举）；治中焦如衡（非平不安）；治下焦如权（非重不沉）。

【阐释】此条乃上、中、下三焦温病治法之大纲。盖上焦温病，一般邪在肺卫，病位较浅，病情较轻，故宜轻清宣透方药为主，如桑菊饮、银翘散之类。如用味厚性沉之药，则药过病所，非独病不能解，且有引邪入里之弊，此即"治上焦如羽（非轻不举）"之意；病至中焦，其病位多在脾胃（包括大肠），以中焦升降失调的病理变化为主，故用药不宜清轻，也不宜重浊，过轻则达不到病所，过重则超越病所，均不能愈病，故宜乎不轻不重（平）之类药物，补偏救弊，臻于中和，以斡旋脾胃运化功能，使中焦气机升降恢复正常，此即"治中焦如衡（非平不安）"之意；下焦温病，病位在肝肾，且以真阴亏耗的病理变化为主，故宜质重味厚之药，如加减复脉汤、三甲复脉汤、大小定风珠等剂，以滋填阴精，镇肝潜阳，此即"治下焦如权（非重不沉）"之意。值得指出的是，以上轻、平、重三法只是针对上、中、下三焦温病的不同病理特性而设，但不是绝对的。因为病变是错综复杂的，上、中、下三焦往往不能截然分开。总之，临床上应该灵活对待上述治疗原则，不可拘泥刻板。

附：方剂选录

银翘散

连翘一两　银花一两　苦桔梗六钱　薄荷六钱　竹叶四钱　生甘草五钱　芥穗四钱　淡豆豉五钱　牛蒡子六钱

上杵为散，每服六钱，鲜苇根汤煎，香气大出，即取服，勿过煮，肺药取轻清，过煮则味厚而入中焦矣。病重者，约二时一服，日三服，夜一服；轻者三时一服，日二服，夜一服；病不解者，作再服。

桑菊饮

杏仁二钱　连翘一钱五分　薄荷八分　桑叶二钱五分　菊花一钱　苦梗二钱　甘草（生）八分　苇根二钱

水二杯，煮取一杯，日二服。

玉女煎去牛膝熟地加细生地元参方

生石膏三两　知母四钱　元参四钱　细生地六钱　麦冬六钱

水八杯，煮取三杯，分二次服，渣再煮一杯服。

五汁饮

梨汁　荸荠汁　鲜苇根汁　麦冬汁　藕汁或用蔗浆

临时斟酌多少，和匀凉服，不甚喜凉者，重汤炖温服。

清宫汤

元参心三钱　莲子心五分　竹叶卷心二钱　连翘心二钱　犀角尖（磨冲）二钱　连心麦冬三钱

安宫牛黄丸

牛黄一两　郁金一两　犀角一两　黄连一两　朱砂一两　梅片二钱五分　麝香二钱五分　真珠五钱　山栀一两　雄黄一两　金箔衣、黄芩一两

共为极细末，炼老蜜为丸，每丸一钱，金箔为衣，蜡护。脉虚者，人参汤下；脉实者，银花薄荷汤下，每服一丸。

新加香薷饮

香薷二钱　银花三钱　鲜扁豆花三钱　厚朴二钱　连翘二钱

水五杯，煮取二杯，先服一杯，得汗止后服，不汗再服，服尽不汗，再作服。

清络饮

鲜荷叶边二钱　鲜银花二钱　西瓜翠衣二钱　鲜扁豆花一枝
丝瓜皮二钱　鲜竹叶心二钱

水二杯，煮取一杯，日二服。

清营汤

犀角三钱　生地五钱　元参三钱　竹叶心一钱　麦冬三钱　丹
参二钱　黄连一钱五分　银花三钱　连翘（连心用）二钱

水八杯，煮取三杯，日三服。

加减生脉散

沙参三钱　麦冬三钱　五味子一钱　丹皮二钱　细生地三钱

水五杯，煮二杯，分温再服。

三仁汤

杏仁五钱　飞滑石六钱　白通草二钱　白蔻仁二钱　竹叶二钱
厚朴二钱　生薏仁六钱　半夏五钱

甘澜水八碗，煮取三碗，每服一碗，日三服。

桑杏汤

桑叶一钱　杏仁一钱五分　沙参二钱　象贝一钱　香豉一钱
栀皮一钱　梨皮一钱

水二杯，煮取一杯，顿服之，重者再作服。

沙参麦冬汤

沙参三钱　玉竹二钱　生甘草一钱　冬桑叶一钱五分　麦冬三
钱　生扁豆一钱五分　花粉一钱五分

水五杯，煮取二杯，日再服。

翘荷汤

薄荷一钱五分　连翘一钱五分　生甘草一钱　黑栀皮一钱五分
桔梗三钱　绿豆皮二钱

水二杯，煮取一杯，顿服之，日服二剂，甚者日三服。

增液汤

元参一两　麦冬（连心）八钱　细生地八钱

水八杯，煮取三杯，口干则与饮令尽，不便再作服。

益胃汤

沙参三钱　麦冬五钱　冰糖一钱　细生地五钱　玉竹（炒香）一钱五分

水五杯，煮取二杯，分二次服，渣再煮一杯服。

护胃承气汤

生大黄三钱　元参三钱　细生地三钱　丹皮二钱　知母二钱
麦冬（连心）三钱

水五杯，煮取二杯，先服一杯，得结粪，止后服，不便再服。

新加黄龙汤

细生地五钱　生甘草二钱　人参（另煎）一钱五分　生大黄三钱　芒硝一钱　元参五钱　麦冬（连心）五钱　当归一钱五分　海参（洗）二条　姜汁六匙

水八杯，煮取三杯，先用一杯，冲参汁五分，姜汁二匙，顿服之。如腹中有响声，或转矢气者，为欲便也。候一二时不便，再如前法服一杯，候二十四刻不便，再服第三杯，如服一杯即得便，止后服，酌服益胃汤一剂，余参或可加入。

宣白承气汤

生石膏五钱　生大黄三钱　杏仁粉二钱　瓜蒌皮一钱五分

水五杯，煮取二杯，先服一杯，不知再服。

导赤承气汤

赤芍三钱　细生地五钱　生大黄三钱　黄连二钱　黄柏二钱
芒硝一钱

水五杯，煮取二杯，先服一杯，不下再服。

牛黄承气汤

即用前安宫牛黄丸二丸化开，调生大黄末三钱，先服一半，不知再服。

增液承气汤

即于增液汤内加大黄三钱　芒硝一钱五分

水八杯，煮取三杯，先服一杯，不知再服。

三石汤

飞滑石三钱　生石膏五钱　寒水石三钱　杏仁三钱　竹茹（炒）二钱　银花（花露更妙）三钱　金汁（冲）一酒杯　白通草二钱

水五杯，煮成二杯，分二次温服。

杏仁滑石汤

杏仁三钱　滑石三钱　黄芩二钱　橘红一钱五分　黄连一钱　郁金二钱　通草一钱　厚朴二钱　半夏三钱

水八杯，煮取三杯，分三次服。

茯苓皮汤

茯苓皮五钱　生薏仁五钱　猪苓三钱　大腹皮三钱　白通草三钱　淡竹叶二钱

水八杯，煮取三杯，分三次服。

一加减正气散

藿香梗二钱　厚朴二钱　杏仁二钱　茯苓皮二钱　广皮一钱　神曲一钱五分　麦芽一钱五分　绵茵陈二钱　大腹皮一钱

水五杯，煮二杯，再服。

二加减正气散

藿香梗三钱　广皮二钱　厚朴二钱　茯苓皮三钱　木防己三钱　大豆黄卷二钱　川通草一钱五分　薏苡仁三钱

水八杯，煮取三杯，三次服。

三加减正气散

藿香（连梗叶）三钱　茯苓皮三钱　厚朴二钱　广皮一钱五分

杏仁三钱　滑石五钱

水五杯，煮取二杯，再服。

四加减正气散

藿香梗三钱　厚朴二钱　茯苓三钱　广皮一钱五分　草果一钱
楂肉（炒）五钱　神曲二钱

水五杯，煮取二杯，渣再煮一杯，三次服。

五加减正气散

藿香梗二钱　广皮一钱五分　茯苓块三钱　厚朴二钱　大腹皮
一钱五分　谷芽一钱　苍术二钱

水五杯，煮取二杯，日再服。

黄芩滑石汤

黄芩三钱　滑石三钱　茯苓皮三钱　大腹皮二钱　白蔻仁一钱
通草一钱　猪苓三钱

水六杯，煮取二杯，渣再煮一杯，分温三服。

玉竹麦门冬汤

玉竹三钱　麦冬三钱　沙参二钱　生甘草一钱

水五杯，煮取二杯，分二次服。

牛乳饮

牛乳一杯

重汤炖熟，顿服之，甚者日再服。

加减复脉汤

炙甘草六钱　干地黄六钱　生白芍六钱　麦冬（不去心）五钱
阿胶三钱　麻仁三钱

水八杯，煮取八分，三杯，分三次服。

黄连阿胶汤

黄连四钱　黄芩一钱　阿胶三钱　白芍一钱　鸡子黄二枚

水八杯，先煮三物，取三杯，去渣，内胶烊尽，再内鸡子黄
搅令相得，日三服。

青蒿鳖甲汤

青蒿二钱　鳖甲五钱　细生地四钱　知母二钱　丹皮三钱

水五杯，煮取二杯，日再服。

二甲复脉汤

即于加减复脉汤内加生牡蛎五钱，生鳖甲八钱。

三甲复脉汤

即于二甲复脉汤内加生龟板一两。

小定风珠

鸡子黄（生用）一枚　真阿胶二钱　生龟板六钱　童便一杯
淡菜三钱

水五杯，先煮龟板、淡菜得二杯，去滓入阿胶，上火烊化，内鸡子黄，搅令相得，再冲童便，顿服之。

大定风珠

生白芍六钱　阿胶三钱　生龟板四钱　干地黄六钱　麻仁二钱
五味子二钱　生牡蛎四钱　麦冬（连心）六钱　炙甘草四钱　鸡子黄（生）二枚　鳖甲（生）四钱

水八杯，煮取三杯，去滓，再入鸡子黄，搅令相得，分三次服。

连梅汤

云连二钱　乌梅三钱　去核麦冬（连心）三钱　生地三钱　阿胶二钱

水五杯，煮取二杯，分二次服。

宣清导浊汤

猪苓五钱　茯苓五钱　寒水石六钱　晚蚕沙四钱　皂荚子三钱

水五杯，煮成两杯，分二次服，以大便通快为度。

说明：以上所录方剂的方义、主治等，上文"原著选释"中多有论及，当前后互参。

《温热经纬》（王按部分）

精华探讨

王士雄，字孟英，为晚清一代名医，毕生勤奋实践，精究医理，以治温病学最有成效。尝采录轩岐、仲景有关论述以为经，衷辑叶、薛、陈、余诸贤专论以为纬，旁搜远绍，广征博引，集前代医家研究温病学成果，著成《温热经纬》一书。其中所加按语，虽乏长篇大论，但句句有感而发，直抒胸臆，语语精实可信，引人深思，往往从疑难处着眼，发蒙解惑，开人茅塞，深受后人称道。兹以该书王按为主，结合有关医论治案，对其温病学术思想作一评介。

一、究六气，暑热纯阳阐发精

六气即风、寒、暑、湿、燥、火，通常是指自然界六种不同的气候特点，异常变化时，则成为主要的致病因素（即六淫），《黄帝内经》就有百病皆生于风、寒、暑、湿、燥、火的说法。所以，历代医家对六气的属性及六淫致病的病理变化都非常重视，多有论述。

王氏于此亦多究心，尝谓："六气以阴阳赅之，暑统风火属阳，寒统燥湿属阴，合而为六。析而言之，各有其性，风无定体，寒风热风殊异；燥湿二气，自有寒热，性亦大别；暑为天之热气，流金铄石，纯阳无阴，独盛于夏；火则四时皆有。"其中对暑热本质，尤有深刻的认识和独到的见解。

暑的概念，向多歧义。张洁古以静而得之为中暑属阴证，动而得之为中热属阳证，暑热攸分，颇为叶天士赏识，谓其论具有至理。王氏于此独有见地，尝质诸经典，据理发论，谓《黄帝内经》"彼春之暖，为夏之暑""阳之动，始于温，盛于暑""在天为热，在地为火，其性为暑"等论述，均说明暖即温，暑即热，同属于阳。"先夏至日者为病温，后夏至日者为病暑"，是明指温为热之渐，暑为热之气。夏未至则不热，夏至后天已热，"阳热未盛故曰温，阳热大盛故曰暑"，热暑同气，但以热之微甚为异。病暑即病热，"原为一证，故夏月中暑，仲景标曰中热（喝）也，昔人以动静分为暑热二证，盖未知暑为何气耳"，言之谆谆，发人深省。

仲景以夏月外感热病名喝，是为了与《黄帝内经》伏气夏发名暑相区别而命名的。王氏深得仲景旨趣，谓其"别于伏气之热病而言也"，真是一语道破千古奥秘。他还博征《说文》"暑，伤暑也"，《汉书·武帝纪》认为"夏大旱，民多喝死"，说明"暑也，热也，喝也，皆夏令一气之名也"，批评后人不加细察，妄腾口说，不明暑喝本属互代，强分阴阳，不惟"与实情无涉，而于医理反混淆也"。由辨喝入手，从而也阐明了暑热的属性，可谓一举两全。

时人论暑，又有"暑必兼湿"的说法，喻嘉言说："热蒸其湿是为暑，无湿则但为干热而已。"叶天士认定"暑必兼湿"。章虚谷更是确然而论，"火湿合气名暑"。千夫所指，似成定论，王氏则不落窠臼，独具只眼，指出暑与湿，一为天气，一为地气，原是二气，迥然有异，虽易兼感为病，但绝不能因此而说暑中必定有湿。"暑令湿盛，必多兼感，故曰夹，犹之寒邪夹食，湿证兼风，俱是二病相兼，非谓暑中必有湿也。故论暑者，须知为天上烈日之炎威，不可误以湿热二气并作一气始为暑也，而治暑者，须知其夹湿为多焉"。由此可知，王氏对暑之属性，暑之为病，及暑与湿之兼夹为病，是分而言之的，识见超人，足资参悟。

王氏还反对将暑分阴阳，妄立阴暑阳暑名目，致使寒热界限不清，临床混乱投药；指出若暑必兼湿，则不可以阳名，若以暑为热邪，则不可以阴名，正因为暑为热，且纯阳无阴，故统于阳，言其为阳邪也。"设云暑有阴阳，则寒亦有阴阳矣，不知寒者水之气也，热者火之气也，水火定位，寒热亦有一定之阴阳，寒邪传变，虽能化热，而感于人也，无从阳寒之说。人身虽有阴火，而六气中不闻有寒火之名。暑字从日，日为天上之火，寒字从仌，仌为地下之水，暑邪易入心经，寒邪先犯膀胱，霄壤不同，各从其类，故寒暑二气，不比风燥湿有可阴可阳之不同也"。其论发自肺腑，所析鞭辟入里，确能振聋发聩。

临床所见，暑天时病，有因劳役于田野暑自外入，有因避暑反被寒伤两种不同证型，这也正是阴暑阳暑说立论所在。针对这一客观实际，王氏指出"所谓阴者，即夏月之伤于寒湿者耳""夏月此等证候甚多，因畏热贪凉，而反生寒湿之病，乃夏月之伤寒也。虽在暑令，实非暑证，昔人以阴暑名之，谬矣。譬如避火而溺于水，拯者但可云出之于水，不可云出之于阴火也"。舍时求证，舍时求因，据发病及其病证，定其为伤寒，为寒湿，这对区别寒暑概念，正确辨治，均有实际意义。

二、别传变，新感伏气辨识明

论传变，吴鞠通说，凡温病，始于上焦，在手太阴，肺病逆传，则为心包，上焦失治，传中焦，终下焦。王氏对此大表异议，指出新感温病，始在上焦，其传变有顺逆之异，伏气温病，自内而发，病起于下，不在上焦，"此等界限不清，而强欲划界以限病，未免动手即错"。于是，对温病的不同传变次第，详加厘析，细为阐发。

就新感温病传变而论，《叶香岩外感温热篇》提出了"逆传心包"的见解。章虚谷以五行生克为解，谓"心属火，肺属金，火本克金，而肺邪反传于心，故曰逆传也"。王氏则认为，传心包称逆，是相对于传气入胃称顺而言的。他说："犯肺之邪，若不外解，原以下传于胃为顺，……惟其不能下行为顺，是以内陷膻中为逆传。"在肺之邪，能下行传胃，是从脏出腑，为有出路，故曰顺。不移胃而传心，是从脏传脏，邪无去路，必内蕴滋变，《难经》云"肺邪入心为谵言妄语"，是谓逆。细味王氏所释逆传之理，还包含了病邪不经过气分，直入营分的剧变。叶天士说："卫之后，方言气，营之后，方言血。"病邪在卫不解，传入气分，乃是其常；若不经过气分阶段，即现营分病证，乃是其变。常与变，即寓顺逆之意，因此王氏说："以邪从气分下行为顺，邪入营分内陷为逆也。"而"心主血属营"，营气通于心，故云逆传心包。至于其"若不下传于胃，而内陷于心包络，不但以脏传脏，其邪由气分（此处指肺卫，"肺主气属卫"，故言）入营，更进一层矣，故曰逆传"的论述，则更明确地说明了邪从肺入心、由卫入营两种传变，均系逆传病变，其义甚彰。

王氏在阐发逆传的同时，推释出了顺传的传变规律，尝云："温热为阳邪，火必克金，故先犯肺，火性炎上，难得下行，若肺气肃降有权，移其邪由腑出，正是病之去路。"究其立意，"肺胃大肠，一气相通，温热究三焦，以此一脏二腑为最要。肺开窍于鼻，吸入之邪，先犯于肺，肺经不解，则传于胃，谓之顺传，不但脏病传腑为顺，而自上及中，顺流而下，其顺也有不待言者，故温热以大便不闭者为易治，为邪有出路也"，从而可知，他是以病邪由肺及胃、自胃至肠为顺传的，较之叶氏的卫、气、营、血说和吴氏的上、中、下三焦说，别具特色，是在继承两说基础上的发挥，是对部分温病病变特点的客观概括，对于临证全面认识、正确处理一些温热病有指导作用，值得重视。

论伏气传变，王氏说："伏气温病，自里出表，乃先从血分，而后达于气分……不比外感温邪，由卫及气，自营而血也"，揭示了其不同于新感，自里内发，由深而浅的病变特点。也正因其特殊的传变规律，决定了病证及治法的特殊性，"起病之初，往往舌润而无苔垢，但察其脉软而或弦，或微数，口未渴而心烦恶热，即宜投清解营阴之药；迨邪从气分而化，苔始渐布，然后再清其气分可也。伏邪重者，初起即舌绛咽干，甚有肢冷脉伏之假象，亟宜大清阴分伏邪，继必厚腻黄浊之苔渐生，此伏邪与新感先后不同处。更有邪伏深沉，不能一齐外出者，虽治之得法，而苔退舌淡之后，逾一二日，舌复干绛，苔复黄燥，正如抽蕉剥茧，层出不穷"。如此精湛的论述，只有于临床潜心观察，刻意精究，方能为之。

如翁某病温，始见发热，旋即舌赤而渴，脉数而涩，王氏觑破里热外发之理，起手犀角、地黄，大剂清营凉血，但邪热不因之而衰，郁伏之火反得焰烈煊赫，见昏瞀谵妄，目赤耳聋，自利红水，众议哗然。王氏洞识伏邪传变特点，谓伏邪来势凶恶，治虽合法，势必转重，不明此理，必至茫然。坚守王晋三犀角地黄汤加金银花、石膏、知母、石斛、栀子、贝母、天花粉、佩兰、菖蒲、竹沥、竹茹、竹叶、荸荠、海蜇出入互用，服至十余剂，终使病邪由里达外，"邪从气分而化"，舌上忽布秽浊垢苔，口喷臭气，头面汗出，手足清冷，继予甘寒清养而愈。由此可见，传变之理，不可不明，只有胸有成竹，方能临证不眩，稳操胜券。

三、论治法，疏瀹调怫立意新

王氏尝云："酷暑严寒，人所共受，而有病有不病者，不尽关于老少强弱也，以身中之气有怫有不怫也，怫则邪留着而为病，不怫则气默运以潜消，调其怫而使不怫，治外感内伤诸病无余蕴矣。"其治疗温热病，正是从调怫着手，讲究疏瀹斡旋，善用轻清流动，致力于气机的通达无愆。

对温邪犯肺证治，王氏推崇吴鞠通"治上焦如羽，非轻不举"之说，极力主张辛凉轻宣，尝谓"上焦温证，治必轻清，此一定不易之理法"。章虚谷认为，轻清之法，是叶天士针对吴人体质薄弱而立，为因地制宜之举，这就局限了本法的运用范围。王氏旁引华岫云语发论："余谓不然，其用药有极轻清、极平淡者，取效更捷。苟能悟其理，则药味分量或可权衡轻重，至于治法则不可移易。……南北之人，强弱虽殊，感病之由则一也，……不必因其轻淡而疑之也。"王氏进而还阐明了轻剂的作用机制，"不但治上焦宜小剂，而轻药竟可愈重病。……盖气贵流通，而邪气挠之，则周行窒滞，失其清虚灵动之机，反觉实矣。惟剂以轻清，则正气宣布，邪气潜消，而窒滞者自通。设投重药，不但已过病所，病不能去，而无病之地，反先遭其克伐"。地分南北，禀质或异，但邪在肺卫，卫气周行窒滞则一，故治必轻清，即在西北之域，亦毋置疑。或执北人质实，投用重药，则难免出现王氏所说的病不去而正气伐的现象。轻清之设，不可小视。

肺卫之邪不解，可顺传胃腑，王氏主张顺其势，疏通胃肠气机。针对陈平伯论风温邪由肺胃下注大肠治以升泄的观点，他指出，温热阳邪，其性炎上，难得下行，能形便泻，为火热移腑，正是邪有下泄之机。"所谓腑气通则脏气安"，不可妄用升提。他对薛生白"阳明之邪，仍假阳明为出路"之说，则极为赏识，大加推崇，谓系"治温热病之金针"。王氏尝云："阳明以下行为顺，邪既犯之，虽不可孟浪攻泻，断不宜截其出路，故温热自利者，皆不可妄行提涩也。"又云："温热由肺及胃，虽不比疫证之下不嫌早，而喜其便通，宜用清凉。"基于这一学术观点，他治疗温病初起，在凉解的同时，常配竹茹、枇杷叶、天花粉、瓜蒌等凉润之品，导邪从胃下降，分消其热势，不使蕴壅上焦，逆传心包。要之，但求腑气通，大便畅解，使邪热下走，脏气自可清和。即或遇大便稀溏，常乘邪热有下泄之势，因势利导，及时清泻，绝不盲目兜涩，壅遏邪热，闭塞腑气。

邪在气分，有宜从胃下导的，亦有宜清化开泄的，如叶天士所谓"到气才可清气"。王氏说："所谓清气者，但宜展气化以轻清，如栀、芩、蒌、苇等味是也，虽不可遽用寒滞之药，而厚朴、茯苓亦为禁剂，彼一闻温病即乱投寒凉，固属可慨，而不辨其有无湿滞，概用枳朴，亦岂无遗憾乎？"既重视热蕴气分特点，又注意温热属性，清以求通，开而避温，堪称周全。对"其邪始终在气分流连者"，叶天士云："法宜益胃。"何谓益胃？语焉不详，王氏也从气机的畅达和顺着眼，谓"益胃者，在疏瀹其枢机，灌溉汤水，俾邪气松达，与汗偕行"。他认为，温邪犯肺，"不从外解，则里结而顺传于胃。胃为阳土，宜降宜通，所谓腑以通为补也"，故云益胃。应该说，结合叶天士分消走泄以开战汗之门户等原文，则其"益胃"本意，在于气机的和畅，使邪随汗解，是较为清楚的，王氏此释，确是得其本旨。但王氏以前，如章虚谷，多局限于字面的理解，以补益胃气为释，殊不知病在气分，正强邪实，何以言补？比较两说，显系王说见长，且能开拓临证思路，指导实践。

温邪夹湿，最多留滞三焦。王氏推崇叶天士分消上下的治疗大法，且多析义，尝曰："所云分消上下之势者，以杏仁开上，厚朴宣中，茯苓导下，似指湿温，或其人素有痰饮者而言，故温胆汤亦可用也。"或湿温，或夹痰，要在分消疏达，但求气机宣行，痰湿消弭，温邪松达。

邪入营血证治，叶天士谓"入营犹可透热转气，入血直须凉血散血"，已注意到了保持气血的和通，促使病邪畅达。王氏继承了这一治疗特色，临床证治，拳拳于邪气的透泄。纵观其治例，用犀角地黄汤时，大都言明"王晋三犀角地黄汤"。晋三方较诸《千金要方》，清营凉血之犀角、生地均用为主药，但《千金要方》配丹皮、赤芍，重视凉血散瘀；晋三则配连翘、甘草，力求轻灵透发。轻透之用，最合王意，故深为器重。在具体运用中，还常配以金银花、石膏、石菖蒲、羚羊角等加强泄卫透营、清气达邪的作用。当然，丹皮、赤芍也常采用，只不过取意"通其经隧"而已。

王氏还注意到温邪伤阴的特点，主张从早濡养，但其着眼点，仍在于津充气达，尝云："凡治感证，须先审其胃汁之盛衰，如邪渐化热，即当濡润胃腑，俾得流通，则热有出路，液不自伤，斯为善治。""俾得流通"是其吃紧语，致力于疏瀹调愆，于此可见一斑。

王氏的温病学术思想是多方面的，限于篇幅，这里仅介绍其对暑热的见解、传变的认识和立法的独特经验。古人云："尝一脔肉而知一镬之味，一鼎之调。"虽仅述一二，或可据此推知其温热观之全貌。

原著选释

论暑性纯阳

【原文】《内经》云：在天为热，在地为火，其性为暑。又云：岁火太过，炎暑流行。盖暑为日气，其字从日，曰炎暑，曰酷暑，皆指烈日之气而言也。夏至后有小暑大暑，冬至后有小寒大寒，是暑即热也，寒即冷也。暑为阳气，寒为阴气，乃天地间显然易知之事，并无深微难测之理，而从来歧说偏多，岂不可笑。

所谓六气，风寒暑湿燥火也。分其阴阳，则《素问》云：寒暑六入，暑统风火，阳也；寒统燥湿，阴也。言其变化，则阳中惟风无定体，有寒风、有热风；阴中则燥湿二气，有寒有热。

至暑乃天之热气，流金铄石，纯阳无阴。或云阳邪为热，阴邪为暑者，甚属不经。《经》云：热气大来，火之胜也；阳之动，始于温，盛于暑。盖在天为热，在地为火，其性为暑，是暑即热也，并非二气。

【阐释】以上两节互相补充，互相发挥，论证了暑性纯阳，暑即热，并非二气。

盖暑热之至，气温猛升，人体阴津为之煎迫，汗出气泄；草木万物为之燔焚，委顿枯槁。暑乃天之热气，纯阳无阴，显然可证。然有不明其理者，强将暑热分阴阳，谓"阳邪为热，阴邪为暑"，妄腾口说，混淆视听。推究其说的产生，源于对仲景论"暍"的模糊认识。《黄帝内经》从伏气立论，云："凡病伤寒而成温者，先夏至日者为病温，后夏至日者为病暑。"其所说的暑，实是指寒邪冬伏夏发。当然，临床还有一类夏月当令感受暑邪而受病的暑病病证。仲景正是为了确切地区别这两类病证，特以夏月外感暑病名曰"暍"。后人不识其中旨趣，遂谓"暍"是阳邪，专指热言；暑为阴邪，指湿与热合，而有"阳邪为热，阴邪为暑"的说法。此说之立，虽谓意在承先圣之余绪，实则有悖仲景之心法。王氏有鉴于此，援引经论，从暑季的气候特点等方面，对暑邪的特性做了浅显易懂的阐述，澄清了一些模糊认识和观点，这对指导暑证的辨治是有积极意义的。

此外，王氏还有一节论述，旁征博引，层层析理，说明暑性纯阳，暑热同气，颇能令人折服，兹录以同参。"《脉要精微论》曰：彼春之暖，为夏之暑。夫暖即温也，热之渐也，然夏未至则不热，故病发犹曰温，其首先犯肺者，乃外感温邪，若夏至后则渐热，故病发名曰暑。盖六月节曰小暑，六月中曰大暑，与冬至后之小寒大寒相对待，是病暑即病热也，乃仲圣以夏月外感热病名暍者，别于伏气之热病而言也。"《说文》云："暍，伤暑也。"《汉书·武帝纪》云："夏大旱，民多暍死。故暑也，热也，暍也，皆夏令一气之名也。"后人不察，妄腾口说，甚至讲太极、推先天，其实与病情无涉，而于医理反混淆也。

贬暑分阴阳

【原文】更有妄立阴暑阳暑之名者，亦属可笑，如果暑必兼湿，则不可冠以阳字；若知暑为热气，则不可冠以阴字。其实彼所谓阴者，即夏月之伤于寒湿者耳。设云暑有阴阳，则寒亦有阴阳矣。不知寒者水之气也，热者火之气也，水火定位，寒热有一定之阴阳，寒邪传变，虽能化热，而感于人也，从无阳寒之说。人身虽有阴火，而六气中不闻有寒火之名。暑字从日，日为天上之火，寒字从仌，仌为地下之水，暑邪易入心经，寒邪先犯膀胱，霄壤不同，各从其类，故寒暑二气，不比风燥湿，有可阴可阳之不同也，况夏秋酷热始名为暑，冬春之热仅名为温。

更有调停其说者，强分动得静得为阴阳，夫动静惟人，岂能使天上之暑气，随人而判别乎？况《内经》有阴居避暑之文，武王有樾荫暍人之事，仲景以白虎汤为热病主方，同条共贯，理益彰显。何后贤之不察，而好为聚讼以紊道，深文以晦道耶！

【阐释】以上两节理义相贯，力排阴暑阳暑之说，阐明暑无阴阳可分。

阴暑阳暑说，见于《景岳全书》，"阴暑者，因暑而受寒者也""阳暑者，乃因暑而受热者也"。此说多为后人推崇。又张洁古以静而得之为中暑属阴证，动而得之为中热属阳证，中暑中热两分，阴证阳证两立。章虚谷更是确然而论，谓暑乃"火湿合气而成，故病有阴暑阳暑之异"。王氏对以上观点，大表异议，据理力辩。

就暑气而言，王氏明确指出，假如暑必兼湿，则不可以阳名之，因湿为阴邪，乃人所共知之事；假如暑为热邪，则不可以阴名之，因热为阳，是天经地义之理。正因为暑之一气，在时为夏、在天为热、在地为火，其性纯阳，与湿无涉，故为病也称阳邪，不可以阴暑名之。

就暑病言，执阴暑说者，多以阴暑概括那些暑时避暑贪凉，趋阴涧、卧湿地、恣生冷而成病者。其实，彼证之发，虽在盛夏，已与暑气无涉。王氏曾确切地指出，其证系"夏月之伤于寒湿者耳""夏月此等证候甚多，因畏热贪凉，而反生寒湿之病，乃夏月之伤寒也。虽在夏令，实非暑证，昔人以阴暑名之，谬矣。譬如避火而溺于水，拯者但可云出之于水，不可云出之于阴火也"。辛辣的比喻，入木三分，确能使人们在惊叹之余，领悟到暑热属性之所在。

正因为暑性纯阳，为病多热证、阳证，治法要在清泄暑热，仲景白虎汤颇为对证；暑热伤及气津的，白虎加人参汤可以取法；暑热内盛，津气大伤的，王氏自立一方，药用西洋参、石斛、麦冬、黄连、竹叶、荷梗、知母、甘草、粳米、西瓜翠衣，名曰"清暑益气汤"，意在清热涤暑、益气养阴，功效甚著，为后人所乐用。

暑病施护，宜乎置病者于阴凉处，就凉避湿，以利暑消体复。王氏所举武王荫喝人于樾下，理即在此。（喝人，中暑之人；樾，指道旁成荫的树；樾荫，意在以取凉消暑之意。）

上述治法、救护，惟宜暑热纯阳之证，若施诸夏月伤于寒湿之证，没有不害人者。

王氏从暑邪的特性和暑病的临床表现上，反复论证其病性之属热属阳，力辟"阴暑阳暑"之非，主张暑无分阴阳，并指出暑天之伤于寒湿，不当以暑病名之，这并非故弄玄虚，而与暑病的辨治是大有裨益的，值得深思。

斥暑必夹湿

【原文】或云暑为兼湿者，亦误也。暑与湿，原是二气，虽易兼感，实非暑中必定有湿也。譬如暑与风，亦多兼感，岂可谓暑中必有风耶！若谓热与湿合始名为暑，然则寒与风合，又将何称？

若谓暑必兼湿，则亢旱之年，湿难必得，况兼湿者，何独暑哉！盖湿无定位，分旺四季，风湿寒湿，无不可兼，惟夏季之土为独盛，故热湿多于寒湿。然暑字从日，日为天气；湿字从土，土为地气。霄壤不同，虽可合而为病，究不可谓暑中原有湿也。

【阐释】上两节斥暑必兼湿之非，进一步阐明暑性纯阳之理。

喻嘉言、章虚谷等医家均执暑必夹湿之说。喻氏说："热蒸其湿是为暑。"章氏说："火湿合气名暑。"所述虽是只言，但执暑必兼湿之意甚坚。王氏不落窠臼，认为暑为天气，其性纯阳，湿为地气，其性属阴，本为二气，绝无必兼之理，故非"热与湿合"始成暑也。

但从临床实际来看，暑热易蒸动水湿，天暑下逼，地湿上蒸，最多氤氲相兼，人在气交之间，易感其气，而病暑湿，这也是事实。对此，王氏亦有确切的认识，谓"暑令湿盛，必多兼感，故曰夹，犹之寒邪夹食，湿证兼风，俱是二病相兼，非谓暑中必有湿也"。故在治疗时，他亦强调要注意暑邪之有无夹湿，尝云："治暑者，须知其夹湿为多焉。"这个观点是符合客观实际的。

论温病传变

【原文】温邪始从上受，病在卫分，得从外解，则不传矣。……不从外解，必致里结，是由上焦气分，以及中下二焦者为顺传。惟包络上居膻中，邪不外解，又不下行，易于袭入，是以内陷营分者为逆传也。然则温病之顺传，天士虽未点出，而细绎其议论，则以邪从气分下行为顺，邪入营分内陷为逆也。苟无其顺，何以为逆？

【阐释】 本节论述温病的顺传、逆传两种不同传变规律。

论顺传，叶天士提出了卫气营血的辨证纲领，明确指出，温病看法，"卫之后，方言气，营之后，方言血"，表明了卫气营血的传变次第。王氏对此颇为赞赏，尝谓肺主气属卫，肺卫之邪不解，渐次入气入营，乃是其常，是为顺，所谓"邪从气分下行为顺"，即据此而言。同时，王氏还从脏腑生理功能着眼，别出心裁地提出由肺传胃、自胃传肠的顺传规律。肺、胃、肠，一脏二腑，分居上、中、下三焦，一气相通，病邪犯肺，不从外解，传于胃肠，乃脏病传腑，自上及下，顺势下走，是谓顺。王氏说："是由上焦气分，以及中下二焦者为顺传"，是对肺—胃—肠传变规律的高度概括。他还认为"犯肺之邪，若不外解，原以下传于胃为顺""以脏热移腑，邪有下行之路，所谓腑气通则脏气安也"，反复阐明了顺传机制，及其对温病转归的直接影响。

论逆传，《叶香岩外感温热篇》提出了"温邪上受，首先犯肺，逆传心包"的见解，但言辞简略，缺少系统阐述，后人曾从不同角度加以注释。章虚谷以五行生克解释，"心属火，肺属金，火本克金，而肺邪反传于心，故曰逆传也"。杨照藜从心肺同居上焦，两脏相通发论，"肺与心相通，故肺热最易入心"，而谓逆传。王氏则结合叶氏"肺主气属卫，心主血属营"及"不得从外解，必致成里结"等原文精神，以生理推论病理，以顺传反证逆传，指出邪不下走，反攻心包是为逆；邪不传气，直入营分亦为逆。在肺之邪，不传胃而传心，是邪气从脏传脏，不外达而内攻，必内蕴滋变，《难经》就有"肺邪入心，为谵言妄语"的记载，是乃逆传之一端，即王氏所说的"惟其不能下行为顺，是以内陷膻中为逆传"。又按肺卫之邪依次传入气分称顺推演，若肺卫之邪，不经过气分阶段，即出现营分病证，乃是变证，此又是逆传之一端，即王氏所说的"邪入营分，内陷为逆"。如此阐释叶氏"逆传"论点，既切合临床实际，又容易理解接受，值得称道。

论温病喜便通，邪贵有出路

【原文】温热为阳邪，火必克金，故先犯肺，火性炎上，难得下行，若肺气肃降有权，移其邪由腑出，正是病之去路，升提胡可妄投？……温热病之大便不闭为易治者，以脏热移腑，邪有下行之路，所谓腑气通则脏气安也。

【阐释】本节揭示了温病病变中的一个重要问题，即温病喜便通，邪贵有出路。

温热病邪，首先犯肺，能从外解，最属可喜。但由于病邪偏盛，或正气不支，往往按法施治，不足济事，邪仍深以传内。其时，往往有着顺逆两种不同的传变情况。"大肠与胃相连属，与肺相表里，肺胃大肠，一气相通，肺邪不解，以传胃为顺"，而温热阳邪，性最炎上，难得下行，施治之际，能在清热中，配以凉润下泄之品，使之下降胃肠，"移其邪由腑出，正是病之去路"；反之，邪热壅肺，最易灼伤营阴，内传心营，而见逆证。由此可见，邪热宜乎及时下导，不宜妄投升散。

在温病病变过程中，由于火热下降，有时也会出现大便泻利。辨证中但见大便秽臭，解而不爽，肛门灼热，不管其性状或微溏，或稀薄，或黄水，即属王氏所说的邪有出路征象。其时，治在因势利导，清泄郁热。王氏在阐发薛生白"阳明之邪，仍假阳明为出路"之语时指出，此"真治温热病之金针也。盖阳明以下行为顺，邪既犯之，虽不可孟浪攻泻，断不宜截其出路，故温热自利者，皆不可妄行提涩也"。其温病喜通便，邪贵有出路的观点，卓然可见。因此不难领悟到温病邪热顺传胃肠的治疗要点所在。

论伏气温病

【原文】 伏气温病，自里出表，乃先从血分，而后达于气分，故起病之初，往往舌润而无苔垢，但察其脉，软而或弦，或微数，口未渴而心烦恶热，即宜投以清解营阴之药，迨邪从气分而化，苔始渐布，然后再清其气分可也。伏邪重者，初起即舌绛咽干，甚有肢冷脉伏之假象，亟宜大清阴分伏邪，继必厚腻黄浊之苔渐生，此伏邪与新邪先后不同处。更有邪伏深沉，不能一齐外出者，虽治之得法，而苔退舌淡之后，逾一二日复干绛，苔复黄燥，正如抽蕉剥茧，层出不穷，不比外感温邪，由卫及气，自营而血也。

【阐释】 本节论述伏气温病的传变规律和证治特点。

伏气温病，较诸新感温病，有其自身的发病特点、传变规律和治法要领。其病由里而起，故初起即以里热炽盛为特点。王氏说的病初口未渴而心烦恶热，或舌绛咽干，甚或肢冷脉伏，即是伏邪发于营血分的征象。尤当值得重视的是，本节对伏气温病患者舌象的动态变化做了深刻的描述，并与新感温病加以比较，最有参考价值。

伏温传变，顺则由里出表，从外而解；逆则内陷深溃，损害脏腑，可现昏谵痉厥诸危重病证。其顺逆传变，关乎邪伏的浅深，邪势的轻重，以及正气的虚实等各种因素，倘邪伏深沉，正气又虚，发病每多淹滞，难能爽达，而有发一层伏一层、半伏半发、欲达不达之证，即如王氏描述的"抽蕉剥茧，层出不穷"。能明识这一病变特点，临证之际，庶不为错综复杂的病证所眩，自守法度，应付裕如。

基于里热先见这一伏气温病的病变特点，治疗上，初起即宜直清里热，即王氏所说的"清解营阴""大清阴分"。但又当注意，里邪以能外达为顺、内陷为逆，在清里热的同时，宜佐透泄。此理王氏虽未点明，但观其治案，无不顾及于斯。其治翁某伏气温病案，起手即以犀角、地黄、石膏、知母等直清里热，同时，配用连翘、金银花、佩兰、石菖蒲宣泄疏达，守方十余剂，终使高热昏瞀重证，转从"气分而化"，继以甘寒清养取效。伏温之治，可引以为法。

应该指出的是，王氏论伏气，虽乏长篇大论，亦少系统阐述，但言简意赅，金针度人，对后世影响很大。稍王氏晚出的柳宝诒，正是受其启发，博征先贤诸伏气说精义，参合个人体验，对伏气温病进行系统的阐述，故有《温热逢源》传世之作。

论战汗透邪，法宜益胃

【原文】益胃者，在疏瀹其枢机，灌溉汤水，俾邪气松达，与汗偕行，则一战可以成功也。

【阐释】本节阐发叶氏所提出的"益胃"原理。

《叶香岩外感温热篇》在论述邪在气分治法时指出，"若其邪始终在气分流连者，可冀其战汗透邪，法宜益胃，令邪与汗并，热达腠开，邪从汗出"，说明通过益胃的方法，可使流连于气分之邪，随汗而出。何谓"益胃"？叶氏没有点明，章虚谷以补益胃气为解，"法宜益胃者，以汗由胃中水谷之气所化，水谷气旺，与邪相并而化为汗，邪与汗俱出矣"。王氏本论，则从胃气的畅达和顺着眼，以疏瀹气机、灌溉汤水为释，这颇合叶氏本意，也切临床实际，具有指导作用。

叶氏所说"其邪始终在气分流连"，是指病邪既不从肺卫外解，也不深入营血，而稽留于气分，时日较长者而言。邪气之所以能流连气分而持续不解，是因脏气有所不清，或湿聚，或痰阻，失却灵运，以使病邪有所恋而壅阻，邪壅则气机更遏，正气益加束缚，不能发挥正常的抗争功能。其时，主要矛盾在于邪阻气郁，并非正虚不敌，故治法不在补而在疏。若据章说而补益，不但难能奏扶正之效，反有助邪困正之虞。惟从王说，疏瀹气机，灌溉汤水，既鼓舞胃气以为作汗之资，又使病邪松达而有外泄之机，可望取效，这正是"益胃"的奥义所在。具体说来，即采用轻清宣泄的药物，宣展气机，配以甘凉生津的药物，资灌汤液。如此施法，往往枢机斡旋，不扶正而邪自松达，津充气畅，不发汗而汗自作，可冀邪随汗泄，"一战可以成功"。

论轻可去实

【原文】不但治上焦宜小剂，而轻药竟可以愈重病，所谓轻可去实也。……盖气贵流通，而邪气挠之，则周行窒滞，失其清虚灵动之机，反觉实矣，惟剂以轻清，则正气宣布，邪气潜消，而窒滞者自通。设投重药，不但已过病所，病不能去，而无病之地，反先遭其克伐。

【阐释】本节阐发轻剂可以愈重病的原理。

王氏所倡"轻药""小剂"，并不局限于治上焦微病，而着眼于去实愈重病。归纳其所论，轻以去实的机制有二：其一，气本流通，邪阻乃显实，轻小之剂，可使气机畅达，邪得消弭；其二，轻小之剂，具清灵之性，可宣可泄，可及病所，无虞伤正，不比重剂，重则下趋，往往药过病所，无病之地受其克伐，邪气反得滞留不去。

综观王氏治案，用药以轻灵见长，往往重病轻取，且多能有效验。曹炳章谓其无论用补用泻，皆不离运枢机、通经络，能以轻药愈重证，为自古名家所未达者。其治气分病证，尝用山栀、黄芩、瓜蒌、芦根等药，展气化以轻清。治营血病证，力倡王晋三犀角地黄汤，边以犀、地清其营血，边以连翘轻灵透达，颇能体现其轻以去实、轻药愈重病的学术思想。

论治外感须顾阴津

【原文】余谓凡治感证，须先审其胃汁之盛衰，如邪渐化热，即当濡润胃腑，俾得流通，则热有出路，液自不伤，斯为善治。若恃承气汤为焦头烂额之客，讵非曲突徙薪之不早耶?

【阐释】本节论述治疗外感宜顾护津液，在邪渐化热之际，即当濡润胃腑，以免邪热壅闭，致生变端。

寒邪入里，既可寒化伤阳，又可热化伤阴，故仲景《伤寒论》论治伤寒，始终贯穿着"扶阳气"和"存阴津"的基本法则。温热阳邪，最多热化，伤人阴津。叶天士有云："热邪不燥胃津，必耗肾液。"胃津，肾液，即阴津（精）之谓。纵观温病病变特点，邪在卫气，多伤胃津；邪入营血，必耗肾液。故温病之治，宜乎孜孜于阴津的护养。《黄帝内经》论热病之治，有实其阴以补不足之语，吴鞠通曾奉为治温热之吃紧大纲。王氏也指出，温热未有不耗阴者，"耗之未尽者，尚有一线之生机可望，若耗尽而阴竭，如旱苗之根已枯矣，沛然下雨，亦曷济耶!"阴津之存亡，关乎生机，顾护之设，岂可小视!

如何保养阴精，王氏特别重视胃液的顾护，所谓"须先审其胃汁之盛衰"，即是斯意。盖胃为水谷之海，人身津液之源泉，胃液之存亡，对温病的预后，关系至为密切，胃（肠）又是邪热外泄的主要出路，胃要发挥这方面的作用，必赖胃液的濡润，始能肠道流通，邪热得以下泄；若胃液亏耗，肠道干涩，则邪热锢结，而无外泄之机，其病必甚。由此可见，王氏"邪渐化热，即当濡润胃腑，俾得流通，则热有出路，液不自伤"之论，确是语语精当，寓意深长。至于濡润胃腑的具体方法，结合王氏的用药经验，即在邪渐化热之际，除了及时投辛凉轻解，或辛寒清热，以祛邪保津外，还需要酌用瓜蒌、芦根、冬瓜仁、梨汁、花粉之类，以濡润胃腑，导邪下泄。若按部就班，待其胃燥而成腑实，再投承气攻下，必致焦头烂额。

增补温病
名著精华

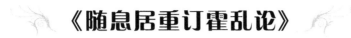

《随息居重订霍乱论》

精华探讨

道光十七年（1837），江浙一带霍乱流行，王士雄感叹《巢氏病源》《三因方》等书，咸谓霍乱本于风冷，致使后人印定眼目，遗患殊深，睹疹疬夭扎之惨，痛挥霍缭乱之变，著《霍乱论》于天台道上。辛酉（1861年）秋，客居濮院，题所居曰随息。随息者，随处而居之意。次年夏，旅居沪渎期间，适值上海霍乱猖獗，"司命者罔知所措，死者实多"，慨将原书重订，更名《随息居重订霍乱论》。该书阐发前人有关理论，衷辑生平经验，首病情，次治法，附医案，羽方药，"实为治霍乱最完备之书"，对霍乱的病因、病机、辨证、防治做出了重要的贡献。

一、辨病因，倡守险，预防颇有见地

王氏认为，霍乱有时行的真性霍乱与寻常的吐泻霍乱之分。前者多属热霍乱，后者则属寒霍乱。他说："热霍乱流行似疫，世之所同也；寒霍乱偶有所伤，人之所独也。"寒霍乱是一般六气为病，由于"坐卧风凉，起居任意，冰瓜水果，恣食为常"，阴阳二气，乱于肠胃而成。热霍乱则是一种"臭毒"疫邪，由于暑秽蒸淫、饮水恶浊所致。在王氏以前的医著中，"臭毒"多指"中土湿滞，秽气内贼的一类病证"。王氏这里引申为热霍乱的病因，泛指热气、湿浊、秽恶合邪。这样，注意到了自然条

件、地理环境及人的关系，概括了天、地、人三方面的参合因素，颇寓深意，很有特色。

论天，主要是指暑湿氤氲。王氏说："五运分步，春分后交二运火旺，天乃渐热，芒种后交三运土旺，地乃渐湿，湿热之气上腾，烈日之暑下烁，人在气交之中，受其蒸淫，邪由口鼻皮毛而入，留而不去，则成温热暑疫诸病，霍乱特其一证也。"这就明确地指出了暑湿酿病的主导作用。言地，乃指地理自然环境之因素。王氏举上海为例，谓该地商舶菌集，帆樯林立，人烟繁萃，室庐稠密，地气燠热，秽气日盛，是以多病霍乱。其曾祖王学权尝云"地气最热""疫之流行，必在都会人烟繁萃之区，若山乡僻壤，地广人稀之处，从无大疫"。地广人稀之处无大疫，而人烟繁萃之地疫疾频仍者，乃人群密集，热气壅燠使然。所谓热地如炉，伤人最速，理殆在斯。同时秽热日盛，水质污染，亦是霍乱发病的主要原因之一。现代科学研究表明，天暑地湿，在客观上为病菌的滋生提供了良好的条件，是人体易发病的重要因素。至于人体方面的发病因素，因为病邪致病，总因脾胃升降之机悖乱而然。盖"太阴湿土之气，内应于脾，中满霍乱吐下，多中焦湿邪为病""中焦湿盛，而升降之机乃室，其发也，每因吸受暑秽，或饮食停滞，遂致清浊相干，乱成顷刻，而为上吐下泻"。

天、地、人三方面的因素是参合作用而致病的，天时之暑气下烁，地中湿热上腾，人在气交之中，受其蒸淫，邪由口鼻皮毛而入，又因人体多有蕴湿，邪得以稽留，滋害酿变，一朝卒发，遂至合户沿村，猘逆肆行。针对"臭毒"这一霍乱病因，王氏提出了许多"守险"之法。所谓守险，主要是指在霍乱流行之时，必须采取防守措施，以杜侵扰，实即预防之意。

首先，他把疏通河道、净洁水源列为守险上策，指出"平日即宜留意，或疏浚河道，毋使积污，或广凿井泉，毋使饮浊"。湖池广而水清，自无藏垢纳污之所，秽浊之源无由滋生；井泉多而甘洌，以为正本清源之计，自可免挥霍缭乱之变。同时，倡用药物来净化水液。法于夏秋季节，将白矾、雄精置井中，解水毒，辟蛇虺；将降香、石菖蒲投缸内，去秽解浊。尝谓以枇杷叶汤代茗，可杜一切外感时邪；室中焚大黄、茵陈，功能解秽避患。其法简便易行，易为接受，至今仍为民间所乐用。其次，提倡审慎卜居，发挥人的能动作用，改善室内外卫生条件。"住房不论大小，必要开爽通气，扫除洁净。设不得已而居市廛湫隘之区，亦可以人工斡旋几分，稍留余地，以为活路"。冀以霉时祛湿，暑令消热，平日逐秽，避免湿酿秽聚，热气内蒸，防患于未然。此外，他还主张节制饮食，保护脾胃运化功能，认为"饱暖尤为酿病之媒"，中焦先以不清，升降之机有窒，秽浊之邪，易得而乘之。据此，力倡节饮食、忌厚味、戒醇酒、禁蛮补，"但择轻清平淡者而食之"。这些预防措施，对夏秋季节盛行的胃肠道传染病，无疑是一项重要的防治措施。

二、别症状，判寒热，辨证深得要领

霍乱之因，有寒有热，理义甚显，但所现病证，则往往寒热相混，虚实错杂，洵非易识。王氏主张通过辨别排泄物、转筋、舌、脉及口渴与否，来区分病源，指导施治。

（一）辨排泄物

王氏说，寒霍乱"利者必是清谷而非臭秽，吐者亦必澄澈而非酸浊"；热霍乱则反之。《回春录》载，某老人霍乱后，目闭呃忒，医谓陷脱在即，拟予桂附回阳；王孟英诘之，得知溺赤口渴，遂改投肃清肺胃之剂，果得渐安。《温热经纬》说："固属阴证宜温，还须察其二便，如溲赤且短，便热极臭者，仍是湿热蕴伏之阳证，虽露虚寒之假象，不可轻投温补。"互相参合，更能说明王氏对排泄物辨析的高度重视。

（二）辨转筋

热霍乱由于"热烁于筋"，多为挛瘛而痛，甚则足腓坚硬如石，转时痛楚欲绝，火主燔灼躁动之故也；寒霍乱则因风冷所伤，或阳衰不温，多见四肢拘急，屈伸不利，"乃筋强不能屈伸之谓"。两者证情不同，病因有别。《霍乱论》载：丁酉八九月间，杭州盛行霍乱转筋。沈妇深夜骤发，继即音哑厥逆。比晓，诊脉弦细以涩，两尺如无，口极渴而沾饮即吐不已，足腓坚硬如石，转时痛楚欲绝。王氏断为暑湿内伏，阻塞气机，仿《金匮要略》鸡矢白散例，拟方蚕矢汤，嘱以阴阳水煎服，外以烧酒摩擦，乃得痊愈。若拘泥于"沾饮即吐不已"，不辨其转筋之属于热，妄投温散，资其邪火，则火势暴烈，必难制妄。

（三）辨口渴

中阳素虚，寒湿自盛，口多不渴，即或微渴，得饮则欲吐；热毒秽浊酿病，发即燎原烁津，每见烦渴喜饮，"验其口渴，以凉水与之即止"。

（四）辨舌

霍乱每多兼湿，且来势猛，发病急，初病多湿不及化，而苔白满布，即使暑热内伏，虽厚而边绛，苔亦多白。王氏主张以黏腻与否、厚薄如何来辨寒热。热霍乱"苔必黏腻或白厚"。一丁姓患者，苔色白薄而不渴，但觉口中黏腻，彼自知医，欲从寒湿治。王氏曰：中焦原有寒湿，所以不渴，然而黏腻，岂非暑入而酿其湿为热乎？遂以胃苓汤去甘草、白术，加薏苡仁、黄连、半夏、枇杷叶，二剂而瘳。证之临床，霍乱、伏暑、湿温等证，由于痰湿蕴阻，或湿热氤氲，常可见舌苔白腻，但证情则多兼热，

增补温病
名著精华

根据王氏经验，以苔之厚薄润燥，区分寒热施治，收效显著。

（五） 辨脉

寒热霍乱，总因"客邪深入，气机痹塞，脉道不能流通，而按之不见"，脉呈隐伏。所不同的是，一以兼迟，一以带数。但与阴阳虚竭之脉微欲绝"判若天渊"。此在邪机深伏，郁湮不达，亟宜"宣通开泄之治"；彼则在于救脱，"脱者误开，阳亡而死；闭者误补，邪锢而死"。《霍乱论》载："朱巽泉父，年已六旬，患霍乱转筋，证不甚剧，问答音清，而脉微欲绝。"王氏据脉决其不治，已而果然。又郑风梧，年六十余，秋间患霍乱，凛寒厥逆，烦闷躁扰，口不甚渴。王氏诊之，脉细欲伏，苔白而厚，谓暑湿内蕴，予燃照汤，一剂而厥逆凛寒皆退，脉起吐泻渐止。

王氏还注意到病邪的兼夹、证情的复杂，强调曲证旁参，多方辨析。谓伤暑霍乱，有身热烦渴，气粗喘闷，虽兼厥逆躁扰，但察其小便黄赤，舌苔黏腻或白厚，即非阴证；如手足厥冷，少气懒言，唇面爪甲皆青，腹痛自汗，六脉皆伏，酷似阴盛，究其吐出酸秽，泻下臭恶，小便黄赤热短，或吐下虽清水，但泻出如火，小便涓滴，即是热邪深伏。凡腹部痛极，但喜温按，唇口刮白者，乃内虚阴寒；若腹痛虽甚，却见睛赤唇红，苦渴苔腻，则为热郁气闷。"诸呕吐酸，暴注下迫，皆属于热"。吐泻虽剧作，然吐出澄澈，泻下清谷，溲长口和，却是虚寒之象。如见烦热躁扰，口渴喜冷，但泻出不臭，与水不多饮，乃是阴盛格阳。更有暴泻如水、冷汗淋漓、脉微四逆等症，实由避暑反被寒伤，"若拘泥时令，误投清暑之剂，更助其阴，则顷刻亡阳莫挽"。辨证剀切，颇得要领。

尤为可贵的是，王氏还极重视发病前期的诊断，把早期治疗、截断病势放在首位。曰热霍乱系暑热内伏，欲发之前，多先露其机，或手足心如烙，或睹物皆红如火，苟能及早诊治，曲突徙薪，可免燎原莫救。这对及时控制病情，提高治愈率，有着重要意义。

三、析病理，重气机，治疗别开生面

《素问·六元正纪大论篇》："土郁之发，……呕吐霍乱。"又《气交变大论篇》："岁土不及，……民病飧泄霍乱。"《灵枢·经脉篇》："足太阴厥气上逆则霍乱。"简言之，霍乱病变主要在于中焦脾胃。王氏认为，脾胃镇中枢而主升清降浊之司，贵乎升降有度，有度则水行，虽感客邪，亦潜消默化，不能留着为病；失度则湿生，不唯有滞升降之机，且易招秽浊之邪，交恋中焦，乱于肠胃，"浊不能降而腹痛呕吐，清不能升而泄泻无嚏"。细考热霍乱，因"不远热"暑秽外侵的，必邪自口入，直趋中焦，有所留着，脾胃升降之机受阻；寒霍乱，因"岁土不及"加诸虚体的，由于中阳素馁，因天运更见其虚，中阳既虚，寒湿自盛。不论寒热霍乱，迨其既成，邪气窃居中枢，气机困壅一。因此在治疗上，主张从祛除病邪，恢复脾胃升降功能着眼，立法"展化宣通"。舒展气机，宣化湿浊，则邪气消殒，清升浊降逆自平，乱乃定。治热霍乱，创燃照汤宣土郁而分阴阳，连朴饮祛暑秽而行食滞；寒湿霍乱，推用理中汤、五苓散及正气散之类，立意调适气机，"俾升降不愆，周流无滞，挥霍缭乱，于是弭焉"。

其用药组方，讲究斡旋枢机气化，善用轻清流动之品。列蚕沙为霍乱主药，别开生面，谓其"既引浊下趋，又能化浊使之归清"。曾遇霍乱转筋，辄以蚕沙一两，阴阳水煎，澄清温服，颇奏肤功。尝以彼为主药，创制蚕矢汤，用治霍乱转筋、肤冷腹痛、口渴烦躁之危重急证。所创黄芩定乱汤、解毒活血汤等方中，均用了大量蚕沙，无不取其祛浊除湿、展化宣通之功。其方

药主治，并不囿于霍乱，在临证中每遇湿热内盛病证，即取王氏方化裁，同时增加蚕沙、薏苡仁用量，常收显效。

同时，王氏爽用仲景栀子豉汤，"治热霍乱，独推以为主剂"。他创制的燃照汤、连朴饮、驾轻汤、黄芩定乱汤，均本于此。霍乱多由湿郁热壅，夹秽浊恶气，扰于中宫，栀子苦寒，善泄郁热，豆豉经腐，性极和中，二药相合，擅于清宣，切中霍乱病机，是以"最为对症良药"。

此外，他还认识到病变过程中阴津耗伤的病理特点，注意救阴补液。对仲景白虎加人参汤、竹叶石膏汤等辛寒生津之剂，广为采用，力彰其功。

霍乱病邪，每多缠滞，难以速去，证势虽挫，尚多枝节，王氏极重视"守险以防再来"。谓遇肢未全和，或热不遽退，胸犹痞闷，苔色不化，溺涩不行等症，便是余热逗留，"勿以其神倦肢凉而疑作寒凉过度，妄进辛温"，如姜辛温、糖助湿、酒资火、米汤闭气，均宜屏绝，但宜清涤余邪、宣通气机，"以轻凉清肃之品频频煎服，俾其疏瀹，自然水到渠成"。

四、广搜罗，集妙法，救急应付裕如

霍乱病患，其来也骤，其变也速，辨证施治固属必要，但及时救治，尤在必行。王氏有鉴于斯，广搜民间简便效验良方，据己历用经验，汇于书中，以备救急之需，很有参考价值，现择要述之。

（一）取嚏

王氏尝云："邪从口鼻外侵，留着中焦，以致气失和通，而成闭塞闷乱之证。肺主一身之气，鼻为其外窍，取嚏则窍利气达，邪气外泄，浊气可出，病自松也。"法取皂角研末，或通关散吹入鼻中，"取嚏以通气道"，使患者连续打嚏，而达到祛邪

之目的。其理犹如伤寒之用麻桂发表，使腠开邪达，身自安和。本法多用于干霍乱而见腹中卒痛、欲吐不吐、欲泻不泻、烦躁闷乱、脉象沉伏等症，用之得法，一般可使上述症状缓解。

（二）刮法

取嚏有开达气卫之功，刮法有泄在营邪气之效。王氏说："取嚏不论有无，随继以刮。有嚏者，肺气虽开，恐营卫之气机尚痹，当刮以宣之；无嚏者，肺既不开，尤必刮松卫气，使已入营分之邪，得以外泄。"其法：选取肩颈、脊背、胸前、胁肋、两臂及两膝弯等处，用棉纱线、苎麻绳、硬币或瓷汤匙，蘸菜油，自上向下刮之，直至绽红紫色为止。或以食盐研细，用手擦之；或以手指蘸水钳拉均可。现常用食指和中指弯曲蘸水（不用油），夹住皮肤提扯，先轻后重，以患者可以忍受为度，待其局部充血红紫而止。

（三）淬法

淬法，前人又称"灯火燋法"。本法有温通气血，宣畅营卫的作用。《万病回春》用以治"脐风"，《小儿推拿秘诀》取法治感冒，均取其截邪安营之功。王氏推以治霍乱，谓其乱既成，"营卫之气为邪气所阻而不流通，则手足厥冷而腹痛，身有红点而隐约"，宜以灯芯火淬之。其法：揭开患者衣服，袒露胸、背、腹部及肩膀，术者左手用灯光照定红点，右手持灯芯蘸香油点燃，在红点上急速灼淬。俟接触皮肤后，立即提起。往往可发出煏煿爆响，声音清脆。

（四）刺法

"血实宜决之"。王氏说："凡霍乱痧胀，邪已入营，必刺出毒血，俾邪得外泄，然后据证用药，可以望生。"刺法具体应用，又有放血、针刺的不同。

放血，王氏经验，其一刺少商穴，将患者手臂从上捋下，使其恶血聚于指端，以手捏紧，用针刺之，挤出毒血，重者并刺两手。其二刺曲池、委中，先用手蘸温水拍之，俾青筋显露，用针刺出血。其三，遇霍乱兼见神昏不语，或言语謇涩者，即急撑开患者之口，看舌底下有黑筋，即用针刺之，令其出血。

针刺，功同放血，亦能达到泄邪之妙。它既可用于救急，又可用于调治。具体用穴，王氏引述八旬老人张德祥经验：腹痛而吐者刺上脘；腹痛而泻者刺下脘；腹痛而欲吐不吐，欲泻不泻者刺中脘。霍乱多属脾胃病变，临床上还可配合足三里、内庭、公孙、三阴交等穴，以加强救治作用。前人谓"生死决其针下"，极言刺法在救急中的作用，宜乎高度重视。

（五）熨灸

其法：取盐适量，炒热熨心腹，冷即易之，待手足温而止。加吴茱萸益妙。或用胡椒七粒，杵碎，以布包之，纳脐中，膏药封之，覆被卧少顷，腹中热而汗出，则寒邪可散，阳气可回。甚者以盐填脐中，上盖蒜片，艾灸三七壮，或同灸天枢、中脘、气海等穴。本法适用于阴寒内盛，阳气衰微之证，王氏说"嚼姜不辣者，真寒证也"，方可用之。凡阴虚内热，阳盛气壮之体，不可轻试。

（六）拓洗

霍乱因郁热浸淫经脉，或阴耗不能养筋，均可导致手足转筋，甚者腹部及全身均挛缩。王氏主张用鲜辣蓼草八两杵烂，木瓜四两，黄酒二斤，加水急煎，乘热揩熨转筋处。或以烧酒摩擦，或用盐卤淋洗，以散风火，化湿热，缓挛急。《霍乱论》载一治案：霍乱转筋，足腓坚硬如石，外用烧酒擦洗，迨及时许，郁热散达，筋结转软，继用盐卤浸之，遂不转戾，吐泻渐止。这是运用拓洗法的纪实，可证其法之不诬。

（七）敛气

霍乱转筋，吐下频作，不惟津伤，气亦随泄，多见脉微气短，大汗亡阳。当此之时，急宜敛气。置好醋二三斤于患者前，将铁器烧红，频淬醋内，以其气熏之，可望转危为安。足冷者，并捣生附子二两，贴于涌泉穴。王氏说："不论寒热霍乱，凡见欲脱者，皆当亟用，余屡试多验。"曹炳章评："此为敛气法。"此法又常用治产后昏晕，有回苏安神之功。

（八）策应

以上诸法，重在外法，策应之设，要在介绍救急的内服用药。在本节中，王氏共记载了七十余条，现摘要其一二。

1. 阴阳水内服

即新汲井水、百沸天泉，各半和服。王氏说："汲井泉以上升，天雨水而下降，故汲者宜新，而降者宜熟也。"霍乱用之，"盖取分解寒热之邪，而和其阴阳也"。其说未免近乎唯心，临床救急，可取净洁井水或凉开水予之，以冀解渴泄热。

2. 阴阳水煎晚蚕沙温服

阴阳水与蚕沙，王氏均推重为治霍乱要药，救急之际，二药同用，可以提高药效。

3. 绿豆汤

取生绿豆适量，急火煎，凉服。绿豆功擅解毒，至今仍广泛用于各种中毒病症。

4. 救急丸散

寒霍乱，选用三圣丹、蟾酥丸、紫金丹，阴寒内盛者，可用来复丹、速效丹、霹雳散等，温开水送服；热霍乱、干霍乱，据证情轻重，选用紫雪丹、碧雪丹、玉枢丹、行军散、飞龙夺命丹，凉开水送服。对这些救急成药，王氏在《霍乱论·方剂篇》中有详细介绍，其药物组成、炮制方法、服用方法、适应范围及同名异方的鉴别等，述之甚详，便于按法配制。其中对飞龙夺命丹最为推崇，盛赞该丹"芳香辟秽，化毒祛邪，宣气通营，全体大用，真有斩关夺隘之功，而具起死回生之力也"。痧胀霍乱、厥逆脉伏、神昏危证，及受温暑瘴疫，秽恶阴晦诸邪，而致眩晕痞胀、瞀乱昏狂或温病逆传、神昏狂谵、小儿惊痫等证用之，"能迅扫秽恶之邪下趋浊道，有马到功成之捷效"。王氏确然而论，言之凿凿，当引起重视，深入研究，使其在急证救治中重放光彩，为中医治疗急证增辉。

原著选释

总义

【原文】太阴湿土之气，内应于脾，中满霍乱吐下，多中焦湿邪为病，故"太阴所至"，不必泥定司天在泉而论也。五运分步，春分后交二运火旺，天乃渐热，芒种后交三运土旺，地乃渐湿，湿热之气上腾，烈日之暑下烁，人在气交之中，受其蒸淫，邪由口鼻皮毛而入，留而不去，则成温热暑疫诸病，霍乱特其一证也。若其人中阳素馁，土不胜湿，或饮冷贪凉太过，则湿遂从寒化，而成霍乱者亦有之。然热化者，天运之自然，寒化者，体气之或尔，知常知变，庶可治无不当也。

【阐释】本节论述时令节气和人体体质对霍乱发病、病变转归的影响。

太阴，在时为湿，在脏为脾，为病多中满霍乱。《素问·六元正纪大论篇》云："太阴所至，为中满霍乱吐下。"所谓"太阴所至"，是指太阴主时之气的到来。主时之气即主气，共有六，常称六气主时，是古人用来说明二十四节气气候的正常规律。六气主时，简称六步，分属于每年各季节中，固定不变。主气从大寒日开始推算，四个节气转一步，一年二十四节气，共为三阴三阳六步，其次序是：初之气厥阴风木，二之气少阴君火，三之气少阳相火，四之气太阴湿土，五之气阳明燥金，终之气太阳寒水。太阴主时之气所至，时令雾埃溽湿，万物滋柔润濡；应诸人，乃多湿盛，为病则蓄积中满，吐泻霍乱。人体太阴之脾，主运主化，水谷赖以归其所，气机借以葆和顺，运迟化馁则病起，气机困壅痞塞，湿浊氤氲弥漫，中满霍乱，由之而生。由此可知，太阴为病之霍乱，既关乎司天之湿，又关乎在人之脾，故王氏指出"太阴所至，不必泥定司天在泉而论也"。

霍乱既作，其病变转归，通常有寒热二端，究其所因，乃在于太阴禀质的个体差异。本病发于夏秋，太阴时气既至，暑热炎威尚烈，暑秽湿浊交蒸伤人，太阴脾土内应，邪得深入，蕴郁外发，而现温热暑疫之一端，热象最著，是为常，即所谓"热化者，天地之自然"。若遇寒体，太阴寒湿素盛，或饮食生冷，或纳凉卧湿，复袭风冷，则邪从寒化，即成寒霍乱而现寒象，是为变，乃因人而异，王氏说的"寒化者，体气之或尔"，理即在斯。

【原文】足太阴脾，土脏也，其应在湿，其性喜燥，镇中枢而主升清降浊之司。惟湿盛而滞其升降之机，则浊反厥逆于上，清反抑陷于下，而为霍乱。虽有热化寒化之分，治宜宣其浊，则逆自平，而乱乃定，清自升也。

【阐释】本节论述太阴脾对霍乱发病的影响，以及霍乱的治疗原则。

《灵枢·经脉篇》云："足太阴厥气上逆则霍乱。"太阴脾功擅运化，与阳明胃合德，主司升降之职。脾胃升降有度，水行湿化，无所留滞，虽感秽浊，亦潜消默化，厥气安有逆乱之理。究逆气之由生，乃湿浊困壅作祟而然。脾胃运馁，升降乖和，或时气湿邪内应，则湿浊偏盛于中。湿浊既是病理产物，迨其既成，又是一种致病因素，为害有三：一是其性阴滞，能碍脾运，使升降之机益困；二是易招秽浊之邪，同类相聚，窃居中焦；三是阻遏气机，或从阳热化，或从阴寒化，以滋变乱。如是，"足太阴厥气上逆"，浊不能降而为呕，清不能升而为泻，霍乱乃作。

霍乱病证，寒热两异，但就其病机实质言，湿蕴邪阻，升降悖逆则一，故王氏提出了"宣其浊"这一治疗大法，要在祛其水湿秽浊，疏其郁滞困壅，俾湿祛秽行，气得畅通，脾胃升降可冀泰和，生机自能健旺。脾胃功健，水湿无以逗留，纵有外邪，亦自消弭。

【原文】上海特海陬一邑耳，二十年来，屡遭兵燹，乃沧海渐变桑田，外国之经营日广，苏省又以为会垣，而江浙之幸免于难者，率迁于此，各省商舶群集，帆樯林立，踵接肩摩，居然一大都会矣。然人烟繁萃，地气愈热，室庐稠密，秽气愈盛，附郭之河，藏垢纳污，水皆恶浊不堪。今夏余避地来游，适霍乱臭毒番痧诸证盛行，而臭毒二字，切中此地病因。

【阐释】本节以"臭毒"概括霍乱病因，叙述自然环境对霍乱发病的影响。

在王氏以前的医著中，"臭毒"多指中土湿滞、秽气内贼的一类病证，如《张氏医通》说："脾胃喜香燥而恶臭滞，若素多湿滞而犯臭气，则正气郁遏，腹痛乃作，或上连头额俱痛，或下连腰腿俱痛，……与生黄豆嚼之，觉香甜者，是臭毒也。"而王氏所说的"臭毒"是指自然界一种臭秽恶浊之气，他以当时上海人烟繁萃、秽气特重、水质恶浊，而致霍乱盛行的实例，阐述了自然环境对"臭毒"生成的影响及其在霍乱发病中所起的重要作用。

针对臭毒病因，王氏提出了许多预防措施，现简述其大要。

1. 祛热气

王氏尝云，卜居最宜审慎，住房不论大小，必要开爽通气，扫除洁净，设不得已而居市廛湫隘之区，亦可人工斡旋几分，稍留余地，以为活路，毋使略无退步，以致霉时受湿、暑令受热、平日受秽。

2. 除秽浊

凡患者所吐泻之物，随时扫除干净，毋使熏触患者与旁人；每交夏令，室中焚大黄、茵陈，食井中投白矾、雄精，水缸内置石菖蒲、降香；枇杷叶煎汤，代茗常服，川椒研末涂鼻孔。

3. 净水质

人烟稠密之区，疫疠时行，地气既热，秽气亦盛，必湖池广而水清，井泉多而甘冽，可借以消弭几分，免成燎原之势。平日即宜留意，或疏浚河道，毋使积污，或广凿井泉，毋使饮浊。

诚然，王氏在霍乱的预防上，重视杜绝"臭毒"滋生和蔓延，同时也强调自身的保养，以增强机体的自身防御机能。如"守险篇"云："饥饱劳逸，皆能致疾，而饱暖尤为酿病之媒。……人身之气，贵乎周流无滞，则浊降清升，虽感客邪，亦潜消默化，而不能留着为病，唯有过饱则胃气壅塞，脾运艰迟，偶吸外邪，遂无出路，因而为痧胀成霍乱诸多。故夏令不但膏粱宜摒，虽饭食且然，况无故喜服参药，妄食腻滞之物，如龙眼、莲子，以图补益，而窒塞气机哉。"主张忌酒、节食、戒油腻、禁蛮补、薄衣被。这不独为霍乱的预防要法，也是防病养生的重要手段，医者病者，乃至平人，宜乎共勉。

热霍乱

【原文】诸郁之发，必从热化，土郁者，中焦湿盛，而升降之机乃窒，其发也，每因吸受暑秽，或饮食停滞，遂至清浊相干，乱成顷刻，而为上吐下泻。治法，如燃照汤宣土郁而分阴阳，连朴饮祛暑秽而行食滞。若骤伤饱食，而脘胀脉滑，或脉来涩数模糊、胸口按之则痛者，虽吐犹当以盐汤探吐，吐尽其食，然后以驾轻、致和等汤调之。

【阐释】本节论述热霍乱的发病及其治疗大法。

土郁则脾胃运化困顿，湿浊随生。湿浊既盛，气机乃壅，久则热化，而病湿热。湿热内蕴，胃肠不清，倘或暑秽之邪复侵，或饮食停滞，则内外相引，更窒气机，遂使阴阳反戾，变乱骤作。

王氏治疗此证，针对土郁病机，创制了连朴饮、燃照汤，宣土郁，分阴阳，祛暑秽，行积滞，取"壅者通之，滞者行之"之意，着力于宣通湿秽，畅达气机。其中连朴饮用川连、厚朴、石菖蒲、制半夏、淡豆豉、焦山栀、芦根，"治湿热蕴伏而成霍乱，兼能行食涤痰"；燃照汤用滑石、淡豆豉、焦山栀、黄芩、省头草、厚朴、制半夏，"治暑秽夹湿，霍乱吐下，脘痞烦渴，苔色白腻，外显恶寒肢冷者"。两方均从湿热图治，唯有求湿热两清，脾胃得和，气机通调。但两方毕竟偏在清化，倘若暑月"劳役于长途田野之间，暑邪自外而入，所谓热地如炉，伤人最速，宜白虎汤、六一散之类，甘寒以清之"，暑热清，气得清和，霍乱之证自除。其他如骤伤饱食所致的，宜乎速去其积滞，以保气机通畅。盐汤探吐，用之得法，确能立见其功。所列驾轻汤、致和汤均为王氏创制的霍乱后调养验方，前者由鲜竹叶、生扁豆、淡豆豉、石斛、枇杷叶、橘红、木瓜、焦山栀组成，适用于余邪未清，邪热稽留者；后者由北沙参、生扁豆、石斛、陈仓米、枇杷叶、鲜竹叶、麦冬、木瓜、甘草组成，适用于邪气虽去，津液不复者。两方均为急性热病后调治的有效方，现临床上仍被沿用。

【原文】春分以后，秋分以前，少阴相火，少阴君火，太阴湿土，三气合行其政，故天之热气下，地之湿气上，人在气交之中，受其蒸淫之气，由口鼻入而扰其中，遂致升降失司，清浊不分。所泻者皆五脏之津液，急宜止之，然止非通因塞用之谓也。湿甚者，胃苓汤分利阴阳，暑亦自去；热甚者，桂苓甘露饮清其暑火，湿亦潜消。若火盛之体，内本无湿，而但吸暑邪者，白虎汤之类宜之。且脏性有阴阳之别，阴虚者火旺，虽病发之时，适犯生冷，而橘、朴等，只宜暂用。阳虚者湿胜，虽寒润之品，非其所宜，如胃苓汤，已为合法，纵使体极虚羸，亦不过补气清邪并用。若因其素禀之亏，而忘其现病之暑，进以丁、附、姜、桂之剂，真杀人不转瞬矣。凡伤暑霍乱，有身热烦渴、气粗喘闷、而兼厥逆躁扰者，慎勿认为阴证，但察其小便必黄赤，舌苔必黏腻，或甲厚，宜燃照汤，澄冷，服一剂，即现热象。彼时若投姜、附药，转见浑身青紫而死矣。甚或手足厥冷，少气，唇面爪白皆青，腹痛自汗，六脉皆伏，而察其吐出酸秽，泻下臭恶，小便黄赤热短，或吐下皆系清水，而泻出如火，小便点滴，或全无者，皆是热伏厥阴也，热极似阴，急作地浆，煎竹叶石膏汤服之。又有吐泻后，身冷如冰，脉沉欲绝，汤药不下，或发哕，亦是热伏于内，医不能察，投药稍温，愈服愈吐，验其口渴，以凉水与之即止，后以驾轻汤之类投之，脉渐出者生。然暑之为病，伤之骤，则发之暴；伤之渐，则发之缓。故九月时候，犹多伏暑霍乱之证，医者不可不知。

【阐释】本节进一步论述热霍乱的病因病机及其辨证施治。

霍乱之作，与天时的关系，已如总论所述，这里王氏再次重申了两者的重要关系，易引起重视。一年四季的不同气候变化，对病邪的滋生和机体的防御机能都有着相应的影响，从而导致了不同病证的发生。霍乱病变也正是这样。夏秋季节，暑热偏盛，湿气淫溢，以致湿热秽浊之气充斥弥漫，人居其间，复困脾运呆滞，易遭邪侵，故多霍乱为患。

霍乱为病，吐泻为其主症，吐泻之排泄物，虽属病理产物，但总由饮食水谷所变生。吐泻之作，虽可给病邪提供了出路，但毕竟阴津随之大耗，不亟救治，恐有败在顷刻之虞。救治之法，宜乎迅速终止吐泻，以保尚存之津液，以固未竭之本源，王氏言止，理殆在斯。当然，其所谓止，并非酸涩收摄，而是要求审因论治，祛除其湿热暑秽，从根本上终止吐泻。对此，王氏《霍乱论·纪律篇》也有论述，尝云："气血虽弱，不为邪凑，则流行不愆，不觉其虚，即为邪凑，但去其邪，则病不留，而正自安。"具体用药，王氏已有明示。湿象偏盛的，以胃苓汤清利湿浊，该方以五苓化气利水，合平胃燥湿健脾，与中暑伤湿湿邪为重者，颇为相宜。暑热偏盛的，以桂苓甘露饮清其暑火，其方五苓、六一相合，益以石膏、寒水石等味，功擅清暑泄热、化气行湿，用治暑病夹湿、暑邪偏重者，尤为对症。

临床证情多错综复杂，暑湿致病，既可因暑热内盛而见高热烦渴、气粗喘闷等阳热壮盛证，又可因湿秽阻遏、阳热郁滞，而外现手足厥冷、畏寒倦卧。湿秽困遏于中，阳热阻郁于内，甚则还可见到唇面、爪甲青紫，腹痛，汗出，脉伏。此时，辨其舌苔及排泄物，最有诊断意义。若苔黄厚腻，小溲黄赤热短，吐出酸秽，泻下臭恶，均为暑秽夹湿，宜燃照汤以辟秽化浊、清热除湿、展化疏通。

霍乱之治，还宜兼顾个体体质的差异。若素体胃阳偏旺，本无脾湿，但受暑邪的，以白虎汤之类，清泄无形暑热。暑邪伤气的，宜竹叶石膏汤清热、益气、生津兼施。若素体阴虚火旺，虽属饮食生冷致病，辛温资火药物，宜当审慎，虞其资火耗阴，更戕正气。若素体阳虚多湿，寒润碍滞药物，亦当慎用，以免更伤脾运，滋生湿浊。欲行补益，应先考虑到新感暑秽，不能动辄附、桂，为邪树帜。若暑热内伏，而见肢寒厥逆，倘不揣热蕴，漫投姜、附，贻害尤甚，"转见浑身青紫而死"，不可不慎哉！

【原文】霍乱湿多热少，道其常也，至于转筋，已风自火出，而有胜湿夺津之势矣。余自髫年，即见此证流行，死亡接踵，嗣后留心察勘，凡霍乱盛行，多在夏热亢旱酷暑之年，则其证必剧，自夏末秋初而起，直至立冬后始息。夫彤彤徂暑，湿自何来，只缘今人蕴湿者多，暑邪易于深伏，迨一朝卒发，渐至阖户沿村，风行似疫。医者不知原委，理中、四逆，随手乱投，殊可叹也。余每治此证，必询其人曰：岂未病之先，毫无所苦耶？或曰：病前数日，手足心如烙；或曰：未病之前，睹物皆红如火。噫！岂非暑热内伏，欲发而先露其机哉！智者苟能早为曲突徙薪之计，何至燎原莫救乎？

【阐释】本节论述霍乱的发生与暑热相关，同时描述了霍乱的先兆症状。

王氏说："凡霍乱盛行，多在盛夏亢旱酷暑之年。"再一次强调了霍乱与暑热的关系。其理：酷暑之夏，其热最盛，其湿亦甚，秽浊亦重，而"人蕴湿者多""臭毒"易于伏藏，煴燠为患。

疾病的发生、发展和变化，必然由微而著，由隐而彰，有一定的发展变化过程。霍乱虽病势急骤，变化迅猛，但在其剧变之先，多有一定的病前状态。王氏观察到，"病前数日，手足心如烙"，或"未病之前，睹物皆红如火"，是霍乱病前状态的一种表现。这对早期诊断和治疗似有一定的参考价值，值得深入观察研究。

针对这些霍乱的"病前状态"，王氏所主张的"曲突徙薪"具体措施，联系《霍乱论》其他章节，可知其关键在于及早逐暑秽、就凉爽、节饮食、忌厚味、戒醇酒，应当引起重视。

寒霍乱

【原文】岁土不及，则脾胃素虚之人，因天运而更见其虚，中阳既虚，寒湿自盛，以致朝食暮泻，而为飧泄。甚加呕吐，而为霍乱。观其与飧泄并称，则知利者，必是清谷，而非臭秽，吐者亦必澄澈，而非酸浊，小便之利，口之不渴，又从而可必矣。如是才是寒湿霍乱，可以理中、五苓之类治之。故读书须以意逆其理，自然触处洞然，无往而不贯矣。且寒湿霍乱，多见于安逸之人，以其深居静处，阳气不伸，坐卧风凉，起居任意，冰瓜水果，恣食为常，虽在盛夏之时，所患多非暑病，王安道论之详矣。轻则藿香正气散，或平胃加木香、藿香、生姜、半夏之类。湿盛而四肢重着，骨节烦痛者，胃苓汤加木香、藿香、大腹皮之类。七情郁结，寒食停滞者，厚朴汤、治中汤。头痛恶寒无汗者，香薷饮先解其表，随以大顺散调其里。如果脉弱阳虚，腹痛喜得温按，泻出不臭者，来复丹。若吐泻不止，元气耗散，或水粒不入，或口渴喜冷而不多饮，或恶寒战栗，手足厥冷，或烦热发躁，揭去衣被，但察其泻出不臭者，乃内虚阴盛格阳，宜理中汤，甚则四逆汤，加食盐少许。更有暴泻如水，冷汗四逆，脉弱，不能言者，急进浆水散救之，并宜冷服。然此辈实由避暑，而反为寒伤致病，若拘泥时令，误投清暑之剂而更助其阴，则顷刻亡阳莫挽矣。

【阐释】本节论述寒霍乱的发病机制及其辨证治疗。

寒霍乱的发生，也关乎天、地、人三方面的因素。人体脾胃虚馁，太阴运疲，则体多寒湿，倘遇天运岁土不及，地湿偏盛，则脾运益馁，气机益困，以致水湿内聚，变生吐泻，而成寒湿霍乱。王氏尝云："热霍乱流行似疫，世之所同也，寒霍乱偶有所伤，人之所独也。"说明寒霍乱较诸热霍乱，在个体上的差异尤为显著，辨治之时，宜加注意。

辨别霍乱之属寒属热，除参合天时、地理因素外，主要应从霍乱排泄物及患者体质、诱发原因等方面去追究。王氏认为，寒湿霍乱，所泻之物必是清谷，吐出必澄澈，小便自利，口和不渴，即如《素问·至真要大论篇》所说："诸病水液，澄澈清冷，皆属于寒。"这是从其病症上的辨识。至于辨体质、辨病因，王氏指出，安逸之人，因其深居静处，阳气阻遏不伸，或避热就凉，恣食水果，致中阳受伤，而成本病。

其因、其证，与热霍乱显有差别，不容混淆，特别是出现阴盛格阳而见内真寒外假热的征象时，尤当细心甄别，切勿为假象所惑。此时，王氏以"泻出不臭"作为辨证的着眼点，确有重要的参考价值。临诊还必须四诊合参，以做出准确的诊断。

至于寒霍乱的治疗，当遵"寒者热之"的原则，投以温中散寒祛湿之剂，如理中汤、大顺散、来复丹、四逆汤之类；而五苓散、胃苓汤等，则偏于化湿、利湿，湿盛者宜之，是取利小便以实大便之意。若兼夹表寒，当先解表，藿香正气散、香薷饮之类，可随证选用。此寒湿霍乱治法之大要也。

伏气霍乱

【原文】风寒暑湿，皆可以为霍乱，则冬寒内伏，至春夏不为温热病，亦可以为霍乱也。特不多见，故从来无人道及。今年春夏之交，余在濮院，即有是证，未交芒种，薄游海上，则沿门阖户，已成大疫。盖去冬积雪久冻，伤于寒者较深，而流离失所，斗米千余，精神之不藏者既多，中气之不馁者亦罕，且今春过冷，入夏甚凉，殆肃杀之气未消，发生之机不畅，故伏邪不能因升发之令，外泄以为温，久伏深藏，如奸匪潜匿，毫无觉察。或其人饮食之失调，或外感稍侵而引动，遂得乘机卒发，直犯中枢，而为霍乱，故多无腹痛之兼证，而愈后辄有余波，与向来夏秋所行因于暑湿为患者，证候则一，病情迥殊也。治法亦稍有不同，然伏邪化热，自里达外，与伏暑内发，理无二致，故其人必口渴，而刺血则紫黑，不知者以为暑令未行，有何热证，放胆姜附，涂炭生民，岂亦劫运使然耶？可哀也已！

【阐释】本节论述伏邪内发霍乱之发病机制及其治法。

从上面各节可知，霍乱多发于夏秋之间，而本节又谓"春夏之交""未交芒种"已成大疫者，虽均言霍乱，但彼则咎在暑湿，此则实由寒伏使然。

细味王氏原意，霍乱之因于伏邪者，乃由于去冬天时寒冽，寒邪伤人，又因其人生活困苦，精不内藏，中气虚馁，不能奋起敌邪，以致阴寒乘虚直趋，深伏不出，俟来年随春升之气外泄，发而为霍乱。倘春夏时令偏于寒凉，升发之气不及，伏邪每因新感外邪，或饮食失调，乘机发为本病。自冬而夏，蓄之既久，发之也烈，势不可当，直犯中枢，顷刻间吐泻交作。即如王氏在《霍乱论·医案篇》所说的，"伏邪欲发，客邪外入，两邪交讧，肠胃乃乱"。

伏邪内发，虽所伏之邪属寒，然伏深藏久，延蔓时日，迨其发病，已从热化，与热霍乱之为病，已无二致，病势急迫，证情危重，变乱迅速。故治法，但宜清其热毒，顿挫其势，杀其炎威，可望挽回。倘拘于时令未及盛夏，温热不避，姜附妄投，不啻火上加油，速其毙也。

附：方剂选录

黄芩定乱汤

治温病转为霍乱，腹不痛而肢冷脉伏，或脉不冷而口渴苔黄，小水不行，神情烦躁。

黄芩（酒炒）、焦栀子、香豉（炒）各一钱五分　原蚕沙三钱
制半夏、橘红（盐水炒）各一钱　蒲公英四钱　鲜竹茹二钱　川连（姜汁炒）六分　陈吴萸（泡淡）一分

阴阳水二盏，煎一盏，候温徐服。转筋者，加生苡仁八钱，丝瓜络三钱；溺行者，用木瓜三钱；湿盛者，加连翘、茵陈各三钱。

燃照汤

治暑秽夹湿，霍乱吐下，脘痞烦渴，苔色白腻，外显恶寒肢冷者。

飞滑石四钱　香豉（炒）三钱　焦栀二钱　黄芩（酒炒）、省头草各一钱五分　制厚朴、制半夏各一钱

水煎，去滓，研入白蔻仁八分，温服。苔腻而厚浊者，去白蔻，加草果仁一钱。

连朴饮

治湿热蕴伏而成霍乱，并能行食涤痰。

制厚朴二钱　川连（姜汁炒）、石菖蒲、制半夏各一钱　香豉（炒）、焦栀各三钱　芦根二两

水煎，温服。

蚕矢汤

治霍乱转筋，肢冷腹痛，口渴烦躁，目陷脉伏，时行急证。

晚蚕沙五钱　生苡仁、大豆黄卷各四钱　陈木瓜三钱　川连（姜汁炒）三钱　制半夏、黄芩（酒炒）、通草各一钱　焦栀一钱五分　陈吴萸（泡淡）三分

地浆或阴阳水煎，稍凉徐服。

解毒活血汤

治温暑秽邪，深入营分，转筋吐下，肢厥汗多，脉伏溺无，口渴腹痛，面黑目陷，势极可危之证。

连翘、丝瓜络、淡紫菜各三钱　石菖蒲一钱　川连（吴萸水炒）三钱　原蚕沙、地丁、益母草各五钱　生苡仁八钱　银花四钱

地浆或阴阳水，煮生绿豆四两，取清汤煎药，和入生藕汁，或白茅根汁，或童便一杯，稍凉，徐徐服。

驾轻汤

治霍乱后，余邪未清，身热口渴，及余热内蕴，身冷脉沉，汤药不下而发呃者。

鲜竹叶、生扁豆各四钱　香豉（炒）、石斛各三钱　枇杷叶（刷）二钱　橘红（盐水炒）、陈木瓜各一钱　焦栀一钱五分

水煎，温服。

菖阳泻心汤

治霍乱后胸前痞塞，汤水碍下，或渴或呃。

石菖蒲、黄芩（酒炒）、制半夏各一钱　川连（姜汁炒）五六分　苏叶三四分　制厚朴八分　鲜竹茹、枇杷叶（刷）各三钱　芦根一两

天雨水，急火煎，徐徐温服。小溲秘涩者，加紫菀。

致和汤

治霍乱后，津液不复，喉干舌燥，溺短便溏。

北沙参、生扁豆、石斛、陈仓米各四钱　枇杷叶（刷）、鲜竹叶、麦冬各三钱　陈木瓜六分　生甘草一钱

水煎服。

《时病论》

精华探讨

《时病论》为清末医家雷丰所撰。雷丰，字少逸（1833—1888），祖籍福建浦城，后迁居浙江衢县。父雷逸仙亦精岐黄术，家学渊源。少逸牢记其父之训"一岁中杂病少而时病多，若不于治时病之法研究于平日，则临证未免茫然无据"，并有鉴于"从古至今，医书充栋，而专论时病者盖寡"，遂历览诸家之书，融以临床心得，于公元1882年（光绪八年）写成了这一时病专著。此书对四时外感病，特别是温病颇多阐发，很切临床实用。本文就其对温病的学术观点和成就，探讨如下。

一、注重时令节气，别病朗若列眉

雷氏谓"时医必识时令，因时令而治时病，治时病而用时方，且防其何时而变，决其何时而解，随时斟酌"，说明他诊治时病，包括求因、辨证、立法、遣药，都十分重视时令节气，这与"天人相应""因时制宜"的整体观念是颇相符合的。

《时病论》的编写体例，以四时为主线，阐述了不同季节外感病的发生、发展机制和证治特点。一年有春、夏、秋、冬四时的更迭，四季又各有主气，感受不同的时气，可引起不同疾病，故外感病常有明显的季节性。就温病而言，春之温病，虽有新感、伏气之分，但均是由于感受时气而发（包括诱发）。其时，新感温病有风热，伏气温病因节气的不同分为四种：一是"大寒至惊蛰，乃厥阴风木司权，风邪触之发为风温"；二是"初春尚有余寒，寒邪触之，发为春温"；三是"春分至立夏，少阴君火司令，阳气正升之时，伏气自内而出，发为温病、温毒"；四是晚发者，"发于来年清明之后，夏至以前，较之温病晚发一节。"这里需要注意的是，多数医家将风温与春温识为两途，前者为新感温病，后者为伏气温病，但雷氏将风温隶属于伏气温病，认为与春温不同的是，一为冬伤于寒，至春感风邪而发；一为冬伤于寒，至春感寒邪而发，所感之气不同，伏藏之气则一。其实，雷氏所说的风温，从其"一病津液即伤，变证叠出"来看，显系伏邪内发，与陈平伯所说的"春月风邪用事，冬初气暖多风，故风温之病，多见于此"，其病因、病机迥别，不能因其名同而视作一病。

夏之温病，多因感受暑邪引起，"其时天暑地热，人在其中，感之皆称暑病"。但由于感邪有轻重，所伤脏器（病位）有浅深，加上兼寒兼湿之不同，所以暑病有伤暑、冒暑、中暑之分，又有暑风、暑温、暑咳、暑瘵之异；且霍乱、痧气、秽浊、疰夏、热病、霉湿等病亦发生于夏令。雷氏对上述各病的因、证、脉、治，条分缕析，互相比较，对后世全面认识和治疗暑病，大有裨益。

秋之温病，与秋令之主气有关。盖大暑至白露，正值湿土司权，易伤于湿，其病有湿温、湿热等；秋分至立冬，燥金主气，故秋燥为患，屡屡可见。至于伏暑，乃伏天所受之暑邪，伏于体内，为秋时凉风所触发。雷氏于湿温尤多阐发，首先，对本病的发病季节，他赞同发于夏末秋初的观点，"论湿温在夏末秋初者，与《黄帝内经》'秋伤于湿'之训，颇不龃龉；又与四之气大暑至白露，湿土主气，亦属符节"。对其成因，认为"良由湿邪踞于气分，酝酿成温，尚未化热"；强调"湿温之病，变证最多"；在治疗上，指出本病"不比寒湿之病，辛散可瘳；湿热之病，清利乃解"，并根据病位、病情之不同，立清宣温化，宣疏表湿、宣阳透伏、宣透膜原、祛热宣窍、润下救津诸法，丰富了湿温病的治疗内容。再者，对湿温与湿热，雷氏有其独到的看法，认为"热湿可以清通，惟湿温不热不寒，最为难治，断不可混湿温为湿热，理当分列湿热、湿温为二门"。由此可知，雷氏将湿温与湿热别为二病，主要是由于两者病邪性质有所差异，更因治疗有难易之不同。我们体会，湿温作为独立病名，古往今来，已成定论；而湿热往往则是病因的概念（《薛生白湿热病篇》例外）。雷氏将湿热作为单独的病名，并与湿温详加鉴别，是有其深刻用意的，我们不能以通常的"湿热"概念来理解。此外，对《黄帝内经》"秋伤于湿"的论述，喻嘉言断言此"湿"字系"燥"字之误，因秋为燥金司令，惟"秋伤于燥"，才与秋时主气相符。而雷氏认为燥湿同存于秋，但随节气而别。大暑至白露，为湿土主气，故谓"秋伤于湿"；秋分至立冬，为燥金主气，故谓"秋伤于燥"。证诸临床，秋令湿病多发于秋分节之前，而燥病恒发于秋分节之后，说明雷氏的观点，是有一定实践基础的。对于秋燥的病性，雷氏服膺沈目南"燥属次寒"之说，主张"当宗属凉拟法"，立苦温平燥法以治；而将燥证中热渴有汗、咽喉作痛等症疾，归咎于"燥之凉气，已化为火"，显然他不赞同有凉燥、温燥之分。然据临床所见，秋燥初起，常可表现为两种类型：一是恶寒、头痛、无汗、鼻鸣而塞；二是身热头痛、干咳无痰、咽喉干痛、鼻干唇燥、心烦口渴。一般称前者为"凉燥"，后者为"温燥"，这与感邪性质，特别是患者的体质有密切的关系。从临床实际出发，将秋燥分为凉燥、温燥两类，是有利于辨证和治疗的。

冬乃寒水主气，其时以伤寒、中寒、冒寒为多。若感非时之暖而即病者，名曰冬温，属温病范畴。对其治法，雷氏告诫

"与伤寒迥别。盖温则气泄，寒则气敛，二气本属相反，误用辛温，变证迭出矣"。

综观上述，雷氏论温病的发病，与四时主气紧密相连，并按时序分别各个季节的病种，缕析其因、其证、其治，可谓别病朗若列眉，这是《时病论》温热观的主要体现。

二、深究新感伏气，析理颇多新意

新感、伏气的理论，由来已久。《黄帝内经》中"冬伤于寒，春必病温"和"藏于精者，春不病温"是伏气说的渊薮，王叔和、王安道、俞根初、柳宝诒等均发展了此说。最先明确提出新感温病的是明代医家汪石山，汪氏说："有不因于冬伤寒而病温者，此特春温之气，可名曰春温，如冬之伤寒，秋之伤湿，夏之中暑相同，此新感之温病也。"后之学者，多数将温病分为新感、伏气两大类，但非议伏气说者亦有之，从而引起了新感与伏气的激烈争论。雷氏推崇伏气学说，《时病论》就是以《素问·阴阳应象大论篇》中"冬伤于寒，春必病温；春伤于风，夏生飧泄；夏伤于暑，秋必痎疟；秋伤于湿，冬生咳嗽"八句经文作为全书的纲领，足见其对伏气说之高度重视。但雷氏也不摒弃新感之说，如论春之时病，分"冬伤于寒，春必病温"（伏气）和"春伤于风"（新感）两类；夏之时病，分"春伤于风，夏生飧泄"和"夏伤于暑"两类；秋之时病，分"夏伤于暑，秋必痎疟"和"秋伤于湿"两类；冬之时病，分"秋伤于湿，冬生咳嗽"和"冬伤于寒"两类。每类又细分具体病证，此即"按春温夏热秋凉冬寒之候而别新邪伏气之疴"。

雷氏对伏气的理论阐发颇多，特别是对邪伏部位及其辨证关键有独到的见解，认为"最虚之处，便是容邪之处"。邪气不是固定的伏于某个部位，每因体虚的不同情况而异，"其藏肌肤者，都是冬令劳苦动作汗出之人；其藏少阴者，都是冬不藏精肾脏内亏之辈"。所以"必须辨其孰为劳苦之辈，孰为冬不藏精之人，最为切要"。其间辨证关键，是在于"病势由渐而加，其因于劳苦者可知；病津液即伤，变证迭出，其因于冬不藏精者又可知"。可谓要言不烦，易于掌握。

三、详论治法方药，疗温尤有精义

雷氏对温病的治疗，也是卓有成就的。他不仅拟定了众多切合实用的治法，而且有不少颇有见地的论述，突出表现在以下几个方面。

一是重视养阴护津。温病是以伤津耗液为基本病理特点。雷氏有鉴于此，提出"凡有一切温热，总宜刻刻顾其津液""须知热病最易伤阴，当刻刻保阴为要"，这是《时病论》治温的精髓，无论新感、伏气均贯串这一基本法则。观其立法用药，处处留意护阴，时时注重养液。邪盛者，清热祛邪以保津，如辛凉解表法、清热解毒法、清凉荡热法、润下救津法等；液耗者，养阴增液以扶正，如甘寒生津法、甘咸养阴法之类。养阴之药，或用生地、麦冬、洋参、石斛、花粉等甘凉濡润而生肺胃之津；或用龟板、阿胶、女贞、旱莲、淡菜咸寒增液而养肝肾之阴。虽不为雷氏所独创，但立法之妙，选药之精，确有所长，足资借鉴。

二是着力清轻宣透。温邪在表，主用辛凉解表法以宣透肺卫之邪，而对邪初入里或伏邪外达不畅者，亦重视应用清透之药，如解释辛凉解表法方义时说"此法取乎辛凉，以治风温初起，无论有无伏气，皆可先施。用薄荷、蝉衣，轻透其表；前胡、淡豉，宣解其风；叶香岩云：'温邪上受，首先犯肺'，故佐瓜蒌壳、牛蒡子开其肺气，气分舒畅，则新邪伏气，均透达矣"，指出宣肺利气是透达伏邪的主要方法。又如治伏温初起无汗之主方清凉透邪法，方中芦根、连翘、竹叶、豆豉、绿豆衣皆属清轻宣透之品；石膏质重气轻，亦具清透之能，诸药合用，清凉且透，

"伏邪得透，汗出微微，温热自然达解耳"。再如治阳明温毒发斑之清凉透斑法，虽以清胃解毒为主，但方中芦根、豆卷、荷叶清轻透达，"热势一透，则斑自得化矣"。其他如治中暑神昏不语之清暑开窍法，于清热祛暑、顺气开痰药中，佐荷叶梗一味，以透邪宣窍。总之，雷氏善用清透之药，意在放邪出路，使之从外而解。

三是强调常变会通。雷氏治病，遵循辨证论治的原则，强调知常达变，常变会通。他在"治时病常变须会通论"中说："弗执定某证之常，必施某法，某证之变，必施某法，临证时随机活法可也。"盖四时各有主气，时病各有特点，及其治也，亦各有常法。如伤于风者，初起用解肌散表法；伤于寒者，用辛温解表法；伤于暑者，用清凉涤暑法；伤于湿者，用宣疏表湿法；伤于燥者，用苦温平燥法。此皆针对病邪特性而治，亦是通常之治法。但疾病的变化是错综复杂的，临证未可以常法印定眼目。就春温而言，初起之证之治，与中、后期不可能完全相同；而同一春温在不同个体，其演变也有差异，治法自当有别。至于春温有湿温之变证，湿温有春温之变证，治法皆可会通。再者，不同疾病，当其出现相同证候时，可用同一方法治疗，如神昏谵语热扰神明者，风温、春温、暑温等病均可见之，俱可用祛热宣窍法；发热、汗多、口渴，舌绛齿燥，伤于阴者，风温、春温、冬温等病咸可出现，均宜清热保津法治之；便秘、腹胀、舌焦苔刺、热结胃腑者，春温、暑温、湿温等病，悉能致之，润下救津法亦可通用。诸如此类，不胜枚举。故雷氏强调指出，"皆当审其虚实，通其治法，则不但治时病可以融会，即治杂病亦有贯通之妙耳"。诚属有识之言。

综上所述，雷氏别病注重时令节气，辨证深究新感伏气，治温重视养阴护津，着力清轻宣透，强调常变会通，这些都是《时病论》温热观的具体体现。值得指出的是，上述成就的获得与雷氏博览群书，精研各家之说是分不开的。他在《古今医书宜参考论》中说："观今宜鉴古，无古不成今，今古医书，均宜参考。"还说："医家不可执古书而不读今书，亦不可执今书而不读古书，参考古今，则医理自得中和之道矣。"雷氏正是以此为准则，广泛涉猎历代名贤著述，采撷诸家之长，融以自己的临床心得，从而形成了别具风格的温热观，对温病学的发展做出了显著贡献。

原著选释

论伏气温病

【原文】经谓冬伤于寒，春必病温，是训人有伏气之为病也。夫冬伤于寒，甚者即病，则为伤寒；微者不即病，其气伏藏于肌肤，或伏藏于少阴，至春阳气开泄，忽因外邪乘之，触动伏气乃发。又不因外邪而触发者，偶亦有之。其藏肌肤者，都是冬令劳苦动作汗出之人；其藏于少阴者，都是冬不藏精肾脏内亏之辈，此即古人所谓最虚之处，便是容邪之处，何刘松峰、陈平伯诸公，皆谓并无伏气，悖经之罪，其可逭乎？据丰论春时之伏气有五：曰春温也，风温也，温病也，温毒也，晚发也。盖春温者，由于冬受微寒，至春感寒而触发；风温者，亦由冬受微寒，至春感风而触发；温病者，亦由冬受微寒，寒酿为热，至来春阳气弛张之候，不因风寒触动，伏气自内而发；温毒者，由于冬受乖戾之气，至春夏之交，更感温热，伏毒自内而发；晚发者，又由冬受微寒，当时未发，发于清明之后，较诸温病晚发一节也。此五者，皆由冬伤于寒，伏而不发，发于来春而成诸温病者，当辨别而分治之。

【阐释】雷氏是伏气说的积极推崇者。《时病论》全书是以

《素问·阴阳应象大论篇》中"冬伤于寒，春必病温；春伤于风，夏生飧泄；夏伤于暑，秋必痎疟，秋伤于湿，冬生咳嗽"八句经文为纲领，详述四时外感病的病因、病机、证候和治法，足见其对伏气学说之重视。本节提纲挈领地概述了发于春季的各种伏气温病。

首先，雷氏认为，冬寒内伏，其伏的部位有二：一是邪伏肌肤，多见于冬令劳苦动作汗出之人。此说实导源于晋·王叔和。王氏在《伤寒例》中说："不即病者，寒毒藏于肌肤，至春变为温病。"二是邪伏少阴，多见于冬不藏精肾脏内虚之辈。此乃继承李东垣、赵养葵、喻嘉言诸家的观点。在临床上，发于春令之伏气温病，初起往往即出现舌绛少苔、脉细数、心烦、口干、溺赤等郁热耗伤肾阴之证，而以"邪伏少阴"来解释其病理，颇合符节，故为多数医家所接受，雷氏亦宗之。

其次，雷氏还将春时之伏气温病，分为春温、风温、温病、温毒、晚发五种病证，提示病因病机之不同，告诫医者当辨别而分治之。其论详见下列各条。

【原文】春温之病，因于冬受微寒，伏于肌肤而不即发，或因冬不藏精，伏于少阴而不即发，皆待来春加感外寒，触动伏气乃发焉。即经所谓冬伤于寒，春必病温；冬不藏精，春必病温是也。其初起之证，头身皆痛，寒热无汗，咳嗽口渴，舌苔浮白，脉息举之有余，或弦或紧，寻之或滑或数，此宜辛温解表法为先；倘或舌苔化燥，或黄或焦，是温热已抵于胃，即用凉解里热法；如舌绛齿燥，谵语神昏，是温热深踞阳明营分，即宜清热解毒法，以保其津液也；如有手足瘛疭，脉来弦数，是为热极生风，即宜却热息风法；如或昏愦不知人，不语如尸厥，此邪窜入心包，即宜祛热宣窍法。春温变幻，不一而足，务在临机应变可也。

【阐释】本节论述春温的成因、主要证候和治法。

伏气温病，有伏邪自发和新感诱发两种情况，本节所论的春温，即属新感诱发。雷氏对其成因，指出是由于"来春加感外寒，触动伏气乃发"。其证：头身疼痛，寒热无汗，咳嗽苔白，脉浮取或弦或紧，乃新寒外束，卫阳被遏，肺失清宣所致；但伏寒化温，里有郁热，故口渴、脉沉取或滑或数。此外，当有溺赤、舌质偏红等内热证候，与单纯外感寒邪而内无郁热者大相径庭。此时治法，当先解新寒，表寒解则里热利于外达，故用辛温解表法（见"治法选录"，下同）。然此类方药，为权宜之计，宜暂不宜久，表解即当撤去，以防辛温助热。若伏邪抵于阳明，胃热肠燥，则舌苔化燥，或黄或焦，其症必壮热汗出、口渴引饮，或便秘腹满、脉洪数或沉实。治用凉解里热法以清泄胃热；腑实者，雷氏虽未提出具体方药，可参用凉膈散、承气诸方。若邪热深伏营分而见舌绛齿燥，神昏谵语，乃营阴耗伤，热扰心神之候，宜清热解毒法凉营解毒，清热保津。此法实为《温病条辨》清营汤之变方，临证可配合安宫牛黄丸、至宝丹、紫雪丹之类以开窍醒神。若见手足瘈疭、脉弦数，为热极生风之象，用却热息风法以滋水涵木，凉肝息风，与俞根初氏羚角钩藤汤，法同而方异。若邪陷厥阴心包，以神识昏愦为主症者，则用祛热宣窍法，以清心开窍为急务。然伏邪之发，病深者，犹如抽蕉剥茧，病情变幻无穷，其间治法，贵在随机应变，切忌胶柱鼓瑟。

【原文】推风温为病之原，与春温仿佛，亦由冬令受寒，当时未发，肾虚之体，其气伏藏于少阴；劳苦之人，伏藏于肌腠，必待来春感受乎风，触动伏气而发也。其证头痛恶风，身热自汗，咳嗽口渴，舌苔微白，脉浮而数者，当用辛凉解表法，倘或舌绛苔黄，神昏谵语，以及手足瘈疭等证之变，皆可仿春温变证之法治之。或问曰：因寒触动伏气为春温，初起恶寒无汗；因风触动为风温，初起恶风有汗。二病自是两途，岂可仿前治法？答曰：新感之邪虽殊，伏藏之气则一，是故种种变证，可同一治，必须辨其孰为劳苦之辈，孰为冬不藏精之人，最为切要。试观病势由渐而加，其因于劳苦者可知；一病津液即伤，变证叠出，其因于冬不藏精者又可知。凡有一切温热，总宜刻刻顾其津液，在阴虚者，更兼滋补为要耳。

【阐释】 本节论述风温的成因、主要证候和治法。

风温为病，也由新感触动伏邪而发。但与春温不同的是，一则新感风邪，二则新感寒邪。因风性疏泄而属阳邪，不若寒邪之阴凝收敛，故风温初起，头痛恶风，身热，咳嗽而自汗，与春温无汗显有区别，乃肺卫受伤，腠理不密使然。图治之法，当用辛凉解表法轻清宣透，清解风热，表解则里热易达。至于后一节变证治法，雷氏指出与春温相仿，以其所伏之邪相同故也。这里需要注意的是，雷氏所说的风温，与叶天士、陈平伯诸家所论述的单纯新感风温，在病因病机上迥然有别，不能因其名同而混淆不分。

邪伏部位有浅深，一般说来，浅者病轻而少传变，深者病重而变证百出，究其原因，主要与体虚之程度有关。冬令劳苦之人，腠理发泄，偏于表虚；冬不藏精之辈，偏于下元亏损（少阴肾虚）。"至虚之处，便是容邪之所"，故邪之伏也，因其"虚"之部位不同，而伏有浅深，治法自当有别。雷氏所谓"必须辨其孰为劳苦之辈，孰为冬不藏精之人，最为切要"，殆即此意。当然，辛苦之人若阳气发泄太过，阴精不得封藏，亦可导致少阴肾虚，则与"冬不藏精"同例，两者不可截然分开。

最紧要处，"凡有一切温热，总宜刻刻顾其津液"，此为温热学家治温之真诠，临证自当切记。

【原文】 推温病之原，究因冬受寒气，伏而不发，久化为热，必待来年春分之后，天令温暖，阳气弛张，伏气自内而动，一达于外，表里皆热也。其证口渴引饮，不恶寒而恶热，脉形愈按愈盛者是也。此不比春温外有寒邪、风温外有风邪，初起之时，可以辛温辛凉。是病表无寒风，所以忌乎辛散，若误散之，则变证蜂起矣。如初起无汗者，只宜清凉透邪法；有汗者，清热保津法；如脉象洪大而数，壮热谵妄，此热在三焦也，宜以清凉荡热法；倘脉沉实，而有口渴谵语，舌苔干燥，此热在胃腑也，宜用润下救津法。凡温病切忌辛温发汗，汗之则狂言脉躁，不可治也。然大热无汗则死；得汗后而反热，脉躁甚者亦死。又有大热，脉反细小，手足逆冷者亦死，或见痉搐昏乱，脉来促结沉代者皆死，医者不可不知。

【阐释】本节论述温病的病因病机、主要证候、治法及其预后。

伏气不由新感而触发，因天令温暖，伏热自内而动者，雷氏称之为"温病"。在临床表现上，与春温、风温不同点是，初起无恶寒、恶风等卫分证候，即现但恶热，口渴引饮，脉盛（指脉滑数或洪数）等里热燔灼之象。故治法以直清里热为主，忌乎辛散，辛温发汗尤当禁用，误用则助热伤阴，变证蜂起，此雷氏所以再三告诫者也。

清里热之法，又当区别有汗、无汗而有所选择。初起无汗者，用清凉透邪法，清热中寓宣透之品；有汗者，用清热保津法，清热中兼养阴之味。雷氏谓："无汗者宜透邪，有汗者宜保津，一定之理也。"若脉洪大而数，热渴谵妄，乃阳明经热，气阴耗伤，故用清凉荡热法，乃白虎人参汤、白虎地黄汤合化，清热而益气阴。若脉沉实，舌苔干燥，口渴谵语，又为胃热肠燥，阳明结实之候，故用润下救津法，踵增液承气汤之意，养阴、攻下并用，邪去而正不伤。总之，本节乃伏温发自阳明气分的证治。至于伏温发自少阴，亦不鲜见，其证其治，又当详审。

再者，本节对温病的预后，亦有提示，指出四种不治之证。一曰大热无汗则死。此乃热盛津枯，正气消亡而邪气独存，故属不治。二曰得汗后反热，脉躁盛者死。此即《黄帝内经》所谓

增补温病
名著精华

"阴阳交"是也，为正不胜邪之重证。三曰身大热，脉反细小，手足逆冷。此有余于外，不足于内，脉症相逆，故为死候。四曰见痉搐昏乱，脉来促结沉伏者皆死。痉搐昏乱，已是邪深症重，而脉见促结沉伏，乃心脉已衰，元气不续之危象，故为不治。凡此，对判断预后，有重要的参考价值。

【原文】温毒者，由于冬令过暖，人感乖戾之气，至春夏之交，更感温热，伏毒自内而出，表里皆热。又有风温、温病、冬温，误用辛温之剂，以火济火，亦能成是病也。其脉浮沉俱盛，其证心烦热渴，咳嗽喉痛，舌绛苔黄，宜用清热解毒法，加甘草、桔梗治之。然有因温毒而发斑、发疹、发颐、喉肿等证，不可不知。盖温热之毒，抵于阳明，发于肌肉而成斑，其色红为胃热者轻也；紫为热甚者重也；黑为热极者危也；鲜红为邪透者吉也。当其欲发未发之际，宜用清凉透斑法治之。如斑发出，神气昏蒙，加犀角、元参治之。《心法》云：疹发营分，营主血，故色红。《棒喝》云：邪郁不解，热入血络而成疹。疹亦红轻紫重黑危也。虽然邪郁未解，热在营分，但其温毒已发皮毛，与斑在肌肉为大异。盖肺主皮毛，胃主肌肉，所以古人谓斑属足阳明胃病，疹属手太阴肺病，疆界攸分，不容混论。鞠通混而未别，虚谷已驳其非，洵非谬也。当其欲发未发之时，速用辛凉解表法加细生地、绿豆衣治之；甚者加青黛、连翘治之。又有温热之毒，协少阳相火上攻，耳下硬肿而痛，此为发颐之病，颐虽属于阳明，然耳前耳后，皆少阳经脉所过之地，速当消散，缓则成脓为害，宜内服清热解毒法去洋参、麦冬，加马勃、青黛、荷叶治之。连面皆肿，加白芷、漏芦；肿硬不消，加山甲、皂刺，外用水仙花根，剥去赤皮与根须，入臼捣烂，敷于肿处，干则易之，俟肤生黍米黄疮为度。又有温热之毒，发越于上，盘结于喉，而成肿痹。《内经》云：一阴一阳结，谓之喉痹。一阴者，手少阴君火也；一阳者，手少阳相火也。二经之脉，并络于喉，今温毒聚于此间，则君相之火并起。盖火动则生痰，痰壅则肿，肿甚则痹，痹甚则不通而死矣。急用玉钥匙以开其喉，继以清热解毒法去洋参、麦冬，加僵蚕、桔梗、牛蒡、射干治之。温毒之病，变证极多。至于斑、疹、颐、喉，时恒所有，故特表而出之。

【阐释】本节论述温毒的病因病机、主要证候和治法。

温毒是以局部红肿疼痛甚则溃破糜烂为特征的温病，诸如烂喉痧、喉痹、发颐（疰腮）、大头瘟等病证皆属之。对于温毒的病因，雷氏认为是由于冬令过暖，人感乖戾之气，至春夏更感温热，伏毒自内而发所致。这种观点是承袭伏气之说而提出来的。但吴又可《温疫论》明确指出，"其为病也，或时众人发颐，或时众人头面浮肿，俗名为大头瘟是也；或时众人咽痛，或时咽哑，俗名为虾蟆瘟是也；或时众人疟痢，或为痹气，或为痘疮，或为斑疹，或为疮疥疔肿；或时众人目赤肿痛，或时众人呕血暴亡，俗名为瓜瓤瘟、探头瘟是也；或时众人瘿痎，俗名为疙瘩瘟是也。为病种种，难以枚举。……皆时行之气，即杂气为病也"。吴氏所说的"杂气"，即"天地间别有一种异气"，亦名"疠气"或"戾气"。我们认为，从温毒发病特点和多有传染来看，当以吴氏之说为善。

雷氏对温毒的治疗，重在解毒。所立清热解毒法，采用金银花、连翘、绿豆等以清其火而解其毒。但对发颐的治疗，可合普济消毒饮，其效更佳。

本节对斑疹的有关论述，是继承余师愚、叶天士诸家的经验和观点，可与《疫疹一得》《叶香岩外感温热篇》等著作互参。

【原文】《金鉴》云：经曰冬伤于寒，春必病温。至夏为热病。热病者，乃冬伤正令之微寒，未即病也。倪氏谓：交立夏以来，久伏之气，随时令之热而触发，故初病即发热汗出，口渴心烦，不恶寒而反恶热，脉来洪大之象，是为热病也。《医通》曰：邪非外来，故但热而不恶寒，热自内发，故口燥渴而多引饮，其邪既郁为热，不得复言为寒。合而观之，热病因伏气者了然，然较晚发更发于晚，比诸温更伏于深。初起之时，宜用清凉透邪法，热势不衰，继用清凉荡热法。倘有恶寒相兼，脉象举取浮紧，是有夏时暴寒所加，寒在外而热在里，先用辛温解表法以透其外，外邪得透，再用清凉之剂，以荡其里热也。设无浮紧之脉，又无恶寒之证，误用辛温之方，耗伤津液者，宜用清热保津法加西洋参、石膏治之。倘或兼之恶风，微微汗出，脉象举取浮缓，此表有风邪所加，风在外而热在里，当用辛凉解表法，先解其外也。至于舌苔化燥，谵语昏狂，急用清凉荡热法加紫雪丹治之。发斑者，加黄连、栀子；发疹者，加薄荷、牛蒡。须知热病最易伤阴，当刻刻保阴为要，辛温劫液之剂，勿浪用也。

【阐释】本节论述热病的病因病机、证候和治法。

雷氏认为热病是冬令感寒，寒邪久伏化热，至夏因时令之热而触发，这与《黄帝内经》"后夏至日者为病暑"、《伤寒例》"至夏变为暑病"的论述是颇相吻合的。由是观之，雷氏所说的"热病"，当指发于夏季的伏气温病。

从本病临床表现来看，初起即发热汗出，口渴心烦，不恶寒而反恶热，脉来洪大，乃一派阳明热炽之象，与"夏暑发自阳明"甚合。基于上述，结合临床实际，我们认为本病实为夏令感受暑热之邪而发。因暑性酷热，有类于火，且传变极为迅速，故病初每现里热炽盛之证，而卫分证极少见。正因为如此，雷氏以伏热内发来解释其病因病机，是不无道理的。所用清凉透邪法、清凉荡热法，悉以清泄里热为主。若兼表邪者，辨其属寒属风，权用辛温解表或辛凉解表，外邪得透，伏热易达。热灼津伤，或误用辛温而耗损津液，则用清热保津法。雷氏谓："须知热病最易伤阴，当刻刻保阴为要。"此是温热学家治温之真诠，最宜熟记。

论春月新感温病

【原文】春应温而过热，是为非时之气，所感之风，风中必夹热气，故名风热病耳。此不但与风温为两途，抑且与热病为各异。盖风温、热病，皆伏气也；风热之邪，是新感也。其初起寒微热甚，头痛而昏，或汗多，或咳嗽，或目赤，或涕黄，舌起黄苔，脉来浮数是也，当用辛凉解表法为先。倘恶寒头痛得瘥，转为口渴喜饮，苔色黄焦，此风热之邪，已化为火，宜改清热保津法治之。倘或舌燥昏狂，或发斑发疹，当仿热病门中之法治之。

【阐释】本节论述风热的病因和证治。

春应温而过热，至而太过，昔贤所谓"非其时而有其气"也。人在气交之中，体虚者易感非时之气（风热），发而为病。举凡寒热头痛，汗多，咳嗽，目赤，涕黄，脉浮数，显系风热伤于肌表，内应于肺，而见肺卫失调的证候，即叶天士所谓"温邪上受，首先犯肺"是也。本病为感邪即发，与邪伏体内、逾时而发的伏气温病，在病因病机上迥异，故属新感温病的范畴。辛凉解表法由轻清宣透之味所组成，具有轻透其表、宣解风热的作用，故适用温病初起邪在肺卫者，与银翘散、桑菊饮等方有异曲同工之妙。

值得指出的是，本节所论述的"风热"，从其成因、证候表现来看，与叶天士、陈平伯诸家所说的"风温"，颇相吻合。因此在诊治上可以互参。

论暑病

【原文】夏伤于暑者，谓季夏小暑大暑之令，伤于暑也。其时天暑地热，人在其中，感之皆称暑病。夫暑邪袭人，有伤暑、冒暑、中暑之分，且有暑风、暑温、暑咳、暑瘵之异。伤暑者，静而得之为伤阴暑，动而得之为伤阳暑。冒暑者，较伤暑为轻，不过邪冒肌表而已。中暑者，即中暍也，忽然卒倒，如中风状。暑风者，须臾昏倒，手足遂抽。暑温者，较阳暑略为轻可。暑咳者，暑热袭肺而咳逆。暑瘵者，暑热劫络而吐血。又有霍乱之证，因暑气夹风寒湿食扰乱于中。痧气之证，因南方体弱，偶犯沙秽之气。秽浊之证，因暑气夹秽而袭人，即俗称为龌龊也。此皆季夏由暑气所伤之证也。更有春末夏初之疰夏、孟夏之热病，仲夏之霉湿，亦当论治。盖疰夏者，因时令之火为病；热病者，因冬令之伏气为病；霉湿者，入霉之后，梅雨淫淋，感其雨湿之气为病。斯三者，附论于兹，则夏令之病，皆全备矣。

【阐释】本节提纲挈领地概述了夏伤于暑的各种暑病的主证，也是对暑病的分类。

雷氏根据感受暑邪所引起的不同临床表现，将暑病分为伤暑、冒暑、中暑、暑风、暑温、暑咳、暑瘵等不同的证型，这种分证方法继承了明·张凤逵《伤暑全书》的观点，对于暑病的辨证治疗，确有裨益。其实，暑病之所以有上列不同的证型，是由于感邪有轻重，病位有浅深，更有兼寒兼湿之不同所引起的。它们之间既有区别，又有联系，临床上不可截然分割。

雷氏还遵循张洁古"静而得之为中暑，动而得之为中热"，李东垣"避暑乘凉得者，名曰中暑"，以及张景岳"因暑而受寒者为阴暑，因暑而受热者为阳暑"的论点，又将暑病分为阴暑、阳暑两大类。我们认为，所谓"阴暑""阳暑"，是以其临床证候作为分类依据的。若暑病之偏于寒湿者，则称"阴暑"；暑病之偏于湿热者，则称"阳暑"。究其原因，与暑邪之是否夹湿，以及夹湿之多寡有很大的关系，更与患者的体质密切相关。若寒湿之体而感受暑邪，则邪从寒化而病"阴暑"；阳热之体而感受暑邪，则邪从热化而病"阳暑"，这才是病理证结之所在。对于暑分阴阳，王孟英力表异议，见解独特，可参见《温热经纬》。

【原文】长夏伤暑，有阴阳之别焉。夫阴暑之为病，因于天气炎蒸，纳凉于深堂大厦，大扇风车得之者，是静而得之之阴证也。其脉浮弦有力，或浮紧，头痛恶寒，身形拘急，肢节疼痛而心烦，肌肤大热而无汗，此为阴寒所逼，使周身阳气不得伸越，宜用辛温解表法减去防风，益以香薷、藿香治之。呕逆加茯苓、半夏，便泻加厚朴、木香。又有阳暑之病，缘于行旅长途，务农田野，烈日下逼得之者，是动而得之之阳证也。其脉浮洪有力，或洪数，面垢喘咳，壮热心烦，口渴欲饮，蒸蒸自汗，此为炎热所蒸，使周身中外皆热，宜以清凉涤暑法去扁豆、通草，加石膏、洋参治之。呕逆加竹茹、黄连，便泻加葛根、荷叶。更宜审其体实体虚而药之，自无不当耳。

【阐释】阴暑是暑病之偏于寒湿者也，故见头痛恶寒，体热无汗，身形拘急，脉来浮弦或浮紧，乃卫阳被寒湿所遏，故用辛温解表法加减以温散寒邪，芳香化湿。阳暑是暑热为患，病多归于阳明，显系气分热盛之候，故用清凉涤暑法加减以清解暑热，加石膏、洋参，乃取人参白虎汤意，清热而益气阴，呕逆加黄连、竹茹，便泻加葛根、荷叶，这与阴暑呕逆加茯苓、半夏，便泻加厚朴、木香，用药显有不同，一则重在清热以和胃，二则重在祛湿以安中，以其偏热偏湿之各异也。

【原文】暑风之病，良由暑热极盛，金被火刑，木无所畏，则风从内而生，此与外感风邪之治法，相悬霄壤。若误汗之，变证百出矣。夫木既化乎风，而脾土未尝不受其所制者，是以卒然昏倒，四肢搐搦，内扰神舍，志识不清，脉多弦劲或洪大，或滑数，总当去时令之火，火去则金自清，而木自平；兼开郁闷之痰，痰开则神自安，而气自宁也。拟用清离定巽法，佐以郁金、川贝治之。倘有角弓反张，牙关紧闭者，宜加犀角、羚羊，痰塞喉间有声者，宜加胆星、天竺。服药之后，依然昏愦者，宜加远志、菖蒲。然而证候至此，亦难治矣。

【阐释】暑为阳邪，最易化火伤阴，阴伤则木失涵养，肝风内动，而见抽搐，甚则角弓反张等症；火邪煎熬津液为痰，风痰相合，内窜心包，神明被扰，则见神识昏迷。是证也，因于热盛动风，痰热内闭，故图治之法，务在清热养阴以息风，兼以豁痰而开神窍，雷氏清离定巽法，功在清热保津，凉肝息风，若兼痰闭心窍，则加郁金、川贝、胆星、竺黄等味。本证昏迷痉厥若甚，亦可随证选用安宫牛黄丸、至宝丹、紫雪丹之类，以增强疗效。

【原文】考暑温之证，较阳暑略为轻可。吴淮阴曰：温者热之渐，热乃温之极也。其名暑温，比暑热为轻者，不待言矣。在医者务宜留心慎药，弗使温盛成热耳。夫暑温之初病也，右脉胜于左部，或洪或数，舌苔微白，或黄而润，身热有汗，或口渴，或咳嗽，此邪在上焦气分，当用清凉涤暑法加杏仁、蒌壳治之。倘汗少而有微寒，或有头痛者，宜透肌肤之冒，于本法内去扁豆、瓜翠，加藿香、香薷治之。如口不渴者，乃兼湿也，加米仁、半夏治之。如舌苔黄燥，渴欲喜饮，宜清胃家之热，用凉解里热法治之。如舌苔光绛，伤于阴也，宜用清热保津法加西洋参、北沙参、元参治之。总当细究其因，或夹冒，或夹湿，或胃热，或阴伤，按证而分治之，未有不向愈者。

【阐释】暑温是感受暑热之邪而引起的新感温病。其病邪传变，一般由表入里，由上及下，故初起出现身热有汗，咳嗽口渴，苔白或黄等肺卫之证，或卫气同病。清凉涤暑法加杏仁、蒌皮，有祛暑涤热、清宣肺卫的作用，故宜于暑邪伤于上焦气分之证。进而暑热侵入中焦气分，胃热炽盛，故用凉解里热法清泄阳明胃热。若邪入营分而见舌苔光绛，治当清营养阴，雷氏清热保津法加西洋参、北沙参、元参以清营泄热，滋养阴液。加洋参、沙参，旨在益气生津，以暑热既善伤津，又易耗气故也。

值得指出的是，雷氏所谓"暑温之证，较阳暑略为轻可"，我们应灵活看待。其实，暑温从其病邪性质来看，也属阳暑的病证，临床常以突现高热、烦渴、汗多等气分证候为多见，且传变迅速，易动风闭窍，病情危重者，每多见之。由是观之，雷氏以"温者热之渐，热乃温之极"，推论暑温较暑热为轻，未免机械、牵强。

【原文】伏天所受之暑者，其邪盛，患于当时；其邪微，发于秋后。时贤谓秋时晚发，即伏暑之病也。是时凉风飒飒，侵袭肌肤，新邪欲入，伏气欲出，以致寒热如疟，或微寒，或微热，不能如疟分清。其脉必滞，其舌必腻。脘痞气塞，渴闷烦冤，每至午后则甚，入暮更剧，热至天明得汗，则诸恙稍缓，日日如是，必要二三候外，方得全解。倘调理非法，不治者甚多，不比风寒之邪，一汗而解，温热之气，投凉则安。拟用清宣温化法，使其气分开，则新邪先解，而伏气亦随解也。然是证变易为多，其初起如疟，先服清宣温化法，倘畏寒已解，独发热淹绵，可加芦、竹、连翘，本法内之半夏、陈皮，乃可删去，恐其温燥之品，伤津液也。其舌苔本腻，倘渐黄渐燥渐黑渐焦，是伏暑之热，已伤其阴，于本法内可加洋参、麦冬、元参、细地治之。倘神识昏蒙者，是邪逼近心包，益元散、紫雪丹，量其证之轻重而用。倘壮热舌焦，神昏谵语，脉实不虚，是邪热归并阳明，宜用润下救津法治之。如年壮体强，以生军易熟军，更为有力。种种变证，务在临证之时，细审病之新久，体之虚实，按法用之，庶无差忒耳。

【阐释】本节论述伏暑的病因病机和证治。

伏暑是夏令感受暑湿之邪，至秋而发的一种伏气温病，又有称"晚发"者。

对于伏暑的成因，历代医家多有阐述。如吴鞠通说："长夏受暑，过夏而发者，名曰伏暑。"吴坤安也说："晚发者，长夏暑湿之邪，留伏于里，至新秋引动而发也。"雷氏的见解，与之相同。

因其邪伏部位不同，病情有轻重之异。若邪伏膜原者，其证寒热如疟，脘痞气塞，脉滞苔腻，雷氏所述的证候，即属于此种类型。但也有邪舍于营，一发即见神昏谵语、舌蹇肢厥、斑疹、舌绛、脉细数等症。诚如俞根初所说："邪伏膜原，而在气分者，病轻而浅；邪舍于营，而在血分者，病深而重。"必须指出，本病由于暑湿胶结，久伏体内，故邪之发也，犹如抽蕉剥茧，层出不穷，致病情缠绵难已，雷氏所谓"必要二三候外，方得全解""是证变易为多"，对此已有充分认识。

至于治法，雷氏根据有否兼夹表邪和邪之传变情况，随证立法，处方用药颇中肯綮，值得效法。但还须参合各家的经验，以进一步提高疗效，如邪发膜原或少阳三焦，亦可选用达原饮、蒿芩清胆汤之类；邪发营分，或气分之邪内溃营血，可用清营汤、犀角地黄汤之类；神昏谵妄者，安宫牛黄丸、紫雪丹、至宝丹亦可配入。总之，本病变化多端，治当随机应变，诚如雷氏所说："务在临证之时，细审病之新久，体之虚实，按法用之。"

论湿温

【原文】湿温之病，议论纷纷，后学几无成法可遵。有言温病复感乎湿，名曰湿温，据此而论，是病乃在乎春。有言素伤于湿，因而中暑，暑湿相搏，名曰湿温，据此而论，是病又在乎夏。有言长夏初秋，湿中生热，即暑病之偏于湿者，名曰湿温，据此而论，是病又在乎夏末秋初。细揆三论，论湿温在夏末秋初者，与《内经》秋伤于湿之训，颇不龃龉，又与四时之气大暑至白露，湿土主气，亦属符节，当宗夏末秋初为界限也。所有前言温病复感于湿，盖温病在春，当云温病夹湿，言素伤于湿，因而中暑，暑病在夏，当云中暑夹湿，皆不可以湿温名之。考其致病之因，良由湿邪踞于气分，酝酿成温，尚未化热，不比寒湿之病，辛散可瘳，湿热之病，清利乃解耳。是病之脉，脉无定体，或洪或缓，或伏或细，故难以一定之脉，印定眼目也。其证始恶寒，后但热不寒，汗出胸痞，舌苔白，或黄，口渴不引饮，宜用清宣温化法去连翘，加厚朴、豆卷治之。倘头痛无汗，恶寒身重，有邪在表，宜用宣疏表湿法加葛、羌、神曲治之。倘口渴自利，是湿流下焦，宜本法内去半夏，加生米仁、泽泻治之。倘有胫冷腹满，是湿邪抑遏阳气，宜用宣阳透伏法去草果、蜀漆，加陈皮、腹毛治之。如果寒热似疟，舌苔白滑，是为邪遏膜原，宜用宣透膜原法治之。如或失治，变为神昏谵语，或笑或痉，是为邪逼心包，营分被扰，宜用祛热宣窍法，加羚羊、钩藤、元参、生地治之。如撮空理线，苔黄起刺，或转黑色，大便不通，此湿热化燥，闭结胃腑，宜用润下救津法，以生军易熟军，更加枳壳，庶几攻下有力耳。倘苔不起刺，不焦黄，此法不可乱投。湿温之病，变证最多，殊难罄述，宜临证时活法可也。

【阐释】 本节论述湿温的成因和证治。

湿温的发病季节，雷氏认为是发于夏末秋初之时，这是比较符合临床实际的。但也有发于盛夏或深秋之际者，不可不知。

关于本病的病因病机，雷氏认为是由于"湿邪踞于气分，酝酿成温"，并赞同"长夏初秋，湿中生热，暑病之偏于湿者"。至于病变部位及临床表现，指出有在表、在膜原、在阳明胃腑，以及在营分等种种不同，强调"湿温之病，变证最多"，凡此对临床辨证均有一定参考价值。

在治疗上，分病位之浅深，病情之轻重。如邪在表，用宣疏表湿法；邪在膜原，用宣透膜原法；燥热结于胃腑，用润下救津法；邪逼心包，营分被扰，用祛热宣窍法。法如证立，药据法投。特别是宣透膜原法，本吴又可之达原饮而有化裁，治湿温邪遏膜原而见寒热如疟，舌苔白腻或浊腻，屡试有效。值得指出的是，历代论湿温者不乏其人，《薛生白湿热病篇》论之甚详，很切实用；吴鞠通《温病条辨》对湿温的证治，尤有阐发，特别是创制了不少治疗湿温的方剂，诸如三仁汤、茯苓皮汤、杏仁滑石汤、黄芩滑石汤、薏苡竹叶散等，疗效卓著。此外，王孟英《霍乱论》之连朴饮，也是治湿温的经世名方。因此必须兼参其他有关医籍和诸家经验，才能对本病的证治有全面的认识。

论秋燥

【原文】 推六气之中，燥金主气，自秋分而至立冬，喻嘉言以燥令行于秋分之后，所以谓秋不遽燥，确与气运相合也。沈目南云：《性理大全》谓燥属次寒，奈后贤悉谓属热，大相径庭。如盛夏暑热炎蒸，汗出溱溱，肌肉潮润而不燥也。深秋燥令气行，人体肺金应之，肌肤干槁而燥，乃火令无权，故燥属凉，谓属热者非矣。丰细玩之，诚非谬也。凡治初患之燥气，当宗属凉拟法。夫秋燥之气，始客于表，头微痛，畏寒咳嗽，无汗鼻塞，舌苔白薄者，宜用苦温平燥法治之。若热渴有汗，咽喉作痛，是燥之凉气，已化为火，宜本法内除去苏、荆、桂、芍，加元参、麦冬、牛蒡、象贝治之。如咳嗽胸疼，痰中兼血，是肺络被燥火所劫，宜用金水相生法去东参、五味，加西洋参、旱莲草治之。如诸证一无，惟腹作胀，大便不行，此燥结盘踞于里，宜用松柏通幽法治之。总而言之，燥气侵表，病在乎肺，入里病在肠胃，其余肝燥肾燥，血枯虚燥，皆属内伤之病。

【阐释】 本节论述秋燥的成因和证治。

秋燥是感受秋令燥邪而引起的外感病，以身热咽干、鼻燥、咳嗽少痰、皮肤干燥等为临床特征。

雷氏论秋燥，既继承了前人的理论，又有自己的看法，如对燥邪的属性，他推崇沈目南燥属次寒之说，而不赞同燥属温热的观点。于是对本病的治疗，主张"当宗属凉拟法"，初起采用苦温平燥法，与吴鞠通杏苏散立意相同，然方中桂枝辛热等味，究难恰合病情，不可浪用。至于燥热损伤肺络而出现咳嗽胸痛，痰中带血，所用金水相生法加减，虽有养阴润燥、清金保肺之作用，不若喻氏清燥救肺汤更为贴切。再则雷氏对热渴有汗，咽喉作痛，责之于"燥之凉气，已化为火"，亦嫌片面。在临床上，凉燥化热而见上述诸症者有之，然感受温燥而致者更为多见。我们认为本病的病因，从外因上来说，燥邪确有温、凉之分，故人受之，证情有寒温之异；更重要的是，与人体的体质亦有密切关系。同是感受燥邪，阳热之体得之，则邪从热化而成"温燥"，阴寒之体得之，则邪从寒化，而为"凉燥"。总之，临床分温燥与凉燥两大类型，是比较客观的，既有利于辨证，又有功于治疗。具体治法，可参喻昌《秋燥论》和吴鞠通《温病条辨》等有关论述，则更为全面。

此外，雷氏所说"燥气侵表，病在乎肺，入里病在肠胃"，阐明本病的病变重心，确有临床意义。

论冬温

【原文】昔贤谓冬应寒而反温，非其时而有其气，人感之而即病者，名曰冬温是也。其劳力辛苦之人，动作汗出，温气乘袭，多在于表；其冬不藏精之人，肾经不足，温气乘袭，多在于里。冬温虽发于冬时，然用药之法，与伤寒迥别。盖温则气泄，寒则气敛，二气本属相反，误用辛温，变证迭出矣。其证头痛有汗，咳嗽口渴，不恶寒而恶热，或面浮，或咽痛，或胸疼，阳脉浮滑有力者，乃温邪窜入肺经也，宜用辛凉解表法加连翘、象贝治之。口渴甚者，温邪入胃腑也，再加芦根、花粉治之。如或下利，阴脉不浮而滑，温邪已陷于里也，宜以清凉透邪法加葛根、黄芩治之。倘热势转剧，神气昏愦、谵语错乱、舌苔转黑者，不易治也，勉以祛热宣窍法治之，紫雪丹亦可用之。种种变证，不能尽述，须仿诸温门中之法可也。

【阐释】本节论述冬温的成因和证治。

冬温是感受冬令非时之暖的新感温病，与感寒即发的"伤寒"，在病因病机、临床表现上大相径庭，治法亦迥然有别。当用辛凉解表法以清透肺卫之邪，若寒温不辨，误用辛温发汗，不啻火上加油，热愈炽而阴受伤，变证迭出，此雷氏所以谆谆告诫者也。

本病的传变，与其他新感温病一样，一般是由卫而气而营而血，同时，也有逆传等变局。本节大略指出了本病的传变情况及其临床证候，并提示了治法，如邪在卫分，用辛凉解表法以清透肺卫之邪；邪入于胃而表邪未尽，原法加芦根、花粉治之；邪陷营分，内逼心包，用祛热宣窍法、紫雪丹之类。当然，冬温的病情变化也是多端的，更有变证、兼证等种种复杂情况，如初起可兼夹风寒而出现"寒包火"的证候，对此就不能单纯用辛凉解表法，必须兼解风寒，葱豉桔梗汤较为合适。又如冬温变证，治法有异于通常，陆子贤说："冬温初起，舌遽干，神便昏，烦热脉数，或吐或泄，此邪盛正虚，宜用《金匮要略》麦门冬汤加桑叶、地骨皮、鲜石斛、鲜菖蒲、鲜稻根等味，甘凉养胃。倘吐泻伤阳，无热，神迷多寐，脉软不食，宜用人参温胆汤，甘温和胃也。"此言胃阴胃阳素虚之人罹患冬温，初起即出现变证，不能以辛凉常法治之，所谓"证变药亦变"是也。总之，对于冬温的证治，尚须参阅诸家之说，集思广益，更要知其常而达其变，切勿胶柱鼓瑟，偏执一端。

论温瘟不同

【原文】温者，温热也，瘟者，瘟疫也。其音同而其病实属不同。又可《瘟疫论》中谓后人省"氵"加"疒"为瘟，瘟即温也，鞠通《温病条辨》统风温、温热、温疫、温毒、冬温为一例，两家皆以温瘟为一病，殊不知温热本四时之常气，瘟疫乃天地之厉气，岂可同年而语哉。夫四时有温热，非瘟疫之可比，如春令之春温、风温，夏令之温病、热病，长夏之暑温，夏末秋初之湿温，冬令之冬温，以上诸温，是书皆已备述，可弗重赘，而鞠通先生之书，其实为治诸温病而设也。

至于瘟疫之病，自唐宋以来，皆未详细辨论，迨至明末年间，正值凶荒交迫，处处瘟疫，惨不堪言，吴又可先生所以著《瘟疫论》一书，所谓邪从口鼻而入，则其所客，内不在脏腑，外不在经络，舍于伏脊之内，去表不远，附近于胃，乃表里之分界，是为半表半里，即《针经》所谓横连膜原是也。其初起先憎寒而后发热，日后但热而无憎寒，初得之二三日，其脉不浮不沉而数，头痛身疼，昼夜发热，日晡益甚者，宜达原饮治之。咸丰八载，至同治纪元，……吾衢大兵之后，继以凶年，沿门合境，尽患瘟疫，其时丰父子诊治用方，皆宗又可之法也。更有头面颈项，颊腮并肿者，为大头瘟；发块如瘤，遍身流走者，为疙瘩瘟；胸高胁起，呕汁如血者，为瓜瓤瘟；喉痛颈大，寒热便秘者，为虾蟆瘟（一名捻颈瘟）；两腮肿胀，憎寒恶热者，为鸬鹚瘟；遍身紫块，发出霉疮者，为杨梅瘟；小儿邪郁皮肤，结成大小青紫斑点者，为葡萄瘟。此皆瘟疫之证，与温病因时之证之药，相去径庭，决不能温、瘟混同而论也。因忆又可著书，正崇祯离乱之凶年；鞠通立论，际乾嘉昇平之盛世，一为瘟疫，一为温热，时不同而病亦异。由是观之，温病之书，不能治瘟疫，瘟疫之书，不能治温病。故凡春温、风温、温病、暑温、湿温、冬温，字必从"氵"；瘟疫、大头、疙瘩、瓜瓤、虾蟆、鸬鹚、杨梅、葡萄等瘟，字又从"疒"。温、瘟两字，判然不同，而况病乎？知我者，幸弗以丰言为河汉也。

【阐释】本节指出温病与瘟疫之不同。

雷氏认为，温病与瘟疫是有区别的。在病因上，"温热本四时之常气，瘟疫乃天地之疠气"，所谓"四时之常气"，即春之温，夏之暑，秋之湿或燥，冬之寒，其发病均与时令之气有关，而瘟疫乃感受疠气所致；并强调瘟疫有"沿门合境"、广泛传染和流行的特点，多发于"凶荒交迫"之年，显然与温病有别。雷氏上述看法，是继承了周扬俊、陆九芝等医家的观点。周扬俊尝谓："一人受之则谓之温，一方受之则谓之疫。"其间辨别的关键是在于"传染不传染耳"。当然，温病并非绝对不传染，只不过传染性较之瘟疫为弱，这点亦需要明确。由此可见，吴又可温、瘟不分的观点是不够妥当的，雷氏的批评不无道理。

至于雷氏所说的"温病之书，不能治瘟疫；瘟疫之书，不能治温病"，未免失之于偏。事实上，温疫专著如吴又可的《温疫论》，其中不少理、法、方、药是同样适合温病的，如达原饮之治邪客膜原证，不仅温疫宜之，温病中的湿温、伏暑等证，亦常用之；反之，温病专著如《叶香岩外感温热篇》，其诊察方法（如辨舌、验齿、察斑疹、白痦等）、辨证纲领和治疗法则，对瘟疫的诊治，同样有着指导作用。所以，在实际运用时，不能将温病与瘟疫的著作截然分割，应该相互参考，融会贯通。

附：治法选录

辛温解表法

治春温初起，风寒寒疫，阴暑秋凉等证。

防风一钱五分　桔梗一钱五分　杏仁（去皮尖，研）一钱五分
广陈皮一钱　淡豆豉三钱

加葱白五寸煎。

凉解里热法

治温热内炽，外无风寒，暑温及冬温之证。

鲜芦根五钱　大豆卷三钱　天花粉二钱　生石膏四钱　生甘草六分

新汲水煎服。

清热解毒法

治温毒深入阳明，劫伤津液，舌绛齿燥。

西洋参三钱　大麦冬（去心）三钱　细生地三钱　元参一钱五分　金银花二钱　连翘（去心）二钱

加绿豆三钱，煎服。

劫热息风法

治温热不解，劫液动风，手足瘛疭。

大麦冬（去心）五钱　细生地四钱　甘菊花一钱　羚羊角二钱　钩藤钩五钱

先将羚羊角煎一炷香，再入诸药煎。

祛热宣窍法

治温热、湿温、冬温之邪，窜入心包，神昏谵语，或不语，舌苔焦黑，或笑或痉。

连翘（去心）三钱　犀角一钱　川贝母（去心）三钱　鲜石菖蒲一钱

加牛黄至宝丹一颗，去蜡壳化冲。

辛凉解表法

治风温初起，风热新感，冬温袭肺咳嗽。

薄荷一钱五分　蝉蜕（去足翅）一钱　前胡一钱五分　淡豆豉四钱　瓜蒌壳二钱　牛蒡子一钱五分

煎服。如有口渴，再加花粉。

清凉透邪法

治温病无汗，温疟渴饮，冬温之邪内陷。

鲜芦根五钱　石膏（煨）六钱　连翘（去心）三钱　竹叶一钱五分　淡豆豉三钱　绿豆衣三钱

水煎服。

清热保津法

治温热有汗，风热化火，热病伤津，温疟舌苔变黑。

连翘（去心）三钱　天花粉二钱　鲜石斛三钱　鲜生地四钱
麦冬（去心）四钱　参叶八分

水煎服。

清凉荡热法

治三焦温热，脉洪大而数，热渴谵妄。

连翘（去心）四钱　西洋参二钱　石膏（煨）五钱　生甘草八分　知母（盐水炒）二钱　细生地五钱

加粳米一撮，煎服。

润下救津法

治热在胃腑，脉沉实有力，壮热口渴，舌苔黄燥。

熟大黄四钱　元明粉二钱　粉甘草八分　元参三钱　麦冬（去心）四钱　细生地五钱

流水煎服。

清凉透斑法

治阳明温毒发斑。

石膏（煨）五钱　生甘草五分　银花三钱　连翘（去心）三钱　鲜芦根四钱　豆卷（井水发）三钱

加新荷钱一枚，煎服。如无，用干荷叶三钱亦可。

通利州都法

治火泻、湿泻，湿热痢疾。

白茯苓三钱　泽泻一钱五分　苍术（土炒）八分　车前子二钱　通草一钱　滑石（飞）三钱　苦桔梗一钱

河水煎服。

清凉涤暑法

治暑温暑热，暑泻秋暑。

滑石（水飞）三钱　生甘草八分　青蒿一钱五分　白扁豆一钱　连翘（去心）三钱　白茯苓三钱　通草一钱

加西瓜翠衣一片入煎。

祛暑解毒法

治暑毒烦热赤肿，身如针刺。

茯苓三钱　制半夏一钱五分　滑石（水飞）三钱　粉甘草五分
参叶六分　黄连八分　银花三钱　连翘（去心）三钱

加绿豆衣三钱，煎服。

却暑调元法

治暑热盛极，元气受伤。

石膏（煨）四钱　滑石（水飞）三钱　白茯苓三钱　制半夏一钱
东洋人参（或用西洋人参）二钱　麦门冬（去心）二钱　粉甘草六分

加粳米一撮为引。

清离定巽法

治昏倒抽搐，热极生风之证。

连翘（去心）三钱　竹叶一钱五分　细生地四钱　元参三钱
甘菊花一钱　冬桑叶三钱　钩藤钩四钱　宣木瓜一钱

井华水煎服。

芳香化浊法

治五月霉湿，并治秽浊之气。

藿香叶一钱　佩兰叶一钱　广陈皮一钱五分　制半夏一钱五分
大腹皮（酒洗）一钱　厚朴（姜汁炒）八分

加鲜荷叶三钱为引。

金水相生法

治疰夏眩晕神倦，呵欠烦汗，久咳肺肾并亏。

东洋参三钱　麦冬（去心）三钱　五味子三分　知母一钱五分
元参一钱五分　炙甘草五分

水煎，温服。

宣透膜原法

治湿疟寒甚热微，身痛有汗，肢重脘懑。

厚朴（姜制）一钱　槟榔一钱五分　草果仁（煨）八分　黄芩

（酒炒）一钱　　粉甘草五分　　藿香叶一钱　　半夏（姜制）一钱五分

加生姜三片为引。

甘寒生津法

治瘅疟独热无寒，手足热而欲呕。

大生地五钱　　大麦冬（去心）三钱　　连翘（去心）三钱　　竹叶一钱五分　　北沙参三钱　　石膏（煨）四钱

加蔗浆、梨汁每一盏冲服。

清宣温化法

治秋时晚发之伏暑，并治湿温初起。

连翘（去心）三钱　　杏仁（去皮尖，研）二钱　　瓜蒌壳三钱　　陈皮一钱五分　　茯苓三钱　　制半夏一钱　　甘草五分　　佩兰叶一钱

加荷叶二钱为引。

宣疏表湿法

治冒湿证，首如裹，遍体不舒，四肢懈怠。

苍术（土炒）一钱　　防风一钱五分　　秦艽一钱五分　　藿香一钱　　陈皮一钱五分　　砂壳八分　　生甘草五分

加生姜三片，煎服。

苦温平燥法

治燥气侵表，头微痛，畏寒无汗，鼻塞咳嗽。

杏仁（去皮尖，研）三钱　　陈橘皮一钱五分　　紫苏叶一钱　　荆芥穗一钱五分　　桂枝（蜜水炒）一钱　　白芍（酒炒微焦）一钱　　前胡一钱五分　　桔梗一钱五分

水煎，温服。

松柏通幽法

治燥结盘踞于里，腹胀便闭。

松子仁四钱　　柏子仁三钱　　冬葵子三钱　　火麻仁三钱　　苦桔梗一钱　　瓜蒌壳三钱　　薤白头八分　　大腹皮（酒洗）一钱

加白蜂蜜一调羹冲服。

《温热逢源》

精华探讨

《温热逢源》为清代医家柳宝诒所撰。柳氏，字谷孙，号冠群，江苏江阴人，生于道光二十二年（1842），卒于光绪二十七年（1901），为晚清一代名医。是书于伏气温病最有发挥，尝博征前朝诸医家伏气说精义，参合数十年临证深切体验，对伏气温病的病因、病机、辨证和治疗进行了深入的阐述，为伏气温病学说的完善和发展做出了重要贡献。

伏气温病理论，系晋王叔和演绎《黄帝内经》有关内容首先提出的。由于王氏所提出的"邪伏肌肤"说于理不合，从而遭到了后人的非议，引起了人们对整个伏气说的怀疑。迨至柳氏所处的晚清时代，出现了视伏气为异说，"茫然不知伏气为何病"的局面。面对此景，不少医家愤然而起，专题发论，极力维护伏气说，如蒋问斋的《医略十三篇》、叶子雨的《伏气解》、刘吉人的《伏邪新书》、雷少逸的《时病论》等均有一定影响；但贡献最大的，允推柳宝诒的《温热逢源》。兹择其精而要者，略述如次。

一、论病机，突出正虚寒侵，邪伏少阴

《温热逢源》首列《黄帝内经》有关伏气条文，并做了精当的串解。谓《素问》"冬伤于寒，春必病温""藏于精者，春不

病温"，明言伏气发温之病，惟冬伤于寒故病温，冬不藏精故受寒，说明冬伤寒是春病温之由，而冬不藏精又是受寒之由。由此推论，"伏温之邪，冬时之寒邪也，其伤人也，本因肾气之虚，始得入而据之"。既强调外因之寒，更突出内因正气（肾之精气）对发病的主导作用。从而对寒邪之所以能伏于少阴、之所以能郁伏而发等千古难题，进行了深入的阐述。

论寒邪之伏，柳氏认为"邪之初受，盖以肾气先虚，故邪乃凑之，而伏于少阴"，指出了其主要原因在于少阴肾之虚。至虚之处，便是容邪之所。少阴肾之精气虚馁，寒邪乘虚侵入，所入之邪又借虚而蕴伏立足，少阴肾自成容邪之地。同时，柳氏还引证临床体验，为邪伏少阴说提供依据，指出伏寒病变，证多险恶，变乱迭出，唯有伏蛰少阴，深藏内溃，方有此象，倘在皮肤肌腠，其病必轻，绝无险危证。柳氏此论，较之邪伏肌肤、伏肌骨、伏膜原和伏骨髓诸说，既有理论上的圆满解释，又有临床实践的确实印证，因此很快被多数医家所接受，并有效地指导着临床诊治。

寒邪之所以能郁伏而发，是因伏邪之发，需借助于人体正气的充盈鼓荡，以及时气的舒展苏达。柳氏尝云，伏温之邪，"其乘春阳之气而外达也，亦以肾气暗动，始能鼓邪化热而出"。冬令主藏，精气内蛰，更因有所亏损，无力奋起抗邪，必待来年，随时令阳气升动，脏气舒达，方能得以外发。

那么，所伏之寒何以初则人无所觉？柳氏说："凡风从时令王方来者为正邪，从冲后来者为虚邪。冬以寒为正邪，故中于人也令人不觉。"细味柳氏原意，正邪即时令之邪，如春之风温，夏之暑邪，秋之燥邪，冬之寒邪。寒为冬令主气，冬时寒邪侵入，即为正邪。冬寒人以为常，故其侵也人多不觉。倘遇虚体，邪气直驱，便伏藏于至虚之处。

邪侵机体，是否发病，取决于正邪两方面的因素。邪的重轻，正的盛衰，在发病中起着直接的作用。一般认为，正邪斗争的结果，有即病与不病两种状况。除此，实则尚有邪气隐伏过时而发这一现象。正盛邪轻，邪不敌正，自然溃退；正衰邪重，或正盛邪实，均可即时发病。唯有微邪作用于弱体时，邪微不足以致害，体弱不足以抗争，邪气得以潜藏隐伏，在体内与正气保持暂时的平衡，而不表现临床症状，故人多不觉。即如《黄帝内经》所说"正邪者，身形若用力，汗出腠理开，逢虚风，其中人也微，故莫知其情，莫见其形"，但这种平衡是暂时的。随着时日的迁延，正邪双方的力量一定会发生变化，这种平衡状态终究会被打破，导致病变的发生；且郁之愈久，发之愈剧，一朝卒发，势不可当，险证丛生。柳氏说的寒伏少阴过时而发的机制，或在于此。

对于柳氏力主的伏寒化温说，一直多有异议，且有被视为糟粕而否定的可能。柳氏立论的着眼点在于"化温"，意在强调与伤寒和新感温病的区别。虽因于寒，但迫发病，邪已温化，就非同一般伤寒，两者病证，一寒一温，相为对峙。既是寒郁化温，病邪由里外发，就非一般新感，两者传变，表里出入，大相径庭。《温热逢源》特设"论温病与伤寒病情不同治法各异"和"论伏气发温与暴感风温病原不同治法各异"两节，谆谆于其间之别，书中所出标题，均冠"伏温"二字，其意甚彰。

同时，柳氏并不囿于冬寒春温这一伏寒化温现象，而是跳出了冬春的时间界限，以病邪的久伏与否来区分新感伏邪。尝谓感受寒邪，"随时而发者为伤寒，……久伏而发者为温病""无论冬夏，凡有伏邪，均可发为温病"。既本王氏旧说，又有自己新见。我们在评价其伏气温病学术思想时，不能忽视这一点。

此外，柳氏在阐述伏寒化温机制时，既强调了正虚邪侵，突出正气在发病中的主导作用，又注意到时令对发病的影响。综其所述，病邪因正虚而侵入、隐伏，邪伏更伤正，降低了机体的防御机能，春夏阳气的升动，为潜在的病邪化温外发，提供了有利的条件。这些都是符合中医发病学理论的，应当予以充分肯定。

二、论病证，强调伏温外发，变化险多

伏温之发，最大的病理特点是由里出表，变证险多。常以少阴为据点，或出三阳，或走肺胃，或陷厥阴，或窜太阴，或结少阴，"路径多歧，随处可发"。

邪出三阳，表明肾气已臻充盛，尚能鼓邪外出，此证为顺。即如柳氏所说："其最顺者，邪不留恋于阴，而径出于三阳。"三阳见证，大都是在里热炽盛基础上兼见的，由于热自内发，通常有发热、口渴、溲赤、尺肤热诸内热证。明此，对临床正确施治是有裨益的。

邪走肺胃，咎在内有积滞，使邪得附着，不能外达。柳氏说："若中焦夹有形食积浊痰，则邪热蕴蒸，每每乘机入胃，热结于中。"其证烦渴多汗，狂谵脉洪；或齿垢唇焦，神昏谵语，苔焦黄，脉沉实，有甚于伤寒阳明证，最要"认证清楚"。肺为贮痰之器，伏温上炎，"痰得热更胶黏，热附痰而热愈留恋"，为咳为喘，胸胁闷痛，痰秽如脓，咳红带血，见证既烈且杂，非单纯痰证、热证可比。

邪发三阴，或因伏寒化热，邪热燎原，或因正虚不能鼓邪，内蕴作乱，其证为逆。

邪从热化，充斥内外，易溃厥阴，若厥阴本虚，更易陷入。其证神昏谵语、烦躁不寐或抽搐蒙痉、昏眩直视、循衣摸床。夹痰涎则蒙闭不语，夹蓄血则狂言无序。又有邪热内结，而外证反无热象，肢厥肤冷，脉涩数不畅的，乃邪陷厥阴热深厥深之重证。

太阴为湿土之脏，邪陷之每多引动脾湿。柳氏说："伏气既动，则热自内发，蒸动湿邪，与伏温之热混合。"不速图治，则

邪气漫无出路，或发黄，或腹满肢肿，或呕恶，或泻利，种种见证，尤甚于湿温，宜乎加意辨察。

伏邪既易伤阴，又能伤阳，肾阳先拔，邪机冰伏，及其发也，每见半化半伏、欲达不迭之证，柳氏谓有"外面热象炽盛，或已见昏谵痉厥之候，而少阴之伏邪尚有未经化热，仍留滞于阴分者"。既化已达的邪热借正虚而鸱张，燔灼燔烈，未化难达的邪气借正虚而羁绊，内陷深伏。此等证情，颇为险重。

同时，伏温最多兼夹，或外夹风、寒、暑、湿各新感为病，或内兼郁气、痰饮、食积、瘀血诸宿疾作祟，只有预先明识伏邪之本，方不为兼夹杂证所欺。如兼外感，引动伏气，证之初起，但见新感，往往经解表，表证略减，而里热转甚，变证百出，最眩眼目，若非胸有成竹，临证必致慌张无措。

伏温病证的变乱不一，集中反映于脉象的搏动无常和舌苔的层出不穷。柳氏尝云，伏温达于肺胃的，右脉见大；郁于少阴或连及厥阴的，弦数多见于右。邪机深伏，脉多郁涩不迭，细而不鼓，待邪热外达，始见浮大。又邪热郁极，可以自发，细弱之脉，倏然可变浮大弦数。伏温之苔，因邪在少阴，不涉胃腑，故病初多无异，即或邪热已剧，仍可不见有异变。但追邪及胃腑，则变苔迭出，往往可有"舌之淡白者，倏变而灰黑干绛"。邪热在胃，常夹宿垢，宿垢最不易清，故苔亦不易退。内蕴之邪通常不能一齐透达，发亦无定程，故苔也随变，即如王孟英所说"如抽蕉剥茧，层出不穷"。

伏温证情凶猛，主要表现在病程中很快即现高热、神昏、出血、惊厥诸里热炽盛证。这些现象，倘按由卫而气、自营而血的新感温病传变规律，就很难解释。近人多用邪毒盛来概括，也有以伤寒直中喻温病也有直中，虽均有一定道理，但其病初，除里热炽盛外，还表现出肾之阴精伤耗的现象，只有用伏气说才能得到较满意的解释。这种特殊的病理变化和临床表现，是伤寒所无，也是新感温病所不具，独伏气温病有之。伏气温病之理论，值得深入研究。

三、论治疗，注重泻热逐邪，顾阴扶阳

基于伏温邪自内发，病初"外虽微有形寒，而里热炽甚"，故柳氏主张泻热以逐邪；邪热内燔，最易伤阴，又当"步步顾其阴液"。若寒邪内蕴，伤及肾阳，无力托邪外达，则予助阳扶正。这是总的治疗原则。

论伏温初发证治，柳氏推崇"黄芩汤加豆豉、元参为至当不易之法，……凡温邪初起，邪热未离少阴者，其治法不外是"。盖黄芩汤为清泄里热专剂，豆豉用以宣发少阴伏邪，元参能补肾阴，且泄且透，又兼养阴，充分体现了其治疗伏气温病的学术主张。

邪既宣导，里热毕露，即径"以清泄里热为主"。清泄之用，内涵深广，柳氏常通过攻下、清营、凉血以取效，如论攻下，"温热病热结胃腑，得攻下而解者，十居六七"，宜大黄辈攻下泄热。俗医用大黄，每多拘泥于燥屎，柳氏指出，在温病，热结于胃，粪多酱色而溏，尤其是膏粱之体，热蕴日久，粪如污泥，而仍不结为燥栗者；又有热势已重，渴饮频多，或用清泄之剂，因而便泄稀水，坚粪不行，而成旁流者。且伏温夹滞之证，便常溏如烟膏霉浆，或一节燥一节溏，最多滞连，往往有停一两日再行，有行至五六次，多至十余次者。因此，既不可拘于燥屎，又不可拘于一两次通下便行即止，全看病情如何，定下与否，以邪热去尽为度。如治徐声之案，承气与养阴清泄剂间进，先后服承气八剂，行宿垢溏黑便十余次，邪热始得渐松，神识始渐清朗。事后柳氏感慨道："假使攻下一两次后，即畏其虚而疑不能决，则其险有不堪设想者。"由此也可见，其治伏气温病用下，继承了吴又可治温疫用下的经验。

又如对清营、凉血法的运用，伏温外窜，发为斑疹喉痧的，清营泄热，尤其是烂喉丹痧，"初起即宜大剂清营解毒"。用药如鲜生地、丹皮、金银花、元参等。伏温内燔，阴血扰动，而见诸出血证的，凉血以泻热。柳氏说："邪重者，宜凉血泄邪，如犀、地、栀、丹、金银花、连翘、茅根、侧柏之类；血虚者，宜养血泻热，如地、芍、栀、丹、阿胶、元参之类，总以凉阴泻热为主脑。""凉阴泻热"一语，道出了伏温在营血的证治要诀。叶天士神犀丹、余师愚清瘟败毒饮均有卓效，可以配合运用。

至于顾阴，逐邪、泻热即寓其意。邪热蠲清，则烁阴之根除，阴津自保，否则，留得一分邪热，即耗一分阴津，徒补无益。故治法主张分两步，先是"为热邪寻出路"，使其外泄，不致蕴内损阴，后乃"照顾正气"，予以扶正。"扶正之法，在温病以养阴为主"。尝以生地滋肾阴，白芍养肝阴，石斛养胃，沙参润肺，麦冬益心。对西洋参更是倍加推崇，谓其甘凉养津，施于温热伤阴者，最为合宜。综观其诊治，顾养阴津思想贯穿始终，纵伏温初起，亦应看到肾精暗耗和伏温易于化燥伤阴的特点，即用元参滋养，这是其治疗伏温的一大特色。

柳氏治疗伏温的另一特色，是温阳扶正以鼓邪外出。尝谓肾阳虚馁，邪郁少阴，"每有半化半伏、欲达不达之证"，就所现热象论，已有热扰三阴之险，清泄之药不容缓，而内伏之邪，又以肾气内馁，不能化达，温阳托邪，尤为急务。昔嘉言子治此证，常以仲景麻黄附子细辛汤及麻黄附子甘草汤温阳透托，增入生地育阴扶正，深为柳氏服膺，尝赞云："非此大力之药，则少阴之沉寒安能鼓动？"其治金石如案，"新感引动伏邪，而肾阳先馁，不能托邪化热，故邪机冰伏不出；其已化之热，内陷厥阴，欲作痉厥，证情极为险重"，师法嘉言而变其制，拟用麻黄制豆豉，附子制大生地，桂枝制白芍，合人参、牛膝、元参、黄芩、羚羊角、生牡蛎等味出入，一面泻热逐邪，一面温阳扶正，使少阴之气，得扶助而舒伸，已化未化之邪，乘肾气之动，一齐外达，遂得转危为安。此等经验，最能启人思路，值得玩味再三。

最后还值得指出的是，柳氏的伏气温病观，即使在今天，仍有一定的应用价值。近代研究发现，不少急性传染病的发病和传变规律，与伏气温病颇相类似。有人认为，"流行性出血热乃是一种典型的少阴伏气温病。其发热期的卫分或气分证是少阴伏热外发于太阳或三阳的表现，其低血压期则表现出少阴阳气虚馁不能托邪外出而内陷的逆证，其多尿期由于少阴精气的损伤呈现肾虚的表现，而其病变重心的出血与少尿则是少阴伏热动血劫阴的本相毕露"。近人治疗本病，也体会到初起即"清里热养阴精"的重要性，主张用大剂黄芩、石膏、山栀、金银花、大青叶以清热，生地、元参、麦冬、石斛以滋养。同时还注意到攻下法的运用，根据病情，配用大黄等味，攻下以泻热，从而使病变阻断，病程缩短，收到了良好的效果。东海县人民医院等单位以中西医结合治疗本病 168 例，治愈率达 96.43%，其中中药治疗，发热期清热解毒、通泄二便，用鲜生地、鲜茅根、土牛角、金银花、丹皮、栀子、大青叶、滑石、通草、枳实、大黄、车前子；低血压期上法加益气养阴，用鲜生地、广角、赤芍、丹皮、紫草、枳实、大黄、西洋参、麦冬、五味子、车前子、竹叶；少尿期凉血化瘀、养阴攻下，用丹皮、桃仁、广角、元参、赤芍、麦冬、竹叶、大黄、丹参、鲜生地、元明粉、车前子、川连；多尿期滋肾固摄，用党参、熟地、山药、天麦冬、覆盆子、益智仁、菟丝子、巴戟天、扁豆、玉竹。其治疗过程，在清泄、滋养的基础上，还根据柳氏的理论，采用通下，视其证情轻重，少则三剂，多则十数剂，直至有形实邪或无形郁热泄尽为止，故收效也著。又有人以竹叶石膏汤为主，治疗本病 32 例，均于 7～18 天内痊愈。基本方：淡竹叶、粳米各 15 克，生石膏 30 克，法半夏

10克，党参、麦冬各12克。发热期去党参，重用生石膏；有卫分证加金银花、连翘；口渴加天花粉、生地、石斛。低血压期重用党参或人参，加五味子；斑疹加丹皮、赤芍、水牛角。多尿期加山药、五味子、益智仁、覆盆子、菟丝子、桑螵蛸；肾阳虚加附、桂。恢复期选用玉竹、黄精、山药；气虚加黄芪，血虚加当归、熟地。纵观其治，自始至终顾及正气，虽然邪热作祟，但党参、麦冬、肉桂、附子，权证选用，切实地验证了柳氏理论的正确。举此数端，可窥柳氏伏气温病观的重要现实意义。这也正是今天所要整理、继承并发扬光大的。

原著选释

论温病与伤寒病情不同治法各异

【原文】冬月伤寒，邪由皮毛而入，从表入里，初见三阳经证，如太阳病，则头项强痛而恶寒之类。三阳不解，渐次传入三阴。其中有留于三阳，而不入三阴者；有结于胃腑，而不涉他经者；亦有不必假道三阳，而直中三阴者。凡此伤寒之症，初起悉寒邪见象，迨发作之后，渐次化热内传，始有热象。故初起治法，必以通阳祛寒为主，及化热之后，始有泄热之法。此伤寒病之大较也。若夫温病，乃冬时寒邪，伏于少阴，迨春夏阳气内动，伏邪化而为热，由少阴而外出。如邪出太阳，亦见太阳经证，其头项强痛等象，亦与伤寒同。但伤寒里无郁热，故恶寒不渴，溲清无内热；温邪则标见于外，而热郁于内，虽外有表证，而里热先盛，口渴溲黄，尺肤热，骨节疼，种种内热之象，皆非伤寒所有。其见阳明、少阳，见证亦然。初起治法，即以清泄里热，导邪外达为主。与伤寒用药，一温一凉，却为对待。盖感寒随时即发，则为伤寒，其病由表而渐传入里，寒邪郁久，化热而发，则为温病，其病由里而郁蒸外达。伤寒初起，决无里热见证；温邪初起，无不见里热之证。此伤寒、温病分证用药之大关键。临证时，能从此推想，自然头头是道矣。

【阐释】本节论述伏气温病与伤寒的区别。

伏气温病与伤寒的区别，元·王安道在《医经溯洄集》中有较为明确的论述，"伤寒感于霜降以后春分以前，寒邪在表，闭其腠理，非辛甘温之剂不足以散之……温病热病后发于天令暄热之时，怫热自内而达于外，郁其腠理，无寒在表，非辛凉或苦寒或酸苦之剂不足以解之"。柳氏继承和发展了王氏等医家的观点，对伏气温病与伤寒的区别，从病机、传变、临床症状和治疗法则等方面做了更为全面、深刻的阐述。我们体会，其辨别的方法，必须以临床症状为依据，特别是要辨清初起阶段两者的不同表现。柳氏指出，"伤寒里无郁热，故恶寒不渴，溲清无内热；温邪则标见于外，而热郁于内，虽外有表证，而里热先盛，口渴溲黄，尺肤热，骨节疼，种种内热之象，皆非伤寒所有"。由此可见，"里热先盛"是伏气温病初起的病理特点，也是与伤寒鉴别的着眼点。正因为寒温有异，故在治法上，伤寒初起，当辛温解表；温病初起，即宜清泄里热。明乎此，可谓得其辨治之要领矣。

论伏气温病与新感温病有别

【原文】冬时伏邪，郁伏至春夏，阳气内动，化热外达，此伏气所发之温病也。《内经》云：冬伤于寒，春必病温。又云：凡病伤寒而成温者，先夏至日为病温，后夏至日为病暑。《难经》云：伤寒有五，有温病，有热病。《伤寒论》云：太阳病，发热而渴，不恶寒者，为温病。凡此皆指伏邪所发之温病言也。另有一种风温之邪，当春夏间感受温风，邪郁于肺，咳嗽发热，甚则发为痧疹。《内经》所谓风淫于内，治以辛凉。《叶香岩外感温热篇》所谓温邪上受，首先犯肺者，皆指此一种暴感风温而言也。伏气由内而发，治之者以清泄里热为主。其见证至繁且杂，须兼视六经形证，乃可随机立法。暴感风温，其邪专在于肺，以辛凉清散为主；热重者，兼用甘寒清化。其病与伏气温病之表里出入，路径各殊，其治法之轻重深浅，亦属迥异。近人专宗叶氏，将伏气发温之病置而不讲，每遇温邪，无论暴感伏气，概用叶氏辛凉轻浅之法，银翘、桑菊，随手立方，医家病家，取其简便，无不乐从。设有以伏气之说进者，彼且视为异说，茫然不知伏气为何病。嗟乎！伏温是外感中常有之病，南方尤多，非怪证也。其病载在《内经》《难经》《伤寒论》诸书，非异说也。临证者，竟至茫然莫辨，门径全无，医事尚堪问哉！

【阐释】本节论述伏气温病与新感温病的区别。

温病有新感与伏气之分。论伏气者，肇自《黄帝内经》，历代医家如王叔和、李东垣、赵养葵、俞根初、喻嘉言辈，均有发挥；新感温病由明代医家汪石山首先提出，清·叶天士、吴鞠通等温病学家着力阐扬，使新感温病理论自成体系，影响所及，大大超过了伏气学说，以至于后世有些医家"将伏气发温之病，置而不讲"，概用辛凉轻浅之法，治疗伏气温病，从而影响了疗效。柳氏有鉴于此，指出新感温病"与伏气温病之表里出入，路径各殊，其治法之轻重深浅，亦属迥异"。在临床上，温病在病邪传变和病情变化上，确有新感与伏气两大类型，一般说来，前者病邪先伤于肌表，渐次传里，有卫气营血的传变规律；后者必从里发，自内达外，证情凶险错杂。故在治法上，新感温病当先辛凉轻解；伏气温病即宜清泄里热。明确温病有上述两大类型，这对全面认识、正确掌握其辨证和治疗是大有裨益的。当然，如同辨别伤寒与温病一样，区分新感还是伏气，也是以临床症状为依据的。

论邪伏部位

【原文】喻西昌《尚论后篇》专论伏气发温之病，分为三例：以冬伤于寒，春必病温为一例，谓寒邪之伏于肌肤者；以冬不藏精，春必病温为一例，谓寒邪之伏于骨髓者；以冬不藏精，冬伤于寒为一例，谓内外均受邪，如伤寒两感之证。以此三例，鼎立三纲，分途施治，恰与《伤寒论》之太阳病之风伤卫、寒伤营、风寒两伤营卫之三例，前后相符。此喻氏得意之笔也。盖喻氏天才超越，笔力清卓，每有议论，无不力破余地；而有意为文，每每虚立门面，创议论以助我波澜，在作文则为高手，而说理则未必皆能精确矣。即如伏气发温之病，惟冬伤于寒故病温，惟冬不藏精故受寒。其所受之寒，无不伏于少阴，断无伏于肌肤之理。其肾气未至大虚者，倘能鼓邪外达，则由少阴而达太阳，病势浅而轻。若肾虚不能托邪，则伏于脏而不得外出，病即深而重。同此邪，同此病，证有轻重，而理原一贯，无三纲之可分也。

……

《经》曰：冬伤于寒，春必病温。又曰：冬不藏精，春必病温。分而言之，则一言其邪之实，一言其正之虚。合而言之，则惟其冬不藏精，而肾气先虚，寒邪乃得而伤之。语势虽若两平，其义原归一贯也。喻氏以冬伤于寒，与冬不藏精，又以既不藏精更伤于寒，分立三纲，各为证治。试思如果冬不藏精，别无受寒之事，则其病为纯虚，与温病何涉？

【阐释】此二节从批驳喻氏伏邪论入手，阐明邪伏少阴的主张。

《素问·生气通天论》云："冬伤于寒，春必温病。"《金匮真言论篇》云："藏于精者，春不病温。"二语虽分散于两篇，但就其内容实质而言，均同论伏邪。合析齐观，可得知正邪两方面因素与伏气温病发病的关系。后人论伏邪，均本此而阐发。喻嘉言将伏气发病，分冬伤于寒、冬不藏精和既伤于寒又不藏精三例，谓与伤寒风伤卫、寒伤营和风寒二伤营卫相符，未免牵强，故柳氏谓其"说理则未必皆能精确"，允称至当之评。

柳氏审谛经文原旨，参合临证体验，强调冬伤于寒和正气内虚是伏温发病的两大要素，宜乎合观，不能割裂。所云"伏气发温之病，惟冬伤于寒故病温，惟冬不藏精故受寒"，正是彰明此义。

柳氏认为，经文所指的精，即肾精，所谓藏于精，指肾能藏精，故邪不能入，而体自安和。若肾精虚馁，不能御敌，则邪得入于"至虚之所"，所入之邪，又借虚而蕴伏立足，遂发为伏气温病。

与此同时，柳氏还从伏温临床特征来印证邪伏少阴的观点。盖伏温所现病证，常随少阴肾虚之程度为转移。若肾气未至大虚，尚能鼓邪外出，使之透达于三阳，每见三阳证候，相对地说来，病势较为轻浅；若肾精虚馁，托邪无力，则邪伏于脏而不得外出，多见三阴特别是少阴肾虚（包括阴虚和阳衰）证候，病即深而重。立论本乎实践，言之凿凿可信，从而确立了邪伏少阴的观点，影响甚为深远。

论伏温初发之舌脉

【原文】温病之脉，前人谓右脉反大于左，此指邪热之达于肺胃者言也。尝有伏温初发，其邪热郁于少阴，或连及厥阴，而弦数之脉，遂见于左手关尺两部者甚多。更有邪机深伏，郁湮不达，病象颇深，而脉象转见细弱不鼓之象，逮托邪化热，脉始渐见浮硬。此由肾气先亏，不能鼓邪外达，故脉象如此，其证必非轻浅。总之，伏温外发，必从经气之虚处而出，初无一定路径，所谓邪之所凑，其气必虚也。《难经》云："温邪行在诸经，不知何经之动。"此语空灵活泼，最合病情。盖其行动，初无一定之径，外见无一定之证，故其脉亦无一定之脉。至舌苔之色，必邪在胃中蒸郁，其浊气乃上熏而生苔。若邪伏阴经，不涉胃腑，则虽邪热已剧，仍不见有舌苔也。舌本为心脾营气所结，故营分有热，舌底必绛；心火亢盛，舌尖必红。然邪深伏下焦，而舌底不见紫绛者，间亦有之。迨邪热郁极而发，脉之细弱者，忽变而浮大弦数；舌之淡白者，倏变而灰黑干绛，则势已燎原，不可响迩。至此而始图挽救，恐热邪炽盛，脏腑枯烂，虽有焦头烂额之客，而已无及矣。故视病者，必细察见证，再合之色脉，乃有把握。若徒执脉象、舌苔，而求病之寒热、浅深，则误者多矣。诒阅历多年，确知伏温初起，凡病邪极深者，脉与证较多不合，其故皆由邪气深伏，不易表见于外。视病者为其所惑，必多误治，故特表而出之，庶学者知所审择焉。

【阐释】本节以舌脉为例，论证伏温病证的变乱不一。

伤寒和新感温病的舌苔脉象变化，多与病证的轻重相应。一般而言，病邪由表入里，病证由轻而重，舌苔也随之由白转黄，由薄转厚；舌质从淡而红，由润而干；脉象也有浮洪弦沉细的相应变化。伏气温病则不然，伏温外发，发无定程，症多变乱。就脉象论，有弦数之脉见于左手关尺的，以邪热郁于少阴，连及厥阴故；有初病即细弱涩滞的，以邪机深伏，郁湮脉道故。就舌象论，邪发之初，不涉胃腑，苔常无殊；营分有热，质先见红。邪达胃腑，多夹宿垢，则浊腻厚实之苔倏生而不易退。伏邪不能一齐达胃，常伏一层透一层，故恒多变苔。对此王孟英曾有精论，堪与柳氏之论相辉映，相关内容参见本书"《温热经纬》（王按部分）论伏气温病"。

论伏温初发证治

【原文】原其邪之初受，盖以肾气先虚，故邪乃凑之，而伏于少阴，逮春时阳气内动，则寒邪化热而出。其发也，有因阳气内动而发者，亦有时邪外感引动而发者。凡阳气内动，寒邪化热而发之证，外虽微有形寒，而里热炽甚，不恶风寒，骨节烦疼，渴热少汗（初起少汗，至阳明即多汗矣），用药宜助阴气，以托邪外达，勿任留恋。其为时邪引动而发者，须辨其所夹何邪，或风温，或暴寒，或暑热，当于前法中，参入疏解新邪之意，再看其兼夹之邪轻重如何，轻者可以兼治，重者即当在初起时，着意先撤新邪，俟新邪既解，再治伏邪，方不碍手。此须权其轻重缓急，以定其治法，不可预设成见也。寒邪潜伏少阴，寒必伤阳，肾阳既弱，则不能蒸化而鼓动之，每见有温邪初发，而肾阳先馁，因之邪机冰伏，欲达不达，展转之间，邪即内陷，不可挽救，此最难着手之危证。其或邪已化热，则邪热燎原，最易灼伤阴液，阴液一伤，变证蜂起，故治伏温病，当步步顾其阴液。当初起时，其外达之路，或出三阳，或由肺胃，尚未有定程，其邪仍在少阴界内，前人治温病之法，如《千金要方》用阳旦汤，则偏于太阳；陆九芝用葛根芩连汤，则偏于阳明；张石顽用小柴胡汤，则偏于少阳；至喻嘉言之麻附细辛，则过于猛悍矣；叶香岩之辛凉清解，则失之肤浅矣。愚意不若用黄芩汤加豆豉、元参，为至当不易之法。盖黄芩汤为清泄里热之专剂，加以豆豉为黑豆所造，本入肾经，又蒸罨而成，与伏邪之蒸郁而发相同，且性味和平，无逼汗耗阴之弊，故豆豉为宣发少阴伏邪的对之药；再加元参，以补肾阴。一面泄热，一面透邪，凡温邪初起，邪热未离少阴者，其治法不外是矣。至兼夹别项外感，或兼内伤，或邪虽未脱少阴，而已兼有三阳见证者，均宜临证参酌施治，固非可刻舟以求剑矣。

【阐释】本节论述伏温初起之治法总则。

伏温郁伏外发，虽引发之因有别，所发路径各异，所见变证繁多，但其病理特点表现为内热的炽盛，阴精的伤耗，故柳氏立法以清泄里热为主，同时顺其性以透托，顾其虚而养阴，最切伏温病机。

方用黄芩汤，取黄芩之苦寒直清里热，且苦能坚阴；复有芍药、甘草，酸甘合化，能生阴液。柳氏加用豆豉、元参，尤具巧思。盖豆豉一物，乃黑豆蒸窨而成，黑豆本能入肾，经制则能升能散，最善透发少阴郁热。《本草汇言》称其为"宣郁之上剂""凡病一切有形无形，壅胀满闷，停结不化，不能发越致疾者，无不宣之"，盛赞其功。元参味苦而甘，苦能清火，助黄芩以泻热，甘能滋阴，资既耗之阴精，且"尤走肺脏，故能退无根浮游之火"（《本草正》）。如是，豆豉之宣，元参之滋，合黄芩汤之清，清热为主，且透且养，熔清、透、养于一炉，充分反映了柳氏治疗伏温的学术见解。

由此也可见，伏温初起之治法，有异于新感温病。此则以清泄里热为主，彼则以辛凉轻解为务。至于伏邪兼夹新感，柳氏告诫当看其兼夹病邪之轻重，制定相应的法则，"轻则可以兼治，重者即当在初起时，着意先撤新邪"，确有指导临床的意义。

论伏温外达三阳证治

【原文】寒邪潜伏少阴，得阳气鼓动而化热。苟肾气不至虚馁，则邪不能容而外达。其最顺者，邪不留恋于阴，而径出于三阳，则见三阳经证。太阳则恶寒发热，头项疼，腰脊强，治宜豉、芩，合阳旦汤。阳明则壮热鼻干，不得卧，治宜豉、芩，合葛根、知母等味。少阳则寒热往来，口苦胁痛，治宜芩、豉，合柴胡、山栀等味。其邪初出三阳，或兼新感，外有恶寒无汗等证，则桂、葛、柴胡，自当参用。若里热已甚，则不宜桂枝；壮热汗多，则不宜葛根；内风易动，则不宜柴胡。此则又在临时之化裁矣。

【阐释】本节论述伏温由少阴外达三阳证治。

上节黄芩汤加豆豉、元参，为"温邪初起，邪热未离少阴者"而设，故以清里为主，兼以滋养宣透。若邪由里达表，外出三阳，而现三阳见证，故又当因势利导，配用本经药物，促其透解，本节即本此而发论。

判断邪出三阳，当以临床症状为依据，本节已叙其大要；另柳氏原书《附录医悟》详列六经病证。所述三阳见证，太阳经证之头痛、项脊强、脉浮、脉伏；阳明经证之目痛、鼻干、唇焦、漱水不欲咽、尺寸俱长；少阳经证之耳聋、胸满、胁痛、目眩、口苦、苔滑、脉弦。参合分析，有裨临床辨治。

应当指出的是，自温病学的兴起，不少医家治温，讲卫气营血、论三焦，而废六经，柳氏则不然，他主张温病的辨证应结合六经，尝云："伤寒温病，为病不同，而六经之见证则同；用药不同，而六经之立法则同，治温病者，乌可舍六经而不讲者哉！"结合本篇论治，不难看出他对六经辨治在温病上的运用，是颇为推崇的。

当然，温病毕竟有其自身的临床特征，如伏温以里热炽盛为主，虽见三阳病证，大多是因里热浮游，或兼新感所致，故治法亦以清里热为要着，综观柳氏论述三阳经治法，或阳旦，或知葛，或柴栀，随经而施，至于豉芩之清泄，则底定不移，理殆在乎此。

论伏温热郁少阴不达于阳证治

【原文】伏温之邪，冬时之寒邪也，其伤人也，本因肾气之虚，始得入而据之。其乘春阳之气而外达也，亦以肾气暗动，始能鼓邪化热而出。设其人肾阳虚馁，则邪机冰伏，每有半化半伏、欲达不达之症。如外面热象炽盛，或已见昏谵、痉厥之候，而少阴之伏邪尚有未经化热，仍留滞于阴分者。此时就热象论，已有热扰厥阴之险，清泄之药不容缓，而内伏之邪，又以肾气内馁，不能化达，设专用凉泄，则邪机愈滞，设用温化，又属抱薪救火，展转之间，内则阴液干涸，外则邪热蒙闭，迟之一二日，即不可挽救矣。此等症情，在温病中，为最险重之候，即使竭力挽回，亦属冒险图功。治病者，必须预为道破，庶免疑谤。此证邪伏少阴，喻氏仿仲景少阴病治例，用麻黄附子细辛汤及麻黄附子甘草汤两方以透邪，增入生地以育阴扶正，其用意颇为切当。惟温邪既动，必有热象外现，其甚者，邪热蒙陷，已有痉厥之象。此时麻附细辛，断难遽进。然非此大力之药，则少阴之沉寒，安能鼓动。治当师其意而变其制，如用麻黄汁制豆豉，附子汁制生地，至凉肝息风治标之药，仍宜随症参入。似此面面周到，庶可收功。

【阐释】本节论述伏温化热郁于少阴证治。

伏气温病的发作，一般需要具备两个条件：一是伏邪已经化热，有外达之机；二是肾气渐充，有鼓邪外出之势。本证伏邪虽渐化热，但因肾气内馁，鼓邪无力，故出现半伏半化，欲达不达的复杂病理征象，即"伏温化热郁于少阴不达于阳"之证。此时，半化既达之热，窜扰厥阴，而成昏痉之势；半伏不达之邪，冰伏少阴，而有厥脱之虞。此等病证，治最棘手，就邪之已动而化热者论之，只宜清泄，何堪温燥，然肾气虚馁，邪气冰伏，又当温托，若投寒凉，则少阴之伏邪愈加深锢，迁延数日，势必内溃，而为厥脱之证，去生愈远。

昔喻嘉言治金鉴案，春月病温，已延误二旬，壮热不退，谵语无伦，皮肤枯涩，胸膛板结，舌卷唇焦，身倦足冷，半渴不渴，面上一圈黑滞，证极危重，先以麻黄附子细辛汤汗之，次以附子泻心汤下之，两剂而瘳，收功反掌。柳氏思及深伏少阴之沉寒，非麻附细辛大力之药不能鼓动，遂师法嘉言，以麻黄汁制豆豉，附子汁制生地，以及桂枝制白芍为主剂，救里托邪，再参悟《伤寒论》少阴病，二三日口燥咽干者急下之例，虑其热燔阴烁，少阴真水有立涸之势，"于救阴托邪中，兼泻热存阴"，配入羚羊角、黄芩、西洋参、元参等味。清邪热不碍郁伏之邪机，温沉寒不助邪热之燔灼，立法严谨，配伍缜密，颇具巧思。此等经验，对临床最有借鉴作用，值得认真学习，继承发扬。兹录其原书所述治验二则，以资临证参考。

"及门生金石如，戊戌三月初旬，患时感。初起恶寒发热，服疏散药一剂，未得汗解，而热势转淡，神情呆钝，倦卧耳聋，时或烦躁，足冷及膝，指尖耳边鼻准亦冷，两便不利，腰俞板硬，不能转侧，脉迟细而弱，呕恶不能纳水饮，惟嚼酱姜稍止，舌苔厚燥微灰。此由新感引动伏邪，而肾阳先馁，不能托邪化热，故邪机冰伏不出，其已化之热，内陷厥阴，欲作痉厥，证情极为险重。赵生静宜先往，用栀、豉、桂枝、羚羊角，合左金法，小便得通，足温呕止，余则证情如故，邪仍不动。议用麻、附，合洋参、生地等扶正托邪，而余适至，遂令赶紧煎服。两进之后，尺脉始弦，而神情之呆钝，腰脊之板痛仍尔也。拟用麻黄制豆豉，附子制大生地，桂枝制白芍，合人参、牛膝、元参、淡芩、羚羊角、生牡蛎等味出入。三剂后，以舌苔灰厚而干，又加大黄。服后忽作寒慄战汗，而腰脊顿松，随得大解，而里热亦泄，神情爽朗，调理一月而愈。此证就邪之深伏而未化热者论之，则只宜温托，大忌寒凉；然痉厥神糊，舌苔灰燥，若再助其热，势必内陷厥阴，而为昏狂蒙闭之证，无可挽也。就邪之已动而化热者论之，则只宜清泄，何堪温燥；然脉情迟细，神呆形寒，经腑俱窒，若专用凉化，则少阴之伏邪不出，迁延数日，势必内溃，而为厥脱之证，其去生愈远矣。再四筹审，决无偏师制胜之理。不得已，取喻氏法以治其本，合清泄法以治其标，一面托邪，一面化热。幸赖少阴之气，得扶助而伸。凡经邪腑邪，已化未化之邪，乘肾气之动，一齐外达，故战汗一作，大便一行，而表里诸病若失也。"

"黄村桥范养远令郎，于戊戌夏间患三疟，至八月初服截药而止。至二十外，忽然遗泄数次，遂发寒热，如日作之疟。先寒后热，迨外热已甚，而下身骨节仍寒，须再作寒栗一次，随啜热粥一碗，然后得汗而解。延至九月初，已十余发矣。一日当啜粥助汗之时，忽然头晕目暗，冷汗肢厥，如欲脱之状，逾时始定。此后遂卧床不起，惟胃纳尚不大坏，缠绵不愈。予往诊时，十月中矣。予谓从前三疟，是暑湿之邪；迨愈而复作，是引动少阴伏邪，乘少阳新病之虚而出，而肾阳先馁，不能托邪，故寒栗日甚，而热势反不重也。此当用温经托邪之法，用桂枝汤加人参、当归、生地、附子汁制牛膝，仍用柴胡、豆豉、黄芩等味出入十余剂，中间迭见惊悸痉惕诸证，又加龙骨、牡蛎、羚羊角等味，随证治之而愈。此证当疟疾再发之时，诸医仍用暑湿门套方，服二三十剂，而病情毫无增减。病者自言不起，每夜分辄有谵语。病家疑神疑鬼，医家莫测其病原所在。其故，皆由近日医家，不囿于吴又可膜原之说，即泥于吴鞠通三焦之论，而绝不知有少阴伏邪随经发病之理，故遇此等证，便觉毫无把握，轻者迁延致重，重者无法挽救，近年所见不少矣，哀哉！"

《温病指南》

精 华 探 讨

娄杰（1850—1907），字受之，清代山阴（今绍兴）人，著有《温病指南》二卷，对温病学的传承和发展做出了积极贡献。兹就其学术观点与诊治经验探讨如下。

一、别辑简编，指导温病诊治

汉末张仲景著述《伤寒论》，以六经为纲指导临床施治，在历史上产生了深刻的影响，研究者达四五百家之多，形成了伤寒学派。

与伤寒学派并立争辉的是温病学派。温病学的起源可追溯到《黄帝内经》，但到秦汉晋唐时期，温病隶属于伤寒范围，被看作伤寒中的一个类型。其后，经过两宋、金、元时期的变革发展，温病脱离了伤寒藩篱。

至娄杰生活的清代，吴又可、叶天士、薛生白、吴鞠通、王士雄等温病学家涌现，《温疫论》《温热论》《湿热条辨》《温病条辨》《温热经纬》等温病学专著问世，温病学形成了理法方药一套完整的体系。

娄杰认识到，伤寒自是伤寒，温病自是温病，各有不同，他反对治温袭治伤寒法，以温热之病投以麻桂辛温之剂；反对以防风通圣之属，杂苦寒攻下于温散之中，苦燥伤阴，有下早结胸引邪内陷之患；反对初起病在上焦，即溷入中下二焦之品，不分良莠，一例剪屠。

对于叶天士、薛生白、吴鞠通，娄氏则大加赞赏，给予了充分肯定：叶天士、薛生白诸先哲，遵《黄帝内经》风淫于内，治以辛凉；热淫于内，治以咸寒之旨，立卫气营血辨治之法，界限井然，深入轩岐阃奥；吴鞠通复取两贤绪论，触类引申，著《温病条辨》，立三焦辨治纲领，使温病之学纲举目张，治法大备。

至娄氏生活年代，《温病条辨》大行百余年，流布南北，效若桴鼓。但由于其书卷帙繁重，习医者惮于研索，影响了温病治法的传播，以致"外邑荒陬，知者尤鲜，每遇温病，仍沿旧法，甚有盛暑染病，犹目为伤寒者，药与病乖，漫不加察"。娄氏为此心伤，一心要对该书进行整理，重加编写。后在门人萧吉甫的配合下，以《温病条辨》为本，博采旁搜，别辑简编，历时半年而书成。落款为山阴娄杰受之辑，门人萧惠清吉甫参订。

二、本于鞠通，参究叶薛缪王

娄杰在编写《温病指南》时，力排繁多之名目，讲究的是简要治法，重视细审温邪之兼湿与否，湿、温二邪之孰多孰少。全书分上、下两卷，上卷包括总论、伤寒温病辨，以及风温上、中、下三焦三篇；下卷为湿温上、中、下三焦三篇。编次以证论方，但言见何证用何方。两卷共 100 方证：上卷共 52 方，其中上焦 17 方、中焦 16 方、下焦 19 方；下卷共 48 方，其中上焦 23 方、中焦 18 方、下焦 7 方。两卷后附温病治法要略，收录切要治法 18 法，附方 3 首。

综观其书，方论简约，每方证以三焦分列于各篇，再纳于温热、湿温卷中。每方先明列舌、脉、主证，再细述方名、诸药及分量、服法。其述其论，酌古准今，丝丝入扣。遇复方则点明其与原方的关系，所治异同不再重复。遇需慎重，紧要之处，细加注明，嘱潜心细玩。

上卷温病总论，将温病诸证进行归类，明确概念，区别风温、温热、暑热、暑温、湿温、冬温、温疫、温毒，指出虽名目繁多，"究其治法，只需细审温邪之兼湿与否，及湿温两邪孰多孰少，以为用药之差别"。书后附治法要略，从苔、舌、汗、发黄、化疟、痹证、结胸、病后自复、食复、劳复及转变等简要论述，均先明概念、舌色、苔质形象，再论机制、主病，后列方药治法。

对于温疫一证，娄氏认为，杨栗山《寒温条辨》所列升降散、神化散等方，不能尽美尽善。所以，《温病指南》取用的是吴鞠通《温病条辨》。至于吴又可以达原饮治温，吴鞠通、陈修园皆斥其非，章雅堂则谓温病中确有一种邪踞募原之证，投以又可达原饮立效。但其余诸方，不如鞠通之精细耳。娄氏根据章说，补列达原饮证治，但强调必细审病情舌色，确系邪在募原者，方可用之，未可一概滥投。

至于叶天士《临证指南医案》《医效秘传》，薛生白《温热赘言》（一说寄瓢子撰），叶、薛、缪《三家医案》《王士雄五种》《章雅堂医撮》诸书，娄氏均能酌古准今，略短取长，做到*丝丝*入扣。

三、其论其辨，阐述寒温之异

《温病指南·卷上》首列温病总论和伤寒温病之辨，阐述对温病的认识。

娄氏指出，温病与伤寒迥不相同，伤寒必在冬月，温病四时皆有。伤寒乃感严寒之气，日传一经，宜分六经施治；温病乃感温热秽浊之气，传变不定，宜分上、中、下三焦，以及邪之在气、在血以治之。以古书所列温病而论，春初风木当令而病者，为风温；春末夏初温热渐盛，则为温热；夏令病暑热盛于湿者，为暑温；长夏初秋湿盛于热者，为湿温；冬令过暖，阳不潜藏，则为冬温；秽厉传染，家家如是，如徭役然，是为温疫；秽浊太甚，诸温夹毒，则为温毒。以上各证，名目甚繁，而究其治法，只需要细审温邪之兼湿与否，以及湿温二邪孰多孰少，以为用药之差别。

有鉴于此，《温病指南》以温邪之不兼湿者，统归风温类，列为上卷；温邪之兼湿者，统归湿温类，列为下卷。二卷之中，又各按三焦分为三篇，如此分门别类，庶可一目了然，唯有上卷之风温、温热、冬温、温毒，治法并皆相同，下卷之湿温、暑温，则分湿多热多，用药稍有区别。至温疫乃一时疠气流行，或兼湿，或不兼湿，初无一定，须临时察其如何见证，按两卷所列各条，据法施治，故于二卷中俱列其目，总之温热最易伤阴，无论夹湿、夹燥均须刻刻以防其伤阴为第一要义，最忌辛温升散之药。倘误用之，重伤其阴，必致轻病变重，重病变为不起，不可不慎也。

对于伤寒温病之辨，《温病指南》列出四则，从四个方面进行辨识。

辨识一：伤寒邪从毛窍而入，自下而上，始于足太阳；温病邪从经络及口鼻而入，自上而下，始于手太阴。寒为阴邪，阴盛必伤阳，故首郁遏太阳经中之阳气，而为头痛、身热、项强、脊痛等症，以阴盛伤人之阳也。温为阳邪，阳盛必伤阴，故首郁遏太阴经中之阴气，而为咳嗽、自汗、口渴、头痛、身热等症，以阳盛伤人之阴也。知此阴阳两大法门，则伤寒温病之辨自然于心目矣。

辨识二：伤寒初病，身虽发热，一二日内必不烦渴，左手之脉必紧盛倍于右手；温病身一热即口燥咽干而渴，右手之脉洪大倍于左手。

辨识三：冬温初起，头痛、恶风寒、身热、自汗，与伤寒证太阳中风无异，此处最易相混。但伤寒中风脉浮缓，中寒脉浮紧，此则不缓不紧而动数，且有口渴及午后热甚等症，与伤寒判然不同。至春夏时天气渐暖，则只有温病，绝无伤寒，更不难知矣。

辨识四：伤寒病六经递传，或汗或下，邪退即愈。温病则传变不常，不能一发便尽，有得汗热退，二三日复热如前者。有得下里和，二三日复见表热者；有表和复见里证者，总由邪气未尽之故，宜随其见证，细心体认，依法疗治，方不致误。不可一见变证，遽尔张皇，胡疑乱猜，以致误人性命也。

四、风温湿温，细分三焦论治

1. 风温

《温病指南·卷上》分上、中、下三焦论述风温，其治法涵盖了温热、冬温、温毒和温疫。

（1）上焦风温：其论以证为纲，先述病证，继而述方，并有服法和加减法，如风温上焦篇论银翘散：

风温初起，头痛、身热、自汗，不恶寒而渴，或不渴而咳，午后热甚，脉动数，右大于左，或两寸独大者，邪在上焦手太阴肺经气分也，辛凉平剂银翘散主之。

银翘散组成为连翘三钱、金银花三钱、苦桔梗二钱、薄荷二钱、竹叶一钱、甘草一钱五分、荆芥穗一钱、淡豆豉一钱五分、牛蒡子二钱、鲜苇根二钱。水煎，俟香气大出即取服，勿过煮。病重者日再服。咳者加杏仁，胸膈闷加藿香、郁金，口渴甚者加天花粉，项肿咽痛加马勃、玄参，衄血去芥穗、豆豉，加白茅根、侧柏炭、栀子炭。病二三日后，热渐入里，酌加细生地黄、麦冬以保津。如仍不解，或小便短，再加知母、黄芩、栀子，合麦、地以清热。

又如"风温中焦篇"之减味竹叶石膏汤：

温病面目俱赤，语声重浊，呼吸俱粗，大渴引饮，大便闭，小便涩，舌苔老黄，甚则黑色有芒刺，但恶热不恶寒，下午益甚，脉浮洪躁甚者，邪由上焦肺经，传入中焦阳明胃经尚未结实也，白虎汤主之。脉浮而促者，热邪尚可透表也，减味竹叶石膏汤主之。

减味竹叶石膏汤组成为竹叶二钱五分、石膏四钱、麦冬三钱、甘草一钱五分，水煎服。

（2）中焦风温："风温中焦篇"收录了多种承气汤，有调胃承气汤、大承气汤、小承气汤、护胃承气汤、宣白承气汤、导赤承气汤、牛黄承气汤等。

阳明温病，服增液后，过十二时，大便不下者，增液合调胃承气汤主之。调胃承气汤组成为大黄一钱五分、芒硝二钱五分、生甘草一钱，水煎服。

阳明温病，诸症皆有，数日不大便，脉沉数有力，甚则脉体反小，服增液调胃承气后，大便仍不通者，中焦邪已结实也，大承气汤主之；温病面目俱赤，四肢厥冷，甚则通体皆厥，不瘛疭，但神昏，七八日以外，大便闭，小便赤，脉沉伏，或并脉亦厥，胸腹满坚，甚则拒按，喜凉饮者，热结中焦火极似水也，大承气汤主之。大承气汤组成为大黄三钱、芒硝一钱五分、厚朴一钱五分、枳实一钱五分，水三杯，先煮枳、朴，后纳大黄、芒硝，煮取一杯服。

阳明温病，诸证悉有而脉不浮者，小承气汤微和之。阳明温病，汗多谵语，舌苔老黄而干者，有结粪也，宜小承气汤。小承气汤组成为大黄二钱五分、厚朴一钱、枳实五分，水煎服。

下后数日，热不退，或退不尽，口燥咽干，舌苔干黑，或金黄色，脉沉而有力者，邪气复聚于胃也，然津液日耗，须加意防护其阴，护胃承气汤微和之。脉沉而弱者，增液汤主之。护胃承气汤组成为生大黄一钱五分、玄参一钱五分、细生地黄一钱五分、丹皮一钱、知母一钱、麦冬一钱五分，水煎服。

阳明温病，下之不通者，险证有五：应下失下，正虚不能运药者，正气既虚，邪气复实也，新加黄龙汤主之；喘促不宁，痰涎壅滞，右寸实大者，肺气不降里证又实也，宣白承气汤主之；左尺坚牢，小便赤痛，时烦渴甚者，火腑不通，小肠热盛，下注膀胱也，导赤承气汤主之；神昏舌短，饮不解渴者，邪闭心包，内窍不通也，牛黄承气汤主之；阳明太热，津液不足，间服增液，仍不下者，脏躁太甚，无水舟停也，增液承气汤主之。

宣白承气汤：生石膏二钱五分、生大黄一钱五分、杏仁一钱、瓜蒌皮八分，水煎服。

导赤承气汤：赤芍一钱五分、细生地二钱五分、生大黄一钱五分、黄连一钱、黄柏一钱、芒硝五分，水煎服。

牛黄承气汤：用牛黄丸一丸化开，调生大黄末一钱五分服之，不下再服。

增液承气汤：即于增液汤内加大黄三钱、芒硝一钱五分。

（3）下焦风温：《温病指南·风温下焦篇》除了张仲景的复脉汤、吴鞠通的三甲复脉汤，同时载录加参复脉汤。

温病久羁阳明，或已下，或未下，身热面赤，口干舌燥，甚则齿黑唇裂者，热邪渐伤少阴肾水也，脉沉实者，仍可下之。若脉虚大，手足心热甚于手足背者，邪热少虚热多也，加减复脉汤主之。

温病误表，以致心中震震，舌强神昏者，心气被伤，津液被劫也，宜复脉汤。

温病六七日后耳聋者，阴火内炽，病在少阴也，宜复脉汤。

劳倦内伤，复感温病六七日外不解者，宜复脉汤。若身不热而倦甚者加人参。

温病已发汗而汗不出，已下而热不退，六七日以外，脉尚躁盛者，邪正交争也，重与复脉汤。

温病误用升散，脉结代，甚则两至者，法当急救其里，所谓留人治病也，重与复脉汤。

温病汗下后，口燥咽干，神倦欲眠，舌赤苔老者，少阴液亏也，与复脉汤。

加减复脉汤：炙甘草三钱、干地黄三钱、生白芍三钱、麦冬二钱五分、阿胶一钱五分、麻仁一钱五分，水煎服。病甚者，甘草加至五钱，地黄、白芍加至四钱，麦冬加至三钱五分。

下后大便溏甚，日三四行，脉仍数者，真阳素虚而里热未清也，一甲煎主之。服一二日后，如大便不溏，可与一甲复脉汤。

下焦温病，凡大便溏者，即与一甲复脉汤。

一甲煎：生牡蛎一两，碾细，水煎温服。

一甲复脉汤：即于加减复脉汤内，去麻仁加牡蛎五钱。

热邪深入下焦，脉沉数，舌干齿黑，手指蠕动者，真水受亏，不能涵木也，急防痉厥，二甲复脉汤主之。

二甲复脉汤：即于加减复脉汤内加生牡蛎二钱五分、生鳖甲四钱。

下焦温病，热深厥甚，脉细促，心中大动甚则心中痛者，肾虚不能济木，肝风鸱张，心君失偶也，三甲复脉汤主之。

三甲复脉汤：即于二甲复脉汤内加生龟板五钱。

热入血室，邪去八九，暮微寒热，右脉虚数者，邪少虚多，气血兼病也，加参复脉汤主之。

加参复脉汤：即于复脉汤内加人参一钱五分。

2. 湿温

至于湿温，也从三焦论治。

（1）上焦湿温：湿温在上焦，治宜清化，论中首列三仁汤；温疫同治，列有金蒲汤、达原饮等。

湿温初起，头痛恶寒，身重疼痛，面色淡黄，舌白不渴，胸闷不饥，午后身热，脉弦细而濡者，邪在上焦气分也，三仁汤主之。

三仁汤：杏仁二钱五分、飞滑石三钱、白通草一钱、白蔻仁一钱、竹叶一钱、厚朴一钱、生薏苡仁三钱、半夏二钱五分，甘澜水煎服。

湿温神昏谵语，舌赤无苔者，邪传心包，化燥伤阴，内窍将闭也，金蒲汤主之。

金蒲汤：犀角一钱五分、郁金一钱五分、连翘三钱、金银花三钱、鲜石斛三钱、鲜菖蒲三钱、鲜生地二钱、鲜竹叶一钱五分、芦根汁冲三钱、竹沥冲二钱、生姜汁冲一滴，水煎服。

湿温误表，以致神昏，四肢厥逆者，邪陷心包，循经入络也，加减清宫汤煎送至宝丹或紫雪丹。

加减清宫汤：犀角一钱、连翘心三钱、玄参心二钱、竹叶心二钱、金银花二钱、赤小豆皮三钱。

温疫盛行之时，陡然得病，憎寒壮热，头痛身痛，若不可支，午后益甚，舌苔白腻如积粉，板贴不松，脉象极数，或沉伏者，疫毒由人传染，自口鼻入踞募原也，达原饮主之。

达原饮：厚朴一钱、草果五分、知母一钱、白芍一钱、黄芩一钱、甘草五分、槟榔二钱，水二杯，煎八分，午后服。

论中收录了王士雄的清暑益气汤：暑温，四肢倦怠、精神减少、身热气高、心烦、溺黄、口渴、自汗、脉虚者，王氏益气汤主之。

王氏益气汤：西洋参三钱、石斛三钱、麦冬二钱、竹叶二钱、荷梗一钱、知母二钱、甘草八分、西瓜翠衣三钱、粳米三钱，水煎服。热甚者酌加炒山栀。

（2）中焦湿温："湿温中焦篇"收录了吴氏的五加正气散，并列一加半夏泻心汤、二加半夏泻心汤等。三焦湿郁，脘连腹胀、大便不爽者，升降失司，表里俱病也，一加正气散主之；湿郁三焦，舌白、脘闷、身痛、便溏、脉象模糊者，经络着湿也，二加正气散主之；秽湿着里，舌黄脘闷、气机不宣者，湿将化热也，三加正气散主之；秽湿着里，舌白滑、脉右缓者，湿阻气分也，四加正气散主之；秽湿着里，脘闷便泄者，脾胃俱伤也，五加正气散主之。

一加正气散：藿香梗二钱、厚朴二钱、杏仁二钱、茯苓皮一钱、广陈皮二钱、神曲一钱五分、麦芽一钱五分、茵陈二钱、大腹皮一钱。

二加正气散：藿香梗三钱、广陈皮二钱、厚朴二钱、茯苓皮三钱、防己三钱、大豆黄卷二钱、通草一钱五分、薏苡仁三钱。

三加正气散：藿香三钱、茯苓三钱、厚朴二钱、广陈皮一钱五分、杏仁三钱、滑石五钱。

四加正气散：藿香梗三钱、厚朴二钱、茯苓三钱、广陈皮一钱五分、草果一钱、山楂五钱、神曲二钱。

五加正气散：藿香梗二钱、广陈皮一钱五分、茯苓三钱、厚朴二钱、大腹皮一钱五分、谷芽一钱、苍术二钱。

娄氏评价：今人以藿香正气一方，统治四时感冒，而时令病情各有不同，未免互有妨碍，如此变通，方丝丝入扣，为学人开无限法门，宜细玩之。

阳明湿温，呕而不渴者，湿多热少也，小半夏加茯苓汤主之。呕甚而痞者，热邪内陷与停饮相搏也，一加半夏泻心汤主之。

一加半夏泻心汤：半夏三钱、黄连一钱、黄芩一钱五分、枳实一钱五分、生姜一钱五分，水煎服。虚者加人参、大枣。

阳明暑温，脉滑数，不食不饥不便，浊痰凝聚，心下痞者，湿热互结，阻滞中焦气分也，二加半夏泻心汤主之。

二加半夏泻心汤：半夏三钱、黄连七分、黄芩一钱、枳实七分、杏仁一钱，水煎服。虚者加人参七分，大枣一个。

（3）下焦湿温："湿温下焦篇"，既有湿温浸淫下焦的宣清导浊汤，又有湿困阳气的半硫丸，还有暑邪深入少阴的连梅汤、暑邪深入厥阴的椒梅汤。椒梅汤为寒热并用，以辅正驱邪为法，乃从仲景乌梅丸方化出。

湿温久羁，三焦弥漫，神昏窍阻，少腹硬满，大便不下者，湿郁下焦气分也，宣清导浊汤主之。

宣清导浊汤：猪苓二钱五分、茯苓二钱五分、寒水石三钱、晚蚕沙二钱、皂荚子一钱五分，水煎服。

湿凝气阻，三焦俱闭，二便不通者，肾中真阳为湿所困也，半硫丸主之。

半硫丸：石硫黄、制半夏，二味各等分，为细末，蒸饼为丸，梧子大，每服一二钱，白滚水送下。

暑邪深入少阴消渴者，心火独亢，肾液受亏也。深入厥阴麻痹者，热邪伤阴，筋失所养也，俱连梅汤主之。心热烦躁神迷甚者，先服紫雪丹，再服连梅汤。

连梅汤：乌梅一钱五分、黄连一钱、麦冬一钱五分、生地黄一钱五分、阿胶一钱，水煎服。脉虚大而芤者加人参。

暑邪深入厥阴，舌灰消渴，心下板实，呕恶吐蛔，寒热，泻血水，甚至声音不出，上下格拒者，土败木乘，正虚邪炽危候也，椒梅汤主之。

椒梅汤：黄连一钱、黄芩一钱、干姜一钱、生白芍一钱五分、川椒一钱五分、乌梅一钱五分、人参一钱、枳实八分、半夏一钱，水煎服。

五、温病治法要略，应变幻之需

娄氏顾及温病变幻甚多，非博考不能详尽，在《温病指南》列出附篇，讲述"温病治法要略"，使学习者能知门径。

首论苔舌，有白、黄、黑、绛。如"白舌"云，凡白苔之润而薄者，为滑白，初病邪在气分也。润而浓者为腻白，湿痰重也；干燥而白者为干白，肺胃津伤，未及化黄而已干也。先以甘寒润之，待其转黄再议攻下，俟黄退见薄滑新苔，乃为病愈。若白如积粉，板贴不松者，为粉白，乃疫毒入踞募原也，温病见此最重，先以银翘散透解，如不效，再用达原饮法。辨苔是温病学的重要内容，娄氏此论，阐述白苔主病及论治，从白苔判断病位、舌苔判断病邪性质、苔色确定治法，论之颇为详尽。

接着论汗证，有自汗、盗汗、战汗之分；论杂证，含肤冷、发黄、化疟、痹证、结胸等。其论肤冷谓，温病战汗后，肤冷如冰，甚则倦卧不语，此乃阳从汗泄之故，当任其安卧静养，待过一昼夜，阳气来复，自然温暖如常。切勿认为脱证惊惶呼唤，盖脱证脉必急疾，躁扰不能安卧，此则脉象和缓，安神稳睡，邪退病除之吉兆也。论疟，比较温疟、暑疟与常疟不同，指出常疟作止有时，此则作止无定；常疟寒热两平，此则寒轻热重，或单热不寒；常疟发后饮食如故，无甚舌苔，此则不思饮食舌苔浓腻；常疟发于少阳，此则发于阳明。据此强调治法不同于常疟，如若概用柴胡汤，不仅不能去病，反将由浅引深。论痹证，主张痹证与痿证区分论治，谓痹证属于湿温邪滞经络，或腰膝疼重、步履艰难，或似半身不遂、起立不便，皆温热失治，伤及筋髓而然，不能误认为是痿证。治法当用威灵仙、汉防己、川萆薢、生薏苡仁、牛膝、桑枝、桂枝之属，宣痹为上。

论中将阳极似阴证专项列出，指出初病手足逆冷，周身如冰，面如蒙垢，头痛似劈，饮热恶凉，甚则脉亦沉伏，纯若阴邪，但以小便赤白为辨，赤即阳厥，亟用清热败毒药，其伏热自还于表，仍照温病法治之。其论为治疗指点迷津。

对于自复、食复和劳复亦有细述，谓自复为疫邪已退，无因反复，谓之自复，乃余邪未尽也，随其见证，以轻药治之。至于食复，是温病新愈后，因饮食不慎，以致吞酸嗳腐、胸腹满闷、身热又作，名曰食复，轻则减食自愈，重则用药稍稍消导之。劳复则是病愈后脉证俱平，唯有元气未复，或因多言劳动，或因沐浴梳头，以致前证复发，静养自愈，或调补气血，以待元气自复，万不可误进猛剂，再剥削之。

原著选释

【原文】湿热合邪之证，凡热多于湿者，皆可以暑温法治之；湿多于热者，皆可以湿温法治之，不必拘定夏秋时令。亦有其人本体有湿，外感温热而病者，不拘四时，皆为湿温，治法并同。古书分时论证，但言其大概耳。

【阐释】本论出自《温病指南·温病总论》。娄氏将温病分成"温热（风温）"与"湿温"两大类，强调在治法上，只需要细审温邪之兼湿与否，湿温二邪孰多孰少，区别用药。其编写方法，把温邪不兼湿者统归风温类，列为上卷；温邪之兼湿者统归湿温类，列为下卷。然后按三焦分为三篇，从理、法、方、药上通俗简要地加以阐述。这种执简驭繁的做法颇受认可，谢仲墨曾赞扬："娄氏此论，简明扼要，是温病治疗的大纲。"

【原文】风温证本以辛凉为正治，忌辛温发表。此因风寒外搏，内热外寒，故用微温之杏苏等暂解其表。服后恶寒既退，即宜仍用辛凉，不可过散伤阴，亦万不可因其恶寒无汗，竟用麻、桂、羌、独、升、柴等辛温升散之峻剂也。

【阐释】本论涉及温病辛凉用银翘散的正治法，内热外寒用温解之剂杏苏散的变通治疗。风温初起，头痛身热自汗，不恶寒而渴，或不渴而咳，午后热甚，脉动数，右大于左，或两寸独大者，邪在上焦手太阴肺经气分也，辛凉平剂银翘散主之。此吴鞠通之论，娄氏首肯认可，列入风温上焦篇首条。对于用杏苏散，症状是温病初起，恶风寒无汗，头痛身热，或渴或咳者，病属温自内发，风寒外搏，故宜轻宣疏解，用加减杏苏散。但要认清温病本质，温热属性，服用杏苏散，恶寒退，余症不除，仍用银翘散辛凉解表。

【原文】大承气乃攻里峻剂，必脉象、证象与书中一一相符，已服增液调胃便仍不通者，方可用之。如脉浮，脉迟，或恶寒，或小便清长，或舌虽黄黑、苔薄而润，或病者平素阴亏及胃弱食少，均不可轻用也。慎之慎之。

【阐释】大承气汤方出自张仲景《伤寒论》，主治阳明腑实证，大便不通，频转矢气，脘腹痞满，腹痛拒按，按之硬，甚或潮热谵语，手足漐然汗出，舌苔黄燥起刺，或焦黑燥裂，脉沉实，以及热结旁流，下利清水，色纯青，脐腹疼痛，按之坚硬有块，口舌干燥，脉滑实；里热实证之热厥、痉病或发狂等。由于泻下力峻，用之尤当审慎。吴鞠通说："承气非可轻尝之品，舌苔老黄，甚则黑有芒刺，脉体沉实的系燥结痞满，方可用之。"娄氏罗列大承气汤主症：阳明温病，诸症皆有，数日不大便，脉沉数有力。甚则脉体反小，服增液调胃承气后大便仍不通者，大承气汤主之。其治疗看重的是中焦邪已结实。同时用于热结中焦，火极似水，表现为面目俱赤，四肢厥冷，甚则通体皆厥，不瘛疭，但神昏，七八日以外，大便闭，小便赤，脉沉伏，或并脉亦厥，胸腹满坚，甚则拒按，喜凉饮。

【原文】白苔，凡白苔之润而薄者，为滑白，初病邪在气分也。润而厚者为腻白，湿痰重也；干燥而白者为干白，肺胃津伤，未及化黄而已干也，先以甘寒润之，待其转黄再议攻下，俟黄退见薄滑新苔，乃为病愈。若白如积粉，板贴不松者，为粉白，乃疫毒入踞募原也，温病见此最重，先以银翘散透解，如不效，再用达原饮法。

【阐释】辨苔是温病学的重要内容，此论阐述白苔主病及论治。从白苔判断病位：白而薄、滑润，为邪在气分；白而干燥，为肺胃津伤。从舌苔判断病邪性质：润而厚者为湿痰重，干燥而白为肺胃津伤，白如积粉、板贴不松为疫毒入踞募原。从苔色确定治法：白而滑、润，是痰是湿，是在肺胃，治在宣解；由白转黄，可用攻下；白如积粉，板贴不松，先以银翘散透解，再用达原饮法。

【原文】黄苔，有地而厚者为厚黄，甚则老黄灰黄燥裂有纹，宜用增液承气下之。虽黄而润，或薄而滑者，热未伤津也，犹可清热透表；若薄而干者，宜甘寒养津，忌苦重之药；黄白相兼，乃气分之邪未全入里，宜用表里兼治法。

【阐释】黄苔由白苔转化而来，病邪由表及里，苔色由白转黄；热邪日盛，白苔转黄；热盛伤津，苔由润转干，由黄润转老黄，甚至燥裂。表热治在清热透表；气分之邪未全入里，宜表里兼治；热入里，苔老黄，燥裂有纹，治在增液攻下，才是增液承气汤的指征。

【原文】黑苔，苔黑而燥者，为燥黑，甚则生芒刺，乃胃大热而津枯也，宜酌用白虎承气等剂。如黑而润者为阴亏，不可攻下；滑黑无苔为胃燥，宜甘寒养胃。又有当下而下，病已减而舌仍黑者，乃苔皮焦枯未脱，不久自脱，勿再误下也。

【阐释】本文细述黑苔的数种不同情形，强调采用不同的治疗对策。黑而燥，胃热津枯，清气热泻腑实；黑而润，阴亏，宜养阴；黑而无苔，胃阴不足，宜甘寒养胃。重点强调的是，凡舌生芒刺，不拘黄、白、黑色，皆为肺胃热至极，经下病势减而舌仍黑，不宜再用泻下。

【原文】绛舌，无苔而深红色为绛舌，绛而兼黄白色者，气分之邪未全入里，宜两清营卫，绛色中有黄白碎点，或大红点者，热毒盛也，宜黄连、金汁等清之。纯绛鲜色者，邪已入营，包络受病也，宜犀角、鲜生地、郁金、石菖蒲等味，重则牛黄丸、至宝丹开之。若舌色紫暗，乃其人素有瘀血，与邪相搏，当加散血之品，如丹皮、丹参、琥珀、桃仁之类；虽绛而干枯不鲜者，肾阴涸也，急以阿胶、鸡子黄、地黄、天冬等救之。

【阐释】本文细述绛舌的数种情形及不同的治疗方法。绛由红而来，已达深红，称为红绛舌。绛而兼黄白色者，是气营同病，宜两清营卫；绛色中有黄白碎点，或大红点者，是热毒内盛，宜清热毒；纯绛鲜色，是邪已入营，宜清营通络；绛而紫暗，是素有瘀血，加用散血；绛而干枯不鲜，是肾阴干涸，要在滋肾养阴。

【原文】自汗，温病邪热熏蒸，不因发散而汗自出，为自汗，邪退汗自止；若自汗复大热大渴，即系白虎证。里邪盛亦多自汗，必下后续得战汗方解，均不可误认为表虚也。盗汗，寐则汗出，醒则汗止也，温病伏邪内盛，热蒸于外，故作盗汗，邪退汗自止，亦勿认为表虚；若温病已愈，脉静身凉，复得盗汗或饮食劳动而自汗者，乃表虚也。战汗，乃邪气与正气相争也，气盛则一战而汗解，邪盛虽战而无汗，当其战时，不可扰动，听其自然，汗出即解。如不解，或次日，或隔一二日，必复战，勿疑为疟。

【阐释】本文所述自汗、盗汗、战汗都是基于温病而展开讨论。温病自汗有三种情况：其一，邪热内盛，汗出邪退为可喜的一种；其二汗出，仍出现大热、大烦渴，为气分热盛，宜清气；其三，邪热结里，治在泻下，可望战汗而解。盗汗，属伏邪外蒸，邪去汗自止；如病后盗汗，即属表虚，治在补益气阴。战汗为邪正相争之象，有汗出而愈的，也有次日或一二日后再次战而汗出的，需要心中有数。

【原文】结胸，胸脘按之痛者是也，宜用加味小陷胸汤。徐徐推之使下，若但胸膈满闷，按之有形不痛者，为胸痞，宜用辛开之品，轻者杏仁、橘皮、薤白，重者枳实、黄连、半夏之类。虽舌绛神昏，但胸下拒按，即宜参以辛开，不可率投凉润也。

【阐释】 小陷胸汤为《伤寒论》方，以黄连、半夏、瓜蒌入药，主治小结胸病。陷胸汤的应用指征是胸脘按之痛，伤寒是太阳病重发汗得下之，寒邪内陷，所以有脉浮滑之征。而温病结胸，是温邪内陷，故有脉洪滑，面赤身热头晕，不恶寒但恶热，舌上黄滑苔，渴欲凉饮，饮不解渴，得水则呕，按之胸下痛，小便短，大便闭诸症，在小陷胸汤基础上加用了枳实专泄胃实，开导坚结。重要的是对胸痞的提示，胸膈满闷按之有形而不痛，轻者用杏仁、陈皮、薤白开泄为治，重者仿加味小陷胸汤法。对于胸下拒按，但舌绛神昏之症，治法仍当重用辛开。

【原文】 转变，温病用药，须知转变，不可执定，如治湿温，于面白阳微之人，凉药用至十分六七，即勿再用，恐过凉则阳必伤也；面苍火重之人，凉药用至十分六七，虽热减身寒，仍不可遽用温补，恐火虽熄犹有余焰也。又如复脉及大小定风珠诸方，为温病阴液干枯、肝风内动之圣药，然用至数剂后，察其风平液复，即宜改用轻剂调理，若因见效，服之太过，则沉阴伤胃，必有食减面肿之患。

【阐释】 本节强调温病治疗过程中，用药要注意适度。如治湿温，用十分之六七就要当心了，面白阳微之人防止清凉伤阳，面苍火重之人注意火虽熄犹有余焰。又如复脉汤、大定风珠有阴盛伤胃之虞，要避免服之太过。

《湿温大论》

精华探讨

胡安邦，字修之，浙江四明人。胡氏对温病，特别是湿温尤有研究，于1935年著《湿温大论》，反映了胡氏对湿温的深入研究。该书征引《黄帝内经》《难经》《脉经》《伤寒总病论》《伤寒类证活人书》及叶天士、吴鞠通、薛生白、王士雄、章虚谷诸家之说，结合其临证经验，对湿温证的病因、病机、证候、治法做了详尽的阐述，提出了治疗湿温的十二类要药，拟制了治疗湿温的传世名方辛苦香淡汤，对湿温用药的禁戒有详细论述。秦伯未评价称："语多中肯，法合应用，其辛苦香淡汤一方，取辛开苦降芳香淡渗之义，尤具匠心。"

一、考究湿温源流

湿温，名出《难经·五十八难》，"伤寒有五，有中风，有伤寒，有湿温……"《难经》对湿温之证，仅述脉象，"湿温之脉，阳濡而弱，阴小而急"。

至北宋，庞安时《伤寒总病论》参考诸家学说，结合临床经验，在讲述温热病时对湿温有所涉及。宋代朱肱对外感热病分类命名，施以不同方药，在鉴别诊断和治疗方面颇有见地，对湿温多有述及；但是，对湿温有深入研究，对其发病、治法、用药有确切认识的，还是明清以后。

胡氏对此有总结性论述：湿温名见《难经》，而不详其证候。大论（仲景书）之痉湿暍，及阳明病之瘀热发黄，亦非今人之所谓湿温也。述湿温之证候者，始于庞安时《伤寒总病论》及朱肱《活人书》。其言曰："病人尝伤于湿，因而中暑，湿热相搏，则发湿温。病苦两胫逆冷，腹满及胸，多汗，头目痛，苦妄言，其脉阳濡而弱，阴小而急。治在太阴，不可发汗，汗出必不能言，耳聋，不知痛所在，身青面色变，名曰重暍。如此死者，医杀之耳，白虎加苍术汤主之。洎乎金元以降，南方医家渐多，习见温邪夹湿之病，论者渐众，而所述之治法，又多沿用伤寒成例。明清以降，叶天士、吴鞠通、章虚谷、王士雄、俞根初辈，各有补苴，湿温病之治疗法乃克臻进步矣……芳香化浊，苦寒燥湿，为治湿温之不二法门。"此法创自吴鞠通，而其学理则渊源于仲景及天士，是为中医学治疗湿温之一大进步。故吾人研究湿温，以史的目光评论古今医家之得失，则温湿证至清代始有显明之认识及主张，叶天士、吴鞠通厥功甚伟。

对湿温发病，通常有三种观点：温病复感于湿，素体湿重之人中暑，以及长夏初秋湿中生热。胡氏则从季节、症状两方面进行辨识，"以湿温之病，惟春夏秋三时有之，而冬令则无此病。考湿温之主要证候表现，其始也身热恶寒，后但热不寒，汗出胸痞，口渴不引饮，舌苔之或白或黄，或绛或腻，脉象或濡或弦，或数或缓，殊难以一定之舌色脉象印定眼目也。凡见以上之主要证候表现者，不论何时何地，皆可断为湿温病无疑。至于头痛身重、四肢倦怠、午后热甚、身发白痦、两足胫冷、耳聋溺赤，都为本病习见之重要症状，亦不可不知者也"。

二、细析湿温病证

湿温病，湿与热结，病多缠绵。胡氏称湿温为时病中之最缠绵者，其病情变化多端，无一定之证型。《湿温大论》是这样描述的：大抵初起病时，饮食少思，四肢酸软，微有恶寒，身热，有汗或无汗，热来之时，每在午后。一二日后，恶寒罢，汗出胸痞。六七日后，热度增高，亦有天天如此，热势不稍高低者。

湿温为病，病轻者胸闷泛恶，神怠艰寐，面色淡黄，大便或闭或泄泻，小溲短赤，恶见阳光，滴水不饮，即饮亦不多，口中黏腻；重者精神委顿，神昏谵语，肌肉瘦削，头胀耳聋，亦有精神反形兴奋发狂者。

湿温的热势有轻有重，但病情的轻重并不与热度成正比。胡氏强调，不得以高为凶，以低为轻。盖高是温盛，低仍湿重也。此时若症势轻而调治得法，热得退则已，否则非但不能速解，其热度在旬日后依然继续，且或加高。

湿温还有特殊的病变——白痦。《湿温大论》专设"白痦之研究"一节，认为白痦有自然的病证表现，也有因误治酿生。前者为湿温特有之证候表现，多在患病一二周后，热度不退，湿邪弥漫，胸部发见粒颗微小水泡，如水晶式而莹亮之白痦；后者是由于不辨寒热，不识燥湿，妄投误治，见身热而用石斛，以致湿邪不透，汗出不彻，似罨曲一般，几经酝酿郁蒸而发。人们可以据此了解属于证之自然还是属误治引起，避免临证误治。

避免误治在于正确判断，对于白痦的判断，胡氏还强调从神志、色泽来分辨。神志之辨：由于内伏之邪，从外而泄，故发出宜神情清爽，为外解里和之兆；如发出而神志昏迷，谵语不息，此属病邪深盛，正气内亏，则属正不胜邪之危候。色泽之辨：白痦以色润晶莹有神者为吉，枯白乏泽、空壳稀散者为气竭而凶。

三、重视分期论治

对于湿温的治疗，胡氏重视分期论治。初期辛凉解表，因湿温病初起，即有身重、脉濡数、苔滑腻之症状，其治法自当辛凉解表，佐入清化之品，如薄荷、藿梗、半夏、滑石之类。苟能预测知为本证之前驱症，则径用新订辛苦香淡汤加辛凉解表之品，获效尤捷。中期芳香化浊、苦寒燥湿、淡渗辛开，有辛苦香淡汤一方。末期养阴生津，同时注意变证之救治。至于治疗中特别需要注意的，胡氏设相应专篇予以强调。

如下法，胡氏推崇秦伯未、傅雍言等见解。秦伯未之见，治疗本证常主用清化，若病证湿重亦用清化，势必延长时日，且多变幻。对于舌苔黄腻而质红者，间施下法，愈尤迅速。但能用此法者，十中不过一二，皆无深切研究及泥于清化所致也。盖一经清下，使肠胃通畅，邪有出路，然后再用清化，其愈期自速。傅雍言之见，湿热证极多舌尖红而苔白，或边尖红而苔腻，绝非单恃燥湿清热所能愈，尤以伏气为甚则不得不赖于攻下，宜参入大黄、枳实，或凉膈散亦佳。此盖热伏于内，湿裹于外，下焦得通，病机自松。故往往有下之而苔反厚，再下而苔再厚者，解其郁伏之结邪，即所以分离其胶滞之势也。能明此理，不但湿热证易愈，更无缠绵变幻之象。若但持清化之方，或偏重渗湿之药，则津液暗伤，热结大剧矣，临诊时极宜留意。

又如论小柴胡汤，其所治之证候，往来寒热、胸胁苦满、心烦喜呕、默默不欲饮食之少阳病，其症与湿温相仿佛，以致许多人动辄用小柴胡汤，多致偾事。胡氏指出，小柴胡汤所治之主要症状为往来寒热及胸胁苦满，而湿温之身热无时或休，惟午后较甚，与小柴胡汤之往来寒热，不啻霄壤，不可同日而语。小柴胡汤所治在于胸胁苦满，而湿温之胸闷汗出则断不可用，其因小柴胡所治之胸闷，必无汗出的症状，湿温则汗出而解。所以，胡氏说用柴胡以治本证者，由于医生不识证也。

对于湿温误治，胡氏罗列数条，一是初则麻桂以发表，继则柴胡、石膏以治湿温，此泥伤寒而食古不化也；二是一开手即石斛增液，不问病情，不论药力，无施不可。治法虽错，而议论多袅袅动听，致后学者无从入手。胡氏强调，对于湿温治疗，最所忌者是辛温发表、妄用温热药及早用滋阴药。《湿温大论》设禁戒，戒辛温发表、戒妄用滋阴药、戒妄用温热药专题，重点进行讨论。

戒辛温发表。胡氏认为，湿温初起，往往形热恶寒、头痛身重、脉数、苔白滑或黄腻，以桂枝、麻黄辛温发表，则偾事矣。因湿温病初见太阳证时，已伏身重、脉濡数、苔滑腻之湿温证候，则其治法自当辛凉解表。不识湿温病证，孟浪用麻桂辛温发表，其结果断然不良；如恶寒罢，而发热不退，胸闷自汗，届时再用麻黄、桂枝、柴胡等辛温药发表，则其经过预后之危险，不堪设想，可见神昏谵语，筋惕肉瞤，耳聋舌卷，口噤不能言，身青面色变，种种恶候。"如此死者，实医杀之耳"。

戒妄用滋阴药。湿温病证，或因热盛，而见热重、阴伤之证，不识其本质是湿与热兼，重用清热，专事养阴，则致湿邪稽留，病程缠绵。即如胡氏所说：今之时医，治湿温每以石斛、鲜地、玄参、麦冬等滋阴药，恣意妄用，以为养其阴则热自退也……夫石斛功能生津，生津则助湿，药愈腻则胸痞愈甚，而湿温证之经过，以是而变幻莫测矣，岂非借寇兵而赍盗粮哉。其病势重者，每至神识昏蒙，胸闷胀而难以呼吸，甚至于晕厥而死。其死也，人只知其热之甚，陷之深，而不知由于湿之重，药之腻也。彼之所以用养阴药于本证者，以身热不退，午后尤甚，测为阴虚，而又以其自汗发热，臆为骨蒸故耳。然而斯时之胸脘依然痞闷不舒也，舌虽绛，而仍润及苔尚腻也，果何所据而用养阴药以生津而助湿耶。胡氏强调，要掌握好养阴药的应用原则：二便畅行，胸脘宽舒，舌光无津，或绛燥不润，方是湿化燥火，阴虚津伤之证，自当甘寒凉润，亟顾胃液，则石斛、鲜生地黄、天花粉、白薇又皆为要药。

戒妄用温热药。湿温病会有恶寒、饮食少思、胸痞诸症，湿偏重者，其症更显，以致识症不真者，认为湿邪伤阳，已属阳虚，妄投温热。胡氏强调指出，附子、干姜辈温燥药，施于寒湿之证，允称得当，然大不宜于湿温也。以其燥血劫液，可致高热神昏，烦躁谵语，可致手足瘛疭，齿衄耳聋。"夫附子、干姜之不当用，为其与本证之大热不相宜也！""药尤贵乎用于当用之证也，苟用附子、干姜辈温燥药以治本证，非但不合此证此法，实是下井投石，可谓荒谬绝伦者也。"

四、类归治疗用药

胡氏将湿温治疗用药分为七类，对所用药物依功用进行类归。

第一类辛凉解表药，共九种：豆卷、薄荷、苏梗、芥穗、牛蒡子、桑叶、蝉衣、桔梗、豆豉。此类药用于治疗湿温初起表邪病证。若湿重内热轻，恶寒甚而无汗之表证时，则当用香薷、羌活、苍术皮之类。

第二类芳香利气药，共十种：藿香、厚朴、半夏、佩兰、枳实、陈皮、薏苡仁、杏仁、蔻仁、甘露消毒丹。此类药芳香化浊，利气化湿，是治疗湿温不可或缺之要药。如湿温几经调治而至末期，舌尖如镜，或糙焦无津，胸闷不尽退除，余邪未告肃清，而胃液已经见乏之时，则苦寒药动辄见咎，用本类药合养阴药，可收去邪、存正、攻补之功效于一时。

第三类苦寒燥湿药，共六种：黄连、黄芩、山栀、黄柏、连翘、苦参。此类药用于湿温渴甚，舌苔垢腻，或白滑或黄滑之时。如至舌光如镜，或绛或焦红而糙，及无津液之时，虽有胸闷之湿候，毕竟津液告伤，绝不可妄用，虑其有劫液化火之弊。

第四类轻清甘寒药，共六种：金银花、竹叶、竹茹、荷叶、芦根、茅根。胡氏认为，轻清甘寒药为清热之重要副药，湿温初、中、末三期，始终可以任用，前三味有解血液之毒、清气分之热、除烦止恶之用；后三味合辛凉解表药以疏透清热，其效尤显。

第五类下夺逐邪药，共五种：大黄、芒硝、玄明粉、凉膈散、枳实导滞丸。胡氏认为，湿温初起便闭者，或数日不通者，或腹满便溏而湿热胶滞者，皆当下夺宣达，实为开门祛贼之法。既经宣达，则病证自少变幻，并可缩短病程。同时强调，能否用下法必须以舌象为依据：若舌绛而舌苔黄，若苔黄垢腻，宜下；至于苔黄起刺、苔焦黑、舌短、舌硬、舌卷、舌裂等，宜急下。一经下夺，肠胃松动，即当宗成法进治。

第六类淡渗湿热药，共十二种：滑石、猪苓、通草、赤苓、泽泻、车前子、茯苓、大腹皮、六一散、益元散、萆薢、茵陈蒿。此类药能分利湿热，佐化湿药之不及，通利小便，为治疗湿温之重要副药，如湿水蕴滞而小溲欠利者，则尤需重用。

第七类养阴生津药，共十二种：石斛、生地黄、银柴胡、白薇、西洋参、北沙参、花粉、鲜首乌、青蒿、玉竹、地骨皮、麦冬。此类药是清凉阴虚发热之必要药，也是湿温病至末期，将瘥而未尽瘥，或邪去正伤之调养善后之补品。用药指征：舌必淡黄，而尖或绛赤而焦糙，或舌光而中剥黄苔，或熏黄乏津，或萎黑如滑，其实是光若镜，凡见是者，皆阴阳液匮乏见征，在所当用。

药分七类，据证用药，症可轻减，日渐向安。但病难预料，证有变故，或有例外者，胡氏同时分列出大寒解毒药八种、温阳补气药十一种、消食化滞药十种、辛烈燥湿药六种、攻下瘀血药五种，以应变证之需。

原著选释

【原文】湿温之病，惟春夏秋三时有之，而冬令则无此病。考湿温之主要证候，其始也身热恶寒，后但热不寒，汗出胸痞，口渴不引饮，舌苔之或白或黄，或绛或腻，脉象之或濡或弦，或数或缓，殊难以一定之舌色脉象印定眼目也。凡见以上之主要证候者，不论何时何地，皆可断为湿温病无疑。至于头痛身重、四肢倦怠、午后热甚、身发白痦、两足胫冷、耳聋溺赤，都为本病习见之重要证候，亦不可不知者也。

【阐释】 吴鞠通《温病条辨》尝谓："头痛恶寒，身重疼痛，舌白不渴，脉弦细而濡，面色淡黄，胸闷不饥，午后身热，状若阴虚，病难速已，名曰湿温。"胡氏继承了吴鞠通的论点，对湿温的发病季节、主要症状做了概括性论述，堪称提纲挈领，要言不烦，对临床有重要指导作用。

【原文】 白痦为湿温特有之证候，其发现期大抵在患本症一二周后，热度不退，湿邪弥漫，胸部发见粒颗微小水泡，如水晶式而莹亮之白痦，此属自然者。庸医不辨寒热，不识燥湿，更不知湿温证，妄投误治，甚至一见身热即用石斛，以致湿邪不透，汗出不彻，似罨曲一般，几经酝酿郁蒸而发白痦，此属人造者。自然发生白痦，可毋庸惊喜，仍据脉舌证状以处置本证，水到渠成，病痊而白痦自回矣。若以见白痦为湿透之证候，而概投表汗透提，则每至津枯液竭，变生凶证。此时白痦随汗而布现身胸，累累然白色而枯，空乏浆液，大如小绿豆者，较之人造之白痦，尤多险恶也。亦有本体阴亏，而患本症日久，津液受耗而致者。要之俱非轻淡。若痦色枯白如骨者，尤凶。故治助湿之白痦，即当戒投甘寒养阴，而予自订辛苦香淡汤，则亡羊补牢，未为晚也。若一味孤行，则一误再误，愚昧如之何矣。至于治阴亏津枯之白痦，当予甘寒以滋气液。叶天士所谓：此湿热伤肺，邪难出而液枯也，必得甘寒以补之者是也。要之，白痦之发见，由于内伏之邪，从外而泄，故发出宜神情清爽，为外解里和之兆。如发出而神志昏迷，谵语不息，此属病邪深盛，正气内亏，即是正不胜邪之危候。故白痦以色润晶莹有神者为吉；枯白乏泽，空壳稀散者为气竭而凶。总以形色之枯润及舌色证候之见证，而卜其气液之竭与否也。

【阐释】本文讨论白痦，讲述白痦的发病机制，辨识自然之理与误治之理，述症状表现及治疗方法。自然之理，是湿温一二周后，热度不退，湿邪弥漫而致；误治致生的，是因庸医不辨寒热，不识燥湿，更不知湿温证，妄投误治，以致湿邪不透，汗出不彻，似罨曲一般，几经酝酿，郁蒸而发。白痦的自然表现为胸部发见粒颗微小水泡，如水晶式而莹亮。因误治则随汗而身胸累累然白色而枯，空乏浆液，大如小绿豆者，证多险恶。胡氏对白痦的论述，传承了叶天士的经验又有重要发挥。

【原文】病湿温者，寒暖固宜注意，而饮食尤须谨慎，宜饮食清淡。热甚时，不食亦无妨，以食之反助热也。热淡欲进食者，则当以炒米汤、饭焦、粥汤、藕粉等代食，白开水、佛手露、麦芽茶等代饮。生冷鱼肉、鸡蛋牛乳、五辛恶臭之物，切宜禁忌。凡热病将息，皆宜如此，非独湿温。《内经》所谓多食则遗，食肉则复是也。

【阐释】湿温兼有湿与温的特点，有特殊的治疗禁忌，《湿温大论》设禁戒，戒辛温发表、戒妄用滋阴药、戒妄用温热药专题，重点进行讨论。本文讲述的是湿温病的饮食禁忌。

附：方剂选录

辛苦香淡汤

半夏二钱　厚朴钱半　枳实钱半　黄连五分　黄芩二钱　藿香三钱　佩兰三钱　滑石四钱　薏仁四钱

方解：仲景云，湿家自汗出，胸中窒，腹痛者，栀子厚朴汤主之。此方乃治湿温之正宗，以栀子之苦寒清热燥湿，厚朴之性辛开痞，气香以化浊邪，实为本证主要药，更佐气香味苦之枳实以散痞利湿，其效尤著。夫治湿温之必须芳香化浊，苦寒燥湿也，为不可改易之定法，而仲景已发其端，此方其雏形耳。愚不取栀子者，以本汤有黄芩、黄连也。

又云，胸满，腹中雷鸣者，宜半夏泻心汤。此方以黄芩、黄连之苦寒燥湿，半夏、干姜之辛散开痞（参、草、姜、枣四味药系仲景立方之基础，实脾扶中之品也。试加柴胡、半夏、黄芩即以小柴胡名汤；加旋覆花、代赭石、半夏即以旋覆代赭石名汤；加橘皮、竹茹，即以橘皮竹茹名汤。从可知也，愚另有说）是辛开苦降法也。黄连性苦寒，能解毒厚肠胃，则肠中自无生疮之患，更无肠出血、肠穿孔之变证矣。合黄芩尤见燥湿之功也。成氏曰：否而不泰为痞，苦先入心，泻心者必以苦，故以黄连为君，黄芩为臣，以降阳而升阴也。辛走气，散痞者必以辛，故以半夏、干姜为佐，以分阴而行阳也。特干姜为辛燥药，非本证之所宜，愚故易以厚朴之辛能散，苦能降，治胸痞盖有专功焉。综而观之，是半夏、厚朴、黄芩、黄连、枳实乃辛开苦降、燥湿散痞之品也。治湿温之必须芳香药，已无容多赘，惟湿温为江浙之地方病，藿香、佩兰亦为江浙之特产药，以江浙特产药治江浙特殊病，此藿香、佩兰所以为湿温证之特效药欤，然而治湿不利小便者，非其治也，所以又佐滑石、薏仁之甘寒淡渗以分利湿热，而总其成也。

参考文献

［1］（明）吴有性．温疫论．刘敞校刻本．1709（清康熙四十八年）．

［2］（明）张鹤腾．伤暑全书．刻本．1625（明天启五年）．

［3］（清）戴天章．广瘟疫论．刻本．1887（清光绪十三年）．

［4］（清）杨璿．伤寒温疫条辨．刻本．1784（清乾隆四十九年）．

［5］（清）余霖．疫疹一得．延庆堂刻本．1828（清道光八年）．

［6］（清）吴瑭．温病条辨．问心堂刻本．1813（清嘉庆十八年）．

［7］（清）王士雄．温热经纬．刻本．1877（清光绪三年）．

［8］（清）王士雄．随息居重订霍乱论．四明林延春室刊本．1887（清光绪
    十三年）．

［9］（清）雷丰．时病论．雷慎修堂刻本．1884（清光绪十年）．

［10］（清）柳宝诒．温热逢源．人民卫生出版社刊本．北京：人民卫生出
    版社，1959．

［11］（清）娄杰．温病指南．听虚馆刻本．1903（清光绪二十九年）．

［12］（清）胡安邦．湿温大论．上海中医指导社刊本．1935（民国二十四
    年）．